AF893830

M. Lammel | M. Bormuth
S. Sutarski | M. Bauer | S. Lau (Hrsg.)

Karl Jaspers' Allgemeine Psychopathologie

Medizinisch Wissenschaftliche Verlagsgesellschaft

Matthias Lammel | Matthias Bormuth
Stephan Sutarski | Michael Bauer | Steffen Lau (Hrsg.)

Karl Jaspers' Allgemeine Psychopathologie

Standortbestimmungen

mit Beiträgen von
W. von Baeyer | K. Birnbaum | W. Blankenburg | M. Bormuth
R.L. Fetz | J. Glatzel | H.W. Gruhle | H. Helmchen | P. Hoff
G. Huber | W. Janzarik | H.-L. Kröber | M. Lammel | H. Schanda
M. Schmidt-Degenhard | W. Schmitt | K. Schneider
P. Schönknecht | T. Stompe | H. Tellenbach

Medizinisch Wissenschaftliche Verlagsgesellschaft

Dr. med. habil. Matthias Lammel
Sachverständigenbüro
Geneststr. 5
10829 Berlin

Prof. Dr. Matthias Bormuth
Carl von Ossietzky Universität Oldenburg
Fakultät IV - Institut für Philosophie
26111 Oldenburg

Dr. med. Stephan Sutarski
Universitätsklinikum "Carl Gustav Carus" der
TU Dresden
Sachverständigenbüro an der Klinik und Poliklinik für
Psychiatrie und Psychotherapie
Fetscherstr. 74
01307 Dresden

Prof. Dr. rer. nat. Dr. med. Dipl.-Biol. Michael Bauer
Universitätsklinikum "Carl Gustav Carus" der
TU Dresden
Klinik und Poliklinik für Psychiatrie und Psychotherapie
Fetscherstr. 74
01307 Dresden

Dr. med. Steffen Lau
Psychiatrische Universitätsklinik Zürich
Zentrum für Forensische Psychiatrie
Postfach 50
8462 Rheinau
Schweiz

MWV Medizinisch Wissenschaftliche Verlagsgesellschaft mbH & Co. KG
Unterbaumstraße 4
10117 Berlin
www.mwv-berlin.de

ISBN 978-3-95466-105-3

Bibliografische Information der Deutschen Nationalbibliothek
Die Deutsche Nationalbibliothek verzeichnet diese Publikation in der Deutschen Nationalbibliografie; detaillierte bibliografische Informationen sind im Internet über http://dnb.d-nb.de abrufbar.

Produkt-/Projektmanagement: Susann Weber, Berlin
Lektorat: Monika Laut-Zimmermann, Berlin
Printed in Germany

Zuschriften und Kritik an:
MWV Medizinisch Wissenschaftliche Verlagsgesellschaft mbH & Co. KG, Unterbaumstr. 4, 10117 Berlin, lektorat@mwv-berlin.de

Vorwort

Im Jahre 2013 jährte sich das Erscheinen der *„Allgemeinen Psychopathologie"* von Karl Jaspers zum einhundertsten Mal. Der Anspruch des damals 30-jährigen Verfassers war kein geringerer als

> *„einen Überblick über das Gesamtgebiet der allgemeinen Psychopathologie, über die Tatsachen und die Gesichtspunkte dieser Wissenschaft" zu geben und „allen empirisch fundierten Richtungen, allen psychopathologischen Interessengebieten ihren Platz anzuweisen, um dem Leser – soweit irgend möglich – einen wirklichen Überblick über die gesamte Psychopathologie, nicht über eine bloß persönliche Meinung, eine Schul- oder Modeströmung zu verschaffen" (1913, Vorwort).*

Kaum ein zweites Buch hat die Entwicklungen in Psychopathologie und Psychiatrie in vergleichbar nachhaltiger Weise bestimmt.

Wenn Robert Gaupp (1870–1953) kurz vor seinem Tode „als ältester Psychiater der Hochschulen des deutschen Sprachgebietes" Jaspers 40 Jahre später zu dessen 70. Geburtstag für dieses Buch, das in 4. Auflage 1946 erschienen war, mit beredten Worten gedankt hat, ohne mit einem Wort auf inhaltliche Differenzen zwischen der Heidelberger und der Tübinger Schule einzugehen, und der bedeutende Vertreter der Daseinsanalyse Ludwig Binswanger (1881-1966) in seinem Aufsatz aus dem Jahre 1943 von dem Verlust sprach, der der Psychiatrie durch Jaspers' Wechsel in das Lager der Philosophen entstanden sei, dann sind das nur zwei von vielen möglichen Hinweisen darauf, dass dieses Buch über verschiedene Denkrichtungen hinweg rezipiert und hoch geschätzt wurde.

Zwischen der ersten (1913) und der vierten (1946) Auflage liegen zwei Weltkriege und Zeiten, an denen das Überdauern des Buches leicht hätte scheitern können. Die aktuell im Auftrag der Karl-Jaspers-Stiftung herausgegebenen „Korrespondenzen" von Karl Jaspers (2016) lassen erkennen, dass Jaspers das Interesse an psychopathologischen Themen nie verloren und er bis zum Ende seines Lebens mit vielen Kollegen in einem schriftlichen Austausch gestanden hat, mit manchen auch über die Jahre des Lehr- und Publikationsverbotes hinweg, in beeindruckender menschlicher Haltung. An erster Stelle ist Kurt Schneider (1887-1967) zu nennen.

Im Jahre 2013 hat es wissenschaftliche Veranstaltungen gegeben, die das Centenarium der *„Allgemeinen Psychopathologie"* zum Gegenstand hatten. Einige der auf Tagungen in Dresden und Oldenburg gehaltenen Vorträge sind in überarbeiteter Fassung in dieses Buch eingegangen, das sich von anderen Publikationen zum Thema dadurch abhebt, dass frühere Arbeiten zur Rezeptions- und Wirkungsgeschichte der *„Allgemeinen Psychopathologie"* neben die aktuell verfassten Beiträge gestellt wurden. Das geschah keinesfalls nur, um Kontinuität zu demonstrieren. Die Leser werden rasch bemerken, dass sich eine Trennung der „alten" von den „neuen" Beiträgen unter dem Gesichtspunkt der Aktualität der Inhalte nicht vornehmen lässt.

Die Autoren eint die Überzeugung, dass die *„Allgemeine Psychopathologie“* nach wie vor zum Kanon der psychiatrischen Fachliteratur gehört. Die in diesem Buch versammelten Beiträge sollen zur Lektüre anregen. Die *„Allgemeine Psychopathologie“* kann auch in Teilen gelesen und zu manchen Themen als Nachschlagewerk genutzt werden. Die durch die Lektüre des Werkes vermittelten Denkanstöße mögen verschieden sein, doch wird sich kaum ein Leser der klaren Diktion entziehen können, mit der psychopathologische Sachverhalte und Methoden behandelt werden.

Die Herausgeber danken Herrn Dr. Thomas Hopfe und Frau Susann Weber von der Medizinisch Wissenschaftlichen Verlagsgesellschaft Berlin nicht nur sehr für die Geduld, sondern vor allem für die vorzügliche Betreuung dieses Buchprojekts.

Matthias Lammel

Berlin, November 2016

Die Autoren

Die in diesem Buch zusammengestellten Arbeiten sind in den zurückliegenden mehr als 90 Jahren entstanden. Dies findet im Autorenverzeichnis Berücksichtigung: Sofern der Beitrag zu diesem Band nicht aus aktuellem Anlass geschrieben wurde, werden die in der Danksagung genannten Erstveröffentlichungen hinzugefügt, da sich die Anschriften der Autoren auf diesen Zeitpunkt beziehen. Auf weiterführende biographische Hinweise wird verzichtet, da dem interessierten Leser diese Informationen bekannt bzw. leicht zugänglich sind.

Prof. Dr. med. Walter von Baeyer (1904-1987)
Psychiatrische Universitätsklinik Heidelberg
Voßstr. 4
69115 Heidelberg
Arch. Psychiatr. Nervenkr. 212 (1969) 225-229

Prof. Dr. med. Karl Birnbaum (1878-1950)
Irrenanstalt Herzberge bei Lichtenberg
heute: Evangelisches Krankenhaus Königin Elisabeth Herzberge
Herzbergstr. 79
10365 Berlin
Z. ges. Neurol. Psychiatr. 77 (1922) 509-511

Prof. Dr. med. Wolfgang Blankenburg (1928-2002)
Psychiatrische Universitätsklinik
Rudolf-Bultmann-Str. 8
35039 Marburg
Nervenarzt 55 (1984) 447-460

Prof. Dr. med. Matthias Bormuth
Carl von Ossietzky Universität Oldenburg
Fakultät IV - Institut für Philosophie
26111 Oldenburg

Prof. Dr. phil. Reto Luzius Fetz
Freytagstr. 18
85955 Ingolstadt

Prof. Dr. med. Johann Glatzel (1938-2013)
Psychiatrische Universitätsklinik
Langenbeckstr. 1
55131 Mainz
Nervenarzt 55 (1984) 10-17

Prof. Dr. med. Hans W. Gruhle (1880-1958)
Heil- und Pflegeanstalt Weißenau
heute: Zentrum für Psychiatrie Südwürttemberg, Standort Weißenau
Weingartshofer Straße 2
88214 Ravensburg
Nervenarzt (1947) 380-383

Prof. Dr. med. Hanfried Helmchen
Charité – Universitätsmedizin Berlin
Klinik für Psychiatrie und Psychotherapie, CBF
Eschenallee 3
14050 Berlin
Nervenarzt 85 (2014) 583-588

Prof. Dr. phil. Dr. med. Paul Hoff
Klinik für Soziale und Allgemeinpsychiatrie der Psychiatrischen Universitätsklinik Zürich
Militärstr. 8
8021 Zürich
Schweiz

Prof. Dr. med. Gerd Huber (1921-2012)
Psychiatrische Klinik und Poliklinik der Universität
Sigmund-Freud-Str. 25
53015 Bonn
Nervenarzt 55 (1984) 1-9

Prof. Dr. med. Werner Janzarik
Psychiatrische Universitätsklinik Heidelberg
Voßstr. 4
69115 Heidelberg
Nervenarzt 55 (1984) 18-24

Prof. Dr. med. Hans-Ludwig Kröber
Charité – Universitätsmedizin Berlin
Institut für Forensische Psychiatrie
Oranienburger Str. 285
13437 Berlin

Dr. med. habil. Matthias Lammel
Sachverständigenbüro
Geneststr. 5
10829 Berlin

Prof. Dr. med. Hans Schanda
Universitätsklinik für Psychiatrie und Psychotherapie
Währinger Gürtel 18-20
1090 Wien
Österreich

Prof. Dr. med. Michael Schmidt-Degenhard
Klinik für Psychiatrie und Psychotherapie
am Florence-Nightingale-Krankenhaus der
Kaiserswerther Diakonie
Kreuzbergstr. 59
40489 Düsseldorf

Prof. Dr. med. Dr. phil. Wolfram Schmitt
Katholisch-Kirch-Str. 22
66111 Saarbrücken

Prof. Dr. med. Kurt Schneider (1887-1967)
Psychiatrische Universitätsklinik Heidelberg
Voßstr. 4
69115 Heidelberg
Nervenarzt 11 (1938) 281-283

Prof. Dr. med. Peter Schönknecht
Sächsisches Krankenhaus Arnsdorf
Hufelandstr. 15
01377 Arnsdorf

Prof. Dr. med. Thomas Stompe
Universitätsklinik für Psychiatrie und
Psychotherapie
Währinger Gürtel 18-20
1090 Wien
Österreich

Prof. Dr. med. Dr. phil. Hubertus Tellenbach
(1914–1994)
Psychiatrische Universitätsklinik Heidelberg
Voßstr. 4
69115 Heidelberg
Nervenarzt 34 (1963) 511;
Nervenarzt 58 (1987) 743-747

Danksagung

Die nachfolgend in der Reihenfolge der Drucklegung aufgelisteten Arbeiten sind bereits am angegebenen Ort als Originalpublikation erschienen. Wir danken Springer Science+Business Media für die freundliche Genehmigung, diese Arbeiten in diesen Band aufnehmen zu dürfen.

Die Herausgeber

Baeyer W v (1969) Karl Jaspers 23. 11. 1883 - 26. 2. 1969. Arch. Psychiatr. Nervenkr. 212, 225–229

Birnbaum, K (1922) Von der Geistigkeit der Geisteskranken und ihrer psychiatrischen Erfassung. Offener Brief an Herrn Prof. Jaspers. Z. ges. Neurol. Psychiatr. 77, 509-511

Blankenburg W (1984) Unausgeschöpftes in der Psychopathologie von Karl Jaspers. Nervenarzt 55, 447-460

Glatzel J (1984) Die Psychopathologie Karl Jaspers in der Kritik. Nervenarzt 55, 10-17

Gruhle H W (1947) Referat zu "K. Jaspers: Allgemeine Psychopathologie. 4. Aufl. 1946". Nervenarzt 18, 380-383

Helmchen H (2014) Psychopathologie im sozialen Kontext. Nervenarzt 85, 583-588

Huber G (1984) Die Bedeutung von Karl Jaspers für die Psychiatrie der Gegenwart. Nervenarzt 55, 1-9

Janzarik W (1984) Jaspers, Kurt Schneider und die Heidelberger Psychopathologie. Nervenarzt 55, 18-24

Schneider K (1938) 25 Jahre "Allgemeine Psychopathologie" von Karl Jaspers. Nervenarzt 11, 281-283

Tellenbach H (1963) Jubiläum eines Buches: Jaspers Allgemeine Psychopathologie. Nervenarzt 34, 511

Tellenbach H (1987) Karl Jaspers Konzeption einer geistigen Psychiatrie. Ein Nachwort zum 7. Jahrzehnt "Allgemeine Psychopathologie". Nervenarzt 58, 743-747

Inhalt

I Anthropologische und soziale Perspektiven

1 Karl Jaspers' Konzeption einer geistigen Psychiatrie – Ein Nachwort zum 7. Jahrzehnt „Allgemeine Psychopathologie"

Hubertus Tellenbach

Was in den drei ersten Auflagen von K. Jaspers' „Allgemeine Psychopathologie" (1913, 1919, 1922) Gestalt annahm, stammte aus zwei unterschiedlichen Erfahrungsbereichen: zum einen aus den Erfahrungen, die im damaligen wissenschaftlichen Schrifttum über die Bereiche von Leib, Seele, Geist vorlagen – Erfahrungen aber auch über die Weisen des Zusammenhangs dieser Bereiche, die ihm über die wissenschaftliche Publizistik hinaus aus seiner profunden Kenntnis der philosophischen und dichterischen Literatur zuflossen. Der zweite Erfahrungsbereich bestand in Jaspers' eigener Anschauung, deren Reichtum ihm die inspirierende Situation der damaligen Heidelberger Klinik ermöglichte. Der riesige Ertrag dieser Erfahrungen wurde in fünf methodologisch begründeten Arealen gegliedert. So fußte auf dem Aristotelischen Methodenideal des Unterscheidens eine die Grundlagen-Wissenschaft der Psychiatrie tragende und formende Ordnung. Jaspers kennzeichnete die fünf Areale so:

- Einzeltatbestände des Seelenlebens
- verstehende Psychologie

- erklärende Psychologie
- Auffassung der Gesamtheit des Seelenlebens
- die abnorme Seele in Gesellschaft und Geschichte.

Es gibt in dieser, den damaligen Stand psychopathologischen Erkennens in gesicherten Fundamenten methodisch verankernden Darstellung nur zwei schlagende, wenn auch nicht durchgehend treffende Kontroversen: die mit der Psychoanalyse Freuds und die mit der anthropologischen Psychiatrie. Was Jaspers in seiner Kritik der Psychoanalyse außer Acht ließ, war die letzthin entscheidende Verankerung der analytischen Methode in dem der Psychopathologie durch Dilthey (1959) ermöglichten, von L. Binswanger (1955) und neuerdings durch H. Lang (1973) rezipierten Prinzip des *hermeneutischen Verstehens.* In Jaspers war *„das methodische Bewußtsein über das Verstehen"* (S. 250) vor allem durch Max Webers soziologische und Droysens historische Arbeiten gebildet, und erst sekundär – als „Förderung" – durch Dilthey erweitert worden. Dass er dergestalt bei seiner Einführung der verstehenden Psychologie in die Psychopathologie von dem primären Rückgriff auf Diltheys Verstehen des Menschen von der hermeneutischen Analytik seiner Lebensgeschichte (vor allem hinsichtlich der Verschmelzung von Erinnerung und Erwartung) absah, hat ihm nicht nur die Kritik an seiner Ablehnung der Psychoanalyse eingetragen. Kritik meldete sich zuletzt auch in Einschränkungen der generellen Verbindlichkeit, die von Erforschern der anthropologisch sinnerschließenden Psychopathologie gegen seine Unverständlichkeits-These fundamentaler schizophrener Phänomene vorgebracht wurde (Blankenburg 1984 u.a.). Von Diltheys Satz: *„Gäbe es eine Wissenschaft vom Menschen, so wäre es Anthropologie, die die Totalität der Erlebnisse nach dem Strukturzusammenhang verstehen will"* (S.279) führt eine virtuelle, hermeneutisch ausweisbare in ein Feld des Verstehens bzw. Verständnisses, das aus zunehmender Einarbeitung in die Person Schizophrener resultiert und zu einer Relativierung des „Jaspers-Theorems" (v. Baeyer 1979) gelangt. Es sei dieses Stadium der Entwicklung auf das Verstehen hin hier nur exemplarisch durch einen Satz L. Binswangers verdeutlicht, der als der Protagonist des Vordringens in den von Jaspers als „unverständlich" qualifizierten Bereich gelten kann:

> *„In den Geisteskrankheiten treten uns Abwandlungen der fundamentalen oder Wesensstruktur und der Strukturglieder des In-der-Welt-Seins als Transzendenz entgegen. Es gehört zu den Aufgaben der Psychiatrie, diese Abwandlungen wissenschaftlich exakt zu untersuchen und festzustellen" (1947, S. 194).*

Nun kann man freilich von einem 1946 abgeschlossenen Werk nicht erwarten, dass es die jenseits der Ursachenforschung liegenden, dem Bereich des Verstehens angehörigen Forschungen intersubjektiv-interaktionaler. transzendental-phänomenologischer, situationspsychologischer, kinetisch-typologischer, auf den Seinssinn von Rolle und Identität beruhender Ansätze in seine Auseinandersetzung einbezieht. Dass aber auch dann, wenn dies geschähe, eine fruchtbare Methodenkritik kaum zu erwarten wäre, hat seinen Grund vor allem darin, dass – abgesehen von Husserls anfänglichem Wortgebrauch von „Phänomenologie" als *„deskriptive Psychologie der Bewußtseinserscheinungen"* – der gesamte Bereich der Phä-

2

nomenologie des späteren Husserl und der Heideggers bei Jaspers ausgespart blieb. Dies wohl auch deshalb; weil er Heideggers Ontologie *„im Prinzip für einen philosophischen Irrweg"* hielt (S. 649). Jaspers sah diese Ontologie nicht auf dem Wege zum „Philosophieren"; vielmehr sah er in ihr eine Reflexion auf das *„Wissen eines Totalentwurfs des Menschseins"*. Darin aber erblickte er einen illegitimen philosophischen Anspruch.

Wenn man nun fragt, auf welchen philosophisch-anthropologischen Fundamenten die Areale von Jaspers' Psychopathologie stehen, so wird hinreichend deutlich, dass der erste, die Einzeltatbestände des Seelenlebens behandelnde Teil in der deskriptiven Psychologie der Bewusstseinserscheinungen des frühen Husserl gründet. Die „verstehende Psychologie" hat – wie schon gesagt – ihre Wurzeln im Denken Max Webers und in der Historik Droysens, der als erster die erklärende Methode der Naturwissenschaften von der verstehenden der Geschichte unterschied. Die erklärende Psychologie erfuhr, wie E. Straus in „Der Sinn der Sinne" gezeigt hat, ihre philosophische Begründung durch Descartes, der im „Discours de la méthode" das Psychische einer objektivierenden wissenschaftlichen Erforschung zugänglich machte, und von den seelischen Erscheinungen her auf die Region ihrer Bedingungen zurückschloss (Tellenbach 1975). Der die Subjekt-Objektspaltung konstituierende psychophysische Cartesianismus ist es auch, welcher dem IV. Teil zugrundeliegt; denn die „Gesamtheit des Seelenlebens" ist für Jaspers kein Thema einer psychopathologischen Analyse. Wohl aber entsteigen einer solchen Gesamtschau unterschiedliche „Ganzheiten" eines biographisch-biologischen Geschehens (z.B. Typologien und konstitutionell begründbare Einheiten). Das letzte, fünfte Areal, „Die abnorme Seele in Gesellschaft und Geschichte" hat seine Basis wiederum in historisch-soziologischen Erkenntnissen. für deren Zeugnis sich Jaspers vor allem auf Max Weber berief.

An dieser Stelle erhebt sich die Frage. was wir dem seit der IV. Auflage in Jaspers' Werk eingegliederten letzten Kapitel „Das Ganze des Menschseins" verdanken, dessen philosophische Impulse schon bei der Arbeit an dem frühen Ordnungsgeschäft spürbar waren. Wir versuchen, den wesentlichen Impulsen nachzugehen, die von Jaspers' Ergriffen-Sein von der Aufgabe zeugen, in der IV. Auflage *„noch einmal das Ganze zu entwerfen"* (S. V).

Fragt man, was in Jaspers' Grundlagenwerk für den lesenden Psychiater über das wissenschaftlich Gesicherte hinaus heute verbindlich ist, so ist es vor allem das Bild vom *Menschen*, dessen Weite durch die Grundzüge von Freiheit, Reflexion, Geist erschlossen ist, der in nie abgeschlossener Aneignung dieser Grundzüge sich selbst *aufgegeben* ist. Jaspers sieht den Menschen als den Schöpfer geistiger Werke, als religiös Glaubenden, als sittlich handelndes Wesen. Immer transzendiert der Mensch, was von ihm in *empirischer* Forschung erkannt und gewusst werden kann. Für den ärztlichen Bezug ist dieses weitherzige Bild ebenso verpflichtend wie die unüberschreitbaren Grenzen seines Daseins, seine „Grenzsituationen" – Tod, Zufall, Leiden, Schuld – in denen ihm Existenz als „Wirklichkeit des Selbstseins" zuwächst. Dieser existentielle Fundus kann mit den Kategorien psychopathologischen Unterscheidens und Auffassens nicht erreicht werden. Wohl aber entspricht es der Dignität des Menschen, dass er diese Grenzsituationen in sein Dasein übernehmen kann. Ihr „existentielles Verstehen" ist dem Psychopathologen aufgegeben. Dieses hohe Bild des Menschlich-Möglichen kommt dem Arzt freilich nur von exemplarischen Seinsweisen des Existierens entgegen. Deshalb sagt Jaspers mit Recht: *„Wir müssen uns als Erkennende hüten, den Durchschnitt zum Maßstab für alle zu machen"* (S. 355).

In das Portrait seines Bildes vom Menschen gehört auch Jaspers' Verständnis von Persönlichkeit bzw. Charakter (S. 358). Es darf als eine kritische Empfehlung an unseren Zeitgeist gelten, wenn Jaspers davor warnt, Persönlichkeit und Intelligenz als *eines* aufzufassen. Das die Persönlichkeit Begründende ist ihre Freiheit und demgegenüber ist der Charakter das Sich-Hervorbringen des Menschen in der Zeit. Charakter ist retrograd anschaubar – in der Biographie. Aus dem Erkennen dessen. was biographisch möglich war, resultiert eine Ermächtigung, einen Menschen zu personaler Gestaltung seiner Zukunft anzuhalten. Daran können sich vor allem psychotherapeutische Bemühungen orientieren. Somit steht dem Therapeuten ein Bereich offen, in dem es um den *Ernst der Existenz* geht, d. h. nicht mehr um den homme individu, sondern um den homme personne. Dieses Fordernde ist für Jaspers' Konzeption des Menschenbildes charakteristisch: die therapeutische Praxis soll sich mit diesem Impuls durchdringen.

Von bleibender Bedeutung für das psychopathologische Erkennen ist sodann auch Jaspers' Wertung des *Typischen*, dem er die Aufgabe zuweist, *„die ganze Spannweite. in der sich menschliche Persönlichkeitsartung bewegt, auf Begriffe zu bringen"* (S. 360). Dabei bleibt sich Jaspers aber stets bewusst, dass der Mensch zwar mit keinem Typus *erschöpfend* charakterisiert werden kann, wohl aber so, *„daß eine Seite seiner Erscheinung deutlich aufzufassen"* ist (S. 365). Dass ein „Typus Mensch" erfassbar ist, gilt von Theophrast bis hin zu Nietzsche als eine immer wieder bestätigte Gewissheit, die in vorsichtiger Absicherung und Eingrenzung Erstaunliches leisten kann, und von Jaspers zu Recht als wesentlicher Gesichtspunkt in das Bild des Menschen für die Psychiatrie hineingenommen wird. Der Psychopathologe kann dem durch die Entwicklung seiner anschauend-intuitiven Urteilskraft in eidologischer Einstellung gerecht werden.

Dem hohen Rang des den Psychopathologen leitenden Menschenbildes entspricht der Stellenwert der Erziehung zum Psychiater-Sein, der ein besonderer Weg der *Bildung* ist – Bildung nicht im Verständnis des bürgerlichen Bildungsbegriffs, vielmehr im Sinne jenes Wortes, das in der mittelalterlichen Mystik seinen Ursprung hat. Dieser Sinn von Bildung besteht in ihrem geschichtlichen Charakter, weil in der Bildung das ihr durch den Geist Vermittelte *unverlierbar* in ihrem Wesen aufbewahrt ist (Gadamer 1965, S. 7ff.). So ist auch für Jaspers der Forscher keine *„Leerform ... in die von außen das Erlernbare eingesammelt würde. Vielmehr ist der Forscher mit seiner ganzen Lebendigkeit das unentbehrliche Werkzeug seines Erkennens"* (S. 18). Der Psychopathologe hat sich zu der Möglichkeit gebildet, *„das ergreifende Verstehen im Erblicken der Seele"* (S. 19) zu leisten. Er ist abhängig *„von seiner Erlebens- und Sehfähigkeit, ihrer Weite, ihrer Offenheit und Fülle"*, vom *„Miterzittern der eigenen Seele mit den Ereignissen im anderen"*, dem denkenden *„Vergegenständlichen solcher Erfahrung"*. Dazu ist *„Arbeit am Wesen seiner selbst für den Erkennenden notwendig"* (S. 19). Es gehört dazu das Aristotelische Diapheresthai als umfassendes qualitatives Differenzieren und das

Gestalten des Unterschiedenen. Das setzt im Hinblick auf die Komplexität des Sachgebietes eine philosophische Grundhaltung voraus, die erkannt hat, dass der Mensch immer mehr ist, als von ihm erkannt werden kann. Die Philosophie macht den Psychopathologen frei für seine Wissensmöglichkeiten, weil sie in ihm das Sensorium für das unterscheidende Strukturieren der psychopathologischen Sachgebiete weckt. *„Mein Buch mochte dem Leser helfen, eine psychopathologische Bildung sich zu erwerben"* (S. 44). Diese Intention trägt den sich in die Psychiatrie Einarbeitenden den höchsten Wirklichkeiten entgegen. *„Was für einen Gott er hat, das macht den Menschen aus"* – so Jaspers. Hier ist der Kontext mit dem mittelalterlichen Sinn von Bildung, dessen Intention es ist, sich auf die Ebenbildlichkeit Gottes hinzu*bilden*, ganz evident. Die Kräfte des Erkennens, die so aufgerufen werden, zeigen die Reichweite der Universalität der von Jaspers innovierten psychopathologischen Bildung. Es ist die *„Kraft unserer psychologischen Phantasie, welche die erwünschteste Voraussetzung im Psychopathologischen ist"* (S. 297). Da wird der Intuition ein Rang eingeräumt, der hart in die Nähe der Phänomenologie führt, zu deren Methoden ja auch die in der Phantasie vollzogene Vergegenwärtigung dessen gehört, was an der Erscheinung des vollen Phänomens fehlt, ihm aber zugehört. Das gleiche gilt für den hohen Erkenntniswert, dem Jaspers – hier Goethes phänomenologischer Anschauung der Urpflanze nahe – der *Idee* bemisst. Die Idee ist die Wirklichkeit, die uns führt, uns in Bildern erscheint, die *„unserer Erkenntnis Zusammenhang und Sinn gibt"*. Aber auch dies zeigt Jaspers' Plädoyer für die geistige Bildung und das durch sie vermittelte phänomenale Erkenntnisvermögen, wenn er im Hinblick auf biographische Möglichkeiten – man traut seinen Augen nicht! – sagt: *„Das Äußerste gelingt in der Biographie der dem Einmaligen entsprechenden Erzählung. Denn was nicht gewußt werden kann, kann vielleicht durch Erzählung fühlbar werden"* (S. 565).

Jaspers bringt sehr deutlich zum Ausdruck, dass für den Nervenarzt somatisch-medizinische und psychopathologische Bildung allein nicht genügt.

> *„Die Wissenschaft ist nur eines der Hilfsmittel. Es muß noch viel hinzukommen. Unter den persönlichen* Vorbedingungen *spielt die Weite des Horizontes eine Rolle, die Fähigkeit, vorübergehend ganz wertungsfrei, hingebend, wirklich vorurteilslos zu sein (eine Fähigkeit, die nur bei Menschen vorkommt, die im übrigen ursprünglich starke Wertungen und einen ausgeprägten Charakter besitzen), schließlich eine ursprüngliche Wärme und Güte des Wesens. – Es liegt auf der Hand, daß ein guter Nervenarzt nur eine seltene Erscheinung sein kann" (S. 676).*

Findet man heute bei den in unserer Zeit tonangebenden Psychopathologen solche Bekundungen der Verantwortlichkeit? Wo findet man ein Pendant zu Jaspers' Forderung, dass zum Fundament des Verstehens *Plato* und *Aristoteles, Augustinus*, die französischen Moralisten und *Pascal, Nietzsche und Kierkegaard, Cervantes und Dostojewskij, Shakespeare und Hölderlin, Strindberg und Ibsen* gehören?

So ist es denn – im Unterschied zu den Jaspers-Interpreten, die seine entscheidende Bedeutung in dem von ihm verwirklichten Ideal vielfältiger und exakter Methodologie erblicken – das von ihm vermittelte Bildungsideal, das in seiner existentiellen Weite die Phantasie und die Intuition als die entscheidenden Voraussetzungen für ein neues Fragen und Freilegen im Bereich der Psychopathologie ansieht. Über alles nötige Können der Methoden-Techne hinaus, so imposant die Fülle ihrer Möglichkeiten auch sein mag – stiftet die „Phronesis" – um das Problem in der Sprache des Aristoteles anzusprechen – die letzthin entscheidende Balance: ein Wissen und ein Können, das die Techne der Wissenschaft nicht vermitteln kann (Tellenbach 1963).

Von hierher wird Jaspers' Warnung vor methodischen Einseitigkeiten begreiflich – sowohl hinsichtlich einer reinen Somatoseforschung wie auch einer reinen psychoanalytischen Totalinterpretation menschlichen Daseins. Jaspers sieht deutlich, dass angesichts der vielfältigen Komposition des Menschseins *„jeder Befund nur vermöge bestimmter Kategorien und Methoden wahrnehmbar wird"* (S. 15), dass demnach Methodenvielfalt unverzichtbar ist. Er kritisiert die Forschung, die z.B. im Hinblick auf die Schizophrenie das somatische Vorurteil aufrecht erhält, *„alles psychologische Interesse für Schizophrenie werde in dem Augenblick erloschen sein, in dem man den somatischen Krankheitsprozeß, der ihr zugrunde liegt, erkannt habe"* (S. 15). Jaspers macht darauf aufmerksam, dass uns *„nicht ein einziger bestimmter Hirnvorgang bekannt ist, der einem bestimmten seelischen Vorgang als direkte Parallelerscheinung zugeordnet wäre"* (S. 16). Er spricht auch das von den exakten Naturwissenschaften adoptierte Vorurteil an, *„daß nur* quantitative *Feststellungen wissenschaftliche Arbeiten seien, daß die Untersuchung von bloß Qualitativem dagegen immer subjektiv und willkürlich bleibe"* (S. 17). Seelisches ist – abgesehen vom Ausdruck – doch nie unmittelbar sinnlich wahrnehmbar; und so dekretiert Jaspers denn auch, dass *„alle Psychopathologie, die sich nur an sinnlich Wahrnehmbares halten will, notwendig Psychologie ohne Seelisches sein muß"* (S. 18). Das Äußerste der Somatoseforschung Erreichbare sei die Aufdeckung von *Bedingungen des Seelischen.* Insofern ist es letzten Endes eine Unterstellung, die seelischen Phänomene „Symptome" zu nennen, weil man damit das *„eigentliche Grundgeschehen als das kausale"* im Auge hat. Jaspers zögert denn auch nicht, denen, die das „Wesen" der Seelenkrankheit in der körperlichen Krankheit erkannt zu haben glauben, zu erklären: *„Für den Psychiater als Psychopathologen wäre dieser Standpunkt ein Verrat an seiner eigentlichen Aufgabe"*, die ihm Seelenvorgänge zu untersuchen zuweist (S. 383). Dass er sich bei der Ablehnung dieser Haltung der moralischen Kategorie des Verrats bedient, lässt den Ernst seiner grundsätzlichen Klarstellungen erkennen. Andererseits aber verhindert seine Autorität, dass der Protest gegen einen unaufhaltsamen Trend – sei er auch noch so begreiflich – zur Attitüde wird und dergestalt ins Komische abgleitet; denn es ist vielmehr eine entscheidende Funktion psychopathologischer Bildung, den Stellenwert der somatologischen Erkenntnisse angemessen einzuschätzen. Schließlich ist es Sache seiner *Urteilskraft*, in welchem Umfang und in welcher auf den homme personne bezogenen Spezifität der Psychopathologe die Resultate somatologischer Forschung in sein therapeutisches Handeln hereinnimmt. Dies ohne die Risiken zerstörerischer Möglichkeiten außer Acht zu lassen, wie sie sich z.B. bei unangemessenen Gaben von Psychopharmaka und bei ihrer Freigabe an Allgemeinpraktiker einstellen können. Dabei wird eine entscheidende therapeutische Abzweckung der Psychopharmaka verkannt: die Anbahnung der Verfügung über die *Sprache*, über deren Medium letzthin die via regia in jenes Gleichgewicht führt, das „Gesundsein" heißt.

Diesem therapeutischen Weg ist vor allem unentbehrlich, was Jaspers mit *Kommunikation* meint, die in seiner Existenzphilosophie ihren Ursprung hat. Auch in Jaspers' Philosophie ist jene Ursprünglichkeit am Werke, die in den Konzeptionen der Wissenschaft einen Raum eröffnet, in dem sie sich entfalten können. Von ihr sagt H.-G. Gadamer, sie habe darin ihre Pointe, *„daß das Zwingende der Wissenschaft dort ein Ende findet, wo die eigentlichen Fragen des menschlichen Daseins ... die sog. ‚Grenzsituationen' erreicht sind. Hier ist Kommunikation nicht mehr Übermittlung von Erkenntnis durch zwingende Beweise, sondern eine Art Commercium von Existenz mit Existenz. Wer redet, ist selbst angeredet und antwortet als ein Ich dem Du"* (1967, S 55). Damit ist die Weise von Subjektivität getroffen, in der sich jede personale Psychotherapie entfalten kann, auch und gerade dann, wo die leitenden Verstehensmächte nicht mehr mit der Prägnanz der „Verständlichkeit" am Werke sind, und wo trotzdem in der therapeutischen Kommunikation das Verhüllte in einer anders gearteten Weise des Wissens „erhellt" werden kann. Kierkegaards Begriff der Existenz hält in seiner selbst das Religiöse umfassenden Reichweite dem Therapeuten eine ungeheure Dimension offen. Gleichwohl zeigt die psychosentherapeutische Erfahrung öfter als wir es uns eingestehen möchten, *„daß nicht alles, was ist, Gegenstand der Wissenschaft ist oder sein kann"* (Gadamer 1967, S. 177).

So zeigt ein Hinweis auf die Fülle des psychopathologischen Grundlagenwerkes von Jaspers, dass seine wissenschaftlichen Positionen von einer Aura der Geistigkeit umflossen sind, zu der als zu einer hochstufigen ärztlichen Haltung Jaspers den sich ihm zuwendenden Psychopathologen erzieht. Für Jaspers grenzt der verstehbare Raum an das Unverstehbare des Biologischen einerseits, der Existenz andererseits – *„aber auch so, daß die Existenz sich noch im Biologischen zeigt und das Biologische Grund von Existenz bleibt"* (S. 583).

Literatur

Baeyer W v (1979) Wähnen und Wahn. Enke, Stuttgart

Binswanger L (1947) Über die daseinsanalytische Forschungsrichtung in der Psychiatrie. In: Ausgewählte Vorträge und Aufsätze. Bd. I, Francke, Bern (2. Aufl 1961)

Binswanger L (1955) Erfahren, Verstehen, Deuten in der Psychoanalyse. In: Ausgewählte Vorträge und Aufsätze. Bd. II, Francke, Bern

Blankenburg W (1984) Unausgeschöpftes in der Psychopathologie von Karl Jaspers. Nervenarzt 54: 447-460

Descartes R (1960) Discours de la méthode. Meiner, Hamburg

Dilthey W (1959) Der Aufbau der geschichtlichen Welt in den Geisteswissenschaften. In: Ges. Schriften. Bd. III, Vandenhoeck & Ruprecht, Göttingen u. Teubner, Stuttgart (4. Aufl 1968)

Gadamer H-G (1965) Wahrheit und Methode. Mohr, Tübingen (2. Aufl)

Gadamer H-G (1967) Das Problem der Geschichte in der neueren deutschen Philosophie. In: Kleine Schriften. Bd. I, Mohr, Tübingen

Jaspers K (1946) Allgemeine Psychopathologie. Springer, Berlin Göttingen Heidelberg

Lang H (1973) Die Sprache und das Unbewußte. Suhrkamp, Frankfurt (2. Aufl 1985)

Straus E (1956) Vom Sinn der Sinne. Springer, Berlin Göttingen Heidelberg (2. Aufl)

Tellenbach H (1975) Die Begründung psychiatrischer Erfahrung und psychiatrischer Methoden in philosophischen Konzeptionen vom Wesen des Menschen. In: Gadamer H-G, Vogler P (Hrsg) Neue Anthropologie, Bd. VI, 138-181, Thieme, Stuttgart

Tellenbach H (1963) Jubiläum eines Buches: Jaspers' Allgemeine Psychopathologie. Nervenarzt 34: 511

2 Jaspers' *Allgemeine Psychopathologie* und seine Philosophie: der innere Zusammenhang

Reto Luzius Fetz

Die *Allgemeine Psychopathologie* ist Jaspers' großes Erstlingswerk, zuerst 1913, dann ab 1946 in völlig überarbeiteter Form erschienen. In der späteren Fassung setzt sie sich aus sechs Teilen zusammen. Die ersten fünf Teile enthalten mit Jaspers eigenen Worten „empirische Darlegungen", der sechste Teil hingegen bringt unter dem Titel „Das Ganze des Menschseins" *„Reflexionen zu philosophischen Grundfragen"* (1965, 624). Wer Jaspers' Philosophie kennt und diesen sechsten Teil liest, stellt bald einmal fest, dass die hier vorgelegten Reflexionen identisch sind mit Jaspers eigenem Denken, wie er es in der Zwischenzeit in dem 1932 unter dem Titel *Philosophie* veröffentlichten dreibändigen Werk vorgelegt hatte; hingewiesen wird auch schon auf das letzte große Werk von Jaspers, das mehr als tausendseitige Buch *Von der Wahrheit*, erstmals 1948 publiziert. Alle wichtigen Themen von Jaspers finden sich in diesem abschließenden Teil der *Allgemeinen Psychopathologie* unter den typisch Jaspers'schen Bezeichnungen wieder. Da ist die Rede von der „Existenzerhellung", von „Dasein" und „Existenz", von den „Grenzsituationen", von der „Subjekt-Objekt-Spaltung" und vom „Umgreifenden". Jaspers gesteht auch selbst, dass seine Ausführungen zum Wesen des Menschen anderen Schriften von ihm entnommen seien (1965, 631).

Diese völlige Identität zwischen den „philosophischen Reflexionen" des sechsten Teiles von Jaspers` *Allgemeiner Psychopathologie* und seiner ureigensten Philosophie ist nun alles andere als selbstverständlich. Man hätte erwarten können, dass Jaspers hier ganz allgemeine und unpersönlich gehaltene Erörterungen bringen würde, sozusagen ein wissenschaftstheoretisches und philosophisches Gemeingut, das von jedermann geteilt werden kann, nicht aber seine höchst persönliche Philosophie. Diese Gleichsetzung von philosophischen Reflexionen zur Psychopathologie mit seiner dezidiert eigenen Philosophie ist umso erstaunlicher, als Jaspers in anderen Fällen eine solche Identifizierung strikt abgelehnt hat. So kritisiert Jaspers die daseinsanalytische Richtung der Psychotherapie von Ludwig Binswanger gerade deswegen, weil sie eine enge Verbindung mit Heidegger eingegangen sei. Warum gestattet sich also Jaspers, seine eigene Philosophie *tale quale* in die philosophischen Reflexionen über Grundfragen der Psychopathologie einzubauen, wenn das im Falle von Binswanger und Heidegger verwehrt sein soll?

Man wird eine solche Frage an Jaspers nicht mit der Selbstgefälligkeit eines Philosophen beantworten dürfen, der seine eigene Philosophie in jeder Hinsicht für die beste und adäquateste hält. Warum also soll Jaspers` Philosophie in einem ausgezeichneten Verhältnis zur Psychopathologie stehen, sodass sie sich wie keine andere anbietet, die Psychopathologie zu reflektieren? Die Antwort darauf ist einfach: weil die Philosophie von Jaspers aus seiner Beschäftigung mit der Psychopathologie hervorgegangen ist. Jaspers schreibt selbst, dass er „von der Psychiatrie her zum Philosophieren kam" (1971, VIII). Diese Aussage – die hin zu der hier vertretenen These führt – darf man nicht einfach nur in einem zeitlichen Sinn verstehen, als sei Jaspers eben zuerst Psychiater gewesen und dann Philosoph geworden. Der Zusammenhang zwischen dem Psychiater und dem Philosophen Jaspers ist kein bloß äußerlicher, sondern vielmehr ein innerlicher. Gerade weil Jaspers von der Psychiatrie herkam und diese in seinem Erstlingswerk so gründlich analysierte, wurde er zu dem Philosophen, der er war und ist. Indem er durch sein Erstlingswerk Klarheit über die Aufgabe, die Möglichkeiten und die Grenzen der Psychopathologie und damit jeder Wissenschaft vom Menschen gewann, ging ihm die Andersartigkeit der Philosophie und dessen auf, was er später die „Existenzerhellung" nannte. Und weil seine Philosophie aus der Psychopathologie erwachsen ist, konnte Jaspers sie auch mühelos heranziehen, um mit ihr die philosophischen Grundfragen der Psychopathologie zu reflektieren. Anders gesagt: Der Typus von Philosophie, den Jaspers entwickelt hat, lässt sich deshalb wie kein anderer zur Psychopathologie in Beziehung setzen, weil er nicht bloß genetisch, sondern konstitutiv in einem inneren Zusammenhang mit ihr steht. Diese Affinität von Psychopathologie und Jaspers'scher Philosophie wird später mit Jaspers *ex negativo* an zwei Beispielen zu erörtern sein, die er wissenschaftlich und philosophisch für Verirrungen hält, nämlich an der Psychoanalyse von Freud und an der Verbindung, die die daseinsanalytische Psychotherapie von Binswanger mit Heidegger eingegangen ist.

Bevor nun die These vom inneren Zusammenhang zwischen Jaspers` *Allgemeiner Psychopathologie* und seiner Philosophie zu fundieren versucht werden soll, sind zum besseren Verständnis einige Hinweise zum geschichtlichen Verhältnis von Philosophie und Wissenschaft zu geben. Die heutige Philosophie, insbesondere die Universitätsphilosophie, versteht sich weitgehend als ein selbständiges Fach, das ohne den Bezug zu anderen Wissenschaften gepflegt und studiert werden kann. Das war in der Vergangenheit nicht so. In den üblichen Philosophiegeschichten bleibt meistens unberücksichtigt, wie die früheren Philosophen, und gerade die größten unter ihnen, in einer lebendigen Beziehung zur Wissenschaft ihrer Zeit standen.

Das lässt sich an einigen herausragenden Beispielen veranschaulichen. Als die beiden größten griechischen Philosophen gelten Platon und Aristoteles. Nun kann man die Eigenart und den Unterschied beider nicht verstehen, wenn man übersieht, dass für Platon die Geometrie das Musterbeispiel von Wissenschaft und wahrer Erkenntnis war, Aristoteles hingegen sich mit seinen Mitarbeitern vor allem als Biologe betätigt hat. Über dem Eingang der Platonischen Akademie soll die Inschrift gestanden haben: *Medeis ageometretos eisito*; keiner soll hier eintreten, der nichts von Geometrie versteht. Warum wird die Kenntnis der Geometrie vorausgesetzt? Weil die geometrischen Figuren für Platon das Paradebeispiel dessen sind, was er eine „Idee“ nennt. Anders als die runden materiellen Gegenstände, die wir herstellen können, ist allein der mathematische Kreis wirklich perfekt, und deshalb ist er das unerreichte Vorbild für alles Runde. Diese Ausnahmestellung der geometrischen Figuren verallgemeinernd, nahm Platon an, dass über allen Erscheinungsformen der Wirklichkeit ideale Urbilder stehen, eben die sogenannten Ideen, die Maß und Vorbild für die Erscheinungen sind. Aristoteles hingegen hat mit einer großen Schar von Mitarbeitern die gesamte Tierwelt des Mittelmeerraums erforscht und erfasst, und zwar mit einer solchen Genauigkeit, dass Darwin sagen konnte, er habe von Aristoteles mehr gelernt als von jedem anderen Biologen. Blickt man nun auf die Lebewesen, so erkennt man sofort, dass hier die Formen einen anderen Status als in der Geometrie haben. Die Formen sind dem Lebendigen immanent, sie bilden seine Organisations- und Gestaltprinzipien. Und so kommt es, dass Aristoteles im Unterschied zu Platon nicht die Ideen *über* die Erscheinungswelt setzt, sondern sie als Formprinzipien in die Naturwesen selbst hineinverlegt.

In der Moderne ist Descartes als der Begründer der analytischen Geometrie zugleich der Begründer eines Rationalismus, der mit den Worten Spinozas *more geometrico* vorgeht, das heißt alles in strenge Ableitungsverhältnisse zu bringen versucht. Kants „Revolution der Denkart“, seine sogenannte „kopernikanische Wende“, ist ohne das Vorbild der Newtonschen Physik nicht denkbar. Denn an der Hypothesenbildung der Physik wurde für Kant deutlich, dass die Vernunft nach ihren eigenen Gesetzmäßigkeiten vorgeht, was nur möglich ist, wenn die Vernunft mit apriorischen Anschauungs- und Begriffsformen ausgestattet ist. Hegels universelle Entwicklungsphilosophie des menschlichen Geistes schließlich war nur denkbar aufgrund des umfassenden Geschichtsbewusstseins des 19. Jahrhunderts, in dem erstmals die Weltgeschichte auch die frühen Kulturen einschloss.

Aus einem solchen Verständnis der Philosophiegeschichte heraus, soll nun der Blick auf Jaspers gerichtet werden. Die These, dass bei ihm Psychopathologie und Philosophie in einem inneren Zusammenhang stehen, besagt anders ausgedrückt, dass die Durchdringung der Psychopathologie für Jaspers` Philosophie eine ähnlich prägende Rolle gespielt hat wie für Platon die Geometrie, für Aristoteles die Biologie, für Kant die Newtonsche Physik, für Hegel die Weltgeschichte.

Wie lässt sich eine solche These begründen, und was bedeutet sie für Jaspers' Verständnis von Wissenschaft und Philosophie?

In den autobiographischen Äußerungen hat Jaspers selbst darlegt, welche Rolle die Psychopathologie in seinem Werdegang als Philosoph gespielt hat. Dabei müssen wir uns bewusst bleiben, dass Jaspers insofern eine Sonderstellung unter den großen Philosophen des 20. Jahrhunderts einnimmt, als er nicht wie die meisten von ihnen von Anfang an Philosophie studiert und sich dann in Philosophie habilitiert hat, sondern als Quereinsteiger von der Psychiatrie her über einen psychologischen Lehrstuhl schließlich Philosophieprofessor wurde. Philosophie hat er, wie er selbst schreibt, erst mit 39 Jahren systematisch zu studieren begonnen, als er schon Lehrstuhlinhaber war (1967, 160-179).

Einen solchen Zugang von der Wissenschaft her zur Philosophie, wie ihn als weiterer großer Denker auch Alfred North Whitehead von der Mathematik und Physik her gefunden hat, hält Jaspers jedoch nicht für einen Irrweg. Vielmehr betrachtet er die Teilnahme an der wissenschaftlichen Forschung als unabdingbar für jeden, der Philosoph werden will. *„Durch Erfahrung in den Wissenschaften, ihren Methoden, ihrem kritischen Denken wird eine wissenschaftliche Haltung erworben, die unerlässliche Voraussetzung ist für die Wahrhaftigkeit im Philosophieren“* (1963, 141f.). Und dass gerade der Arzt und insbesondere der Psychiater und Psychotherapeut eine besonders intensive Beziehung zur Philosophie hat, steht für Jaspers von vorneherein fest. Denn *„er allein betrachtet kraft seiner Spezialität bewusst und methodisch den Menschen als ein Ganzes, nicht eines seiner körperlichen Organe oder auch nicht den Körper im Ganzen ohne Rücksicht auf alles Übrige“* (1965, 668). *„Er ist* unausweichlich Philosoph, *ist dies bewusst oder unbewusst, diszipliniert oder chaotisch, methodisch oder zufällig, ernst oder spielerisch, aus Unbedingtheit oder in Anpassung an soziologische Konjekturen“* (ebd., 674). Von hier aus wird auch verständlich, dass Jaspers sagen kann, er habe von Jugend auf philosophiert und habe dann, unbefriedigt von der Universitätsphilosophie, *„aus philosophischen Motiven“* die Medizin und Psychopathologie ergriffen (1967, 170).

Was nun Jaspers in formaler Hinsicht der Arbeit an der *Allgemeinen Psychopathologie* verdankt, ist das, was er die „methodische Bewusstheit“ (1971, X) oder auch die „methodologische Besinnung“ (1967, 167; 1956 I, LII) nennt. In seiner *Philosophischen Autobiographie* schreibt Jaspers: *„Das Prinzip meiner Psychopathologie war und blieb: die Erkenntnisse zu entwickeln und zu ordnen am Leitfaden der Methoden, durch die sie gewonnen werden, das Erkennen zu erkennen und dadurch die Sachen zu klären“* (1967, 166). Dieses Prinzip hat Jaspers später auch in seinem autodidaktischen Studium der großen Philosophen angewendet, als es darum ging, diese nicht „nivellierend“ „wie eine Reihe wissenschaftlicher Arbeiten“ zu verstehen, die „auf derselben Ebene zueinander gehören“ (1956 I, LI f.), sondern sie in ihrer ursprünglichen Gestalt zu erfassen. *„Dann aber trat bei mir von neuem in Kraft eine Haltung, deren Fruchtbarkeit ich in der `Psychopathologie` erprobt hatte: die methodologische Besinnung“* (ebd. I, LII).

Diese grundsätzliche Haltung hat Jaspers bewusst sein Leben lang gepflegt. In seiner Autobiographie schreibt er über die *Allgemeine Psychopathologie*: *„Das Buch blieb mir durch Jahrzehnte als meine Sache wesentlich“* (1967, 168). *„Der Arbeit meiner Jugend blieb ich treu. Die `Psychopathologie` wurde mir nie gleichgültig“* (ebd., 170).

Worin besteht nun über die „methodologische Besinnung" hinaus die entscheidende Einsicht, die Jaspers durch die Arbeit an der *Allgemeinen Psychopathologie* gewonnen hat? Es ist die fundamentale Erkenntnis, dass alle Methoden begrenzt sind und weder einzeln noch zusammen das Ganze des Menschen erfassen können.

> *„Man glaubte, immer wieder auf andere Weise, Methoden zu gewinnen, den Menschen als ein Ganzes zu erfassen. (...) Auf jedem dieser Wege, die in begrenztem Maße ergiebig waren, erwies sich die vermeinte Ganzheit als eine Ganzheit innerhalb der einen umfassenden, niemals Gegenstand werdenden Ganzheit des Menschen, niemals als diese Ganzheit selber"* (1967, 166).

Diese „eine umfassende Ganzheit" gibt es, anders gesagt, für Jaspers nur in der Form des „Umgreifenden", um hier seinen zentralen Begriff vorwegzunehmen, auf den wir später zurückkommen werden. Eine globale Erkenntnis des Menschen wird dadurch ausgeschlossen. *„Jede Totalerkenntnis des Menschen erweist sich als Täuschung, die dadurch zustande kommt, dass eine Betrachtungsweise zur einzigen, eine Methode zur Universalmethode erhoben wird"* (ebd., 167).

Am Ende der *Psychopathologie* wird die Begrenztheit aller Methoden dadurch unterstrichen, dass die Forderung einer Synthese des Wissens vom Menschen als unerfüllbar zurückgewiesen wird. Weder kann eine *„referierende Summierung der Spezialerkenntnisse"* (1965, 625) eine solche Synthese erbringen, noch ist der Entwurf einer Gesamttheorie möglich, in der sich alle Erkenntnisse einfügen ließen. Was bleibt, ist allein eine *„Strukturierung unseres Wissens vom Menschen"* (ebd.), d. h. eine systematische Sichtung unserer Zugangsweisen, der Anschauungs- und Denkformen, in denen der Mensch für uns in bestimmten Perspektiven fassbar wird. Das aber heißt, dass eine Synthese *„nur methodologisch, nicht als Theorie vom Menschen möglich ist"* (ebd., 626). *„Das Letzte ist daher eine systematische Ordnung der Methoden, nicht ein Totalentwurf"* (ebd.)

Was Jaspers durch seine Arbeit an der *Psychopathologie* bezüglich des Menschen aufgegangen ist, wird im ersten Band seiner *Philosophie* von 1932 für die Welt im Ganzen nachvollzogen. Dieser erste Band trägt den Titel „Philosophische Weltorientierung". Hier wird gezeigt, wie eine Einheit des Weltbildes ebenso unerreichbar ist wie eine Einheit unseres Wissens vom Menschen (1932 I, 104-116). Und hier sieht man deutlich, wie die von Jaspers in der *Psychopathologie* gewonnene „methodische Bewusstheit" für sein ganzes Denken wegleitend geworden ist. Wie in der *Psychopathologie* die verschiedenen Ebenen des Psychiatrischen differenziert wurden, so werden nun für die Welt insgesamt vier Wirklichkeitssphären unterschieden, nämlich die anorganische Natur, das Lebendige als die Welt der Organismen, das Seelische als der Ort des Erlebens und schließlich der Geist als der Bereich des Denkens. Die Forschung hat jede dieser Sphären in ihrer Eigenart zu erfassen versucht. Aber eine Gesamttheorie ist laut Jaspers gerade in dem Maße unmöglich geworden, als grundlegende Erkenntnisse in den verschiedenen Bereichen erzielt wurden. Diese vier Wirklichkeitsphären sind nicht auf ein einheitliches Prinzip zu bringen, und so gibt es *„keine erkenntnismäßig fruchtbare umfassende Theorie der Welt überhaupt"* (1932 I, 107).

Wo beginnt nun die Philosophie? Am Beginn des Weges, der uns zu Jaspers` eigener Philosophie führt, ist festzuhalten, dass es auch für ihn ganz allgemein eine Philosophie in der Psychopathologie gibt, sei es in expliziter oder impliziter Form. Sie besteht in all den ausgesprochenen oder meistens unausgesprochenen Grundannahmen, die das psychopathologische Denken gewollt oder ungewollt, bewusst oder unbewusst bestimmen. Die Frage ist dann nur, ob man die philosophischen Vorentscheidungen im Dunkeln lässt oder sie reflektiert. „*Wer meint*", schreibt Jaspers, „*die Philosophie ausschalten und sie als belanglos beiseite lassen zu können, wird von ihr in ungeklärter Gestalt überwältigt*" (1965, 643f.). Die Unterscheidung der Wissensformen und ihres echt wissenschaftlichen oder ideologischen Charakters ist deshalb eine wichtige Aufgabe, die nur unter Führung der Philosophie geleistet werden kann. Jaspers denkt hier besonders an jene Strömungen innerhalb der Psychopathologie, die „*das Wissen im Ganzen erzwingen wollten durch einen großartigen Entwurf, durch den man die tiefsten Kräfte der Seele zu begreifen, hinter die Erscheinungen auf den Grund zu kommen meinte*" (ebd., 645). Solche Theorien sind „partikulare Konstruktionen" die aber als „Totalanschauungen" auftreten und damit verkappte Philosophien sind (ebd.).

Das wirkmächtigste Beispiel hierfür sieht Jaspers in der Psychoanalyse von Freud. Ihr schreibt Jaspers eine „Ungeistigkeit" zu, die den Menschen aus dem „Gröbsten" zu verstehen suche (ebd., 646). Man könne, „*statt wie Freud an das Vitale und Sexuelle, auch an das Geistige im Menschen appellieren*" (ebd.). Freud sehe, was die Verdrängung des Sexuellen zur Folge habe. Aber er stelle überhaupt nicht die Frage, was durch die Verdrängung des Geistes entstehe (ebd.). Seine Wirkung habe „*die Form der Sektenstiftung angenommen*" (ebd., 647). „*Für eine wissenschaftlich und philosophisch haltbare Psychotherapie*" sei es aber eine „Lebensfrage", dass sie sich nicht von einer solchen Sektenbildung verführen lasse (ebd.).

Was Jaspers hier generell im Auge hat, ist die allseits anerkannte Funktion der Philosophie als Wissenschafts- und Ideologiekritik. Aber diese hat, wie er selbst formuliert, nur einen „*negativen Wert*" (1965, 6). Der Boden der für Jaspers eigentlichen und somit auch seiner eigenen Philosophie ist damit noch nicht betreten worden. Wie gelangen wir zu ihr? Was ist das untrügliche Zeichen dafür, dass wir uns im genuinen Raum der Jaspers'schen Philosophie bewegen?

Unter den vielen Begriffen, die Jaspers in seiner Philosophie verwendet, gibt es einen, den er selbst geschaffen hat und der wie kein zweiter den Nerv seines Denkens trifft: Es ist der schon genannte Begriff des *Umgreifenden*. Er steht für die verschiedenen Weisen des Wirklichen schlechthin, wie es uns jenseits der Objektivierung, d. h. der gegenständlichen Erkenntnis gegenwärtig wird. Paradoxerweise taucht dieser Begriff in der dreibändigen *Philosophie* von 1932 noch nicht auf, obwohl er der Sache nach natürlich präsent ist. Er erscheint erstmals in Jaspers Vorlesungen *Vernunft und Existenz* von 1935. In der Schrift *Existenzphilosophie* von 1938 bildet er unter dem Titel „Das Sein des Umgreifenden" den ersten Teil. Zur vollen Entfaltung kommt er aber erst im umfangreichsten und vielleicht tiefsten Werk von Jaspers, im mehr als tausendseitigen Buch *Von der Wahrheit*, erschienen 1947, wo die beiden ersten Teile, „Das Sein des Umgreifenden" und „Das Umgreifende des Erkennens", zusammen 450 Seiten ausmachen. Man beachte die zeitliche

Nähe zur vierten, völlig umgearbeiteten Auflage der *Allgemeinen Psychopathologie*, die Jaspers genau ein Jahr zuvor, nämlich 1946, veröffentlicht hatte. So erstaunt nicht, dass im abschließenden philosophischen Teil der *Psychopathologie* das „Umgreifende" zum tragenden philosophischen Grundbegriff wird und Jaspers zu seiner Begründung auf die projektierte Schrift *Philosophische Logik* verweist (1965, 634, Anm.1), von der das eben genannte Buch *Von der Wahrheit* den ersten Band bildet – ein zweiter ist nie erschienen. Für seine Lehre vom Umgreifenden hat Jaspers ein eigenes Kunstwort geschaffen, nämlich den Ausdruck *Periechontologie* (1958, 160f.). Es besteht wohl kein Zweifel, dass Jaspers damit sein eigenes Denken in Abhebung von Heideggers „Fundamentalontologie" charakterisieren wollte, auch wenn der Name Heidegger aufgrund des gespannten Verhältnisses beider nicht fällt (vgl. dazu Saner 1978). Die grundlegende Bedeutung des Umgreifenden für Jaspers` Philosophie erhellt schon daraus, dass er die zum Umgreifenden führende Denkbewegung als die *„philosophische Grundoperation"* bezeichnet hat (1964, 14; 1958, 37ff.).

Wenn die These stimmt, dass Jaspers` Philosophie in einem inneren Zusammenhang mit seiner *Allgemeinen Psychopathologie* steht, dann müsste sich der Nachweis führen lassen, dass Jaspers` Lehre vom Umgreifenden in einer direkten Beziehung zu dem steht, was ihm bei der Arbeit an der Psychopathologie aufgegangen ist. Dass Jaspers` Philosophieren aus dem Umgreifenden nicht beziehungslos neben seiner Klärung der philosophischen Grundfragen der Psychopathologie steht, dürfen wir von vorneherein als gesichert annehmen. Denn sonst könnte Jaspers den Begriff des Umgreifenden nicht als das entscheidende Denkmittel zur Beantwortung dieser Fragen heranziehen. Aber die Schwierigkeit liegt darin, dass Jaspers ja erst im Nachhinein das Umgreifende als philosophisches Instrument eingesetzt hat. Zumindest der *Begriff* des Umgreifenden kann also nicht aus seiner kritischen Beschäftigung mit der Psychopathologie hervorgegangen sein.

Um dieser interpretatorischen Schwierigkeiten Herr zu werden, muss man genetisch das mit dem Umgreifenden sachlich Gemeinte von seiner begrifflichen Fassung unterscheiden. Aus dem sechsten philosophischen Teil der *Psychopathologie* kann man herauslesen, dass Jaspers schon bei der kritischen Durchleuchtung der Psychopathologie im Hinblick auf das „Ganze des Menschseins" (1965, 624ff.) der Sache nach die Bedeutung dessen aufgegangen ist, was er erst später auf den Begriff des Umgreifenden gebracht hat. Gleich zu Beginn seiner „Einführung" in die *Allgemeine Psychopathologie* lesen wir: *„Wem aber die Menschenseele ein unendlich Umgreifendes ist, das er im Ganzen gar nicht erfasst, sondern in das er forschend mit verschiedenen Methoden eindringt, der wird keinen solchen Entwurf des Ganzen herrschend werden lassen"* (ebd., 6). Hier wird deutlich, dass die Arbeit an der Psychopathologie für Jaspers von Anfang an und grundsätzlich unter dem Gesetz jener Selbstbescheidung des Wissens bei gleichzeitiger Öffnung auf ein umfassendes Ganzes stand, für die später das Umgreifende zum Signet wurde.

Es lohnt die Bewegung nachzuvollziehen, die uns vom Menschen als Gegenstand der Psychopathologie zum Umgreifenden führt. Als erstes müssen wir uns vom theoretischen Vorurteil lösen, es könne in der Psychologie und Psychopathologie ein einheitliches System geben (1965, 15). Gegen eine solche verabsolutierende

Dogmatik haben wir die methodologische Grundhaltung zu setzen (ebd., 36), die, wie wir gesehen haben, nur eine Strukturierung, nicht aber eine Synthese des Wissens für möglich hält (ebd., 625). Die Selbstbeschränkung eines solchen Empirismus bringt uns nun an die Grenzen, an denen ein echtes Philosophieren einsetzt (ebd., 40). Mit Kant müssen wir uns vergegenwärtigen, dass jede empirische Wissenschaft es nur mit Erscheinungen der Wirklichkeit zu tun hat, nicht mit dem Sein an sich. Das gilt auch für die Psychologie und Psychopathologie, die nur Erscheinungsweisen des Psychischen gegenständlich erfassen können, nicht aber den Menschen an sich. Alle gegenständlichen Entwürfe des Menschen aber haben dies gemeinsam, dass sie in einem größeren Ganzen liegen, von dem sie umschlossen sind, und das ist nun das Umgreifende. Dieses können wir uns nicht selbst zum Gegenstand machen, wir können es nur gegenstandslos *spüren* (ebd., 634). Jaspers schreibt, und das ist nun für ihn entscheidend: „*Das Umgreifende zum Gegenstand zu machen und wieder als etwas Erkennbares zu behandeln, ist eine Grundverkehrung unseres Denkens. Unser Denken kann mehr berühren und vergegenwärtigen, als es zum Objekt der Erkenntnis machen kann*" (ebd., 632). Diese Vergegenwärtigung des Umgreifenden ohne seine Vergegenständlichung macht das aus, was Jaspers die „*philosophische Grundoperation*" nennt (1964, 14 f.; 1958, 37 ff.)

Das Umgreifende ist nun für Jaspers von dreifacher Art. Wie Kant die über den begrenzten Begriffen stehenden Ideen von Seele, Welt und Gott unterschied, so hebt nun Jaspers vom Umgreifenden, das wir selbst als Menschen sind, zwei andere Weisen des Umgreifenden ab: die eine ist die Welt als das Umgreifende, das uns gegenübersteht; die andere ist die Transzendenz, das Absolute als das allumfassende Eine und damit als das Umgreifende schlechthin, jenseits aller Subjekt-Objekt-Spaltung (1965, 632). Es gibt somit das Umgreifende, das wir sind, und das Umgreifende an sich in der zweifachen Form der Welt und der Transzendenz. Diese drei Weisen des Umgreifenden sind gleichzeitig da, und Jaspers gibt keiner von ihnen eine Priorität. Und trotzdem dürfen wir vermuten, dass das Umgreifende, das wir sind, also der Mensch, für Jaspers gleichsam der Prototyp des Umgreifenden ist. Jedenfalls setzt in seinem letzten Hauptwerk *Von der Wahrheit* die „Erhellung der Weisen des Umgreifenden" mit dem „Umgreifenden" ein, „*das wir sind oder sein können*" (1958, 53). Dazu passt auch, dass Jaspers im philosophischen Schlussteil der *Allgemeinen Psychopathologie* schreibt, der Mensch sei „*der Weg zur Einheit der Weisen des Umgreifenden*" (1965, 640). Dass aber der Mensch ein Umgreifendes ist, das wurde Jaspers bei der Abfassung der *Psychopathologie* deutlich, auch wenn Jaspers den Ausdruck in den ersten drei Auflagen noch nicht verwendet hat, nicht verwenden *konnte*, da er ihn ja erst später eingeführt hat. Aber wenn es stimmt, dass die Lehre vom Umgreifenden sich der Sache nach in der *Allgemeinen Psychopathologie* vorbereitet und der Mensch als Umgreifendes zum Prototyp des Umgreifenden überhaupt geworden ist, dann ist vom Frühwerk bis zum Spätwerk der innere Zusammenhang von Jaspers Philosophie an ihrem tiefsten Punkt erwiesen.

Die Vergegenwärtigung des Umgreifenden, das wir sind, wird für Jaspers zur Grundlage einer Philosophie des Menschseins (vgl. 1965, 632). Er hat sie unter dem Titel „Existenzerhellung" im zweiten Band seiner dreibändigen *Philosophie* durchgeführt. Selbstsein, Kommunikation, Geschichtlichkeit, Freiheit und die Grenzsituationen sind die Themen, unter denen die Verwirklichung der Existenz erörtert wird. Das kann nicht im Einzelnen dargelegt werden. Hervorzuheben ist jedoch der Geist, in dem diese Erörterungen geschrieben sind. Erhellungen wollen sie sein, nicht gegenständliche Fassungen des Menschen. *„Die Behandlung der erhellenden Gedanken als gegenständliche Erkenntnis ist eine Grundverkehrung des Philosophierens in Scheinwissenschaft"* (1965, 641; vgl. 644 f.; 1965, I, LII). Ein solches Philosophieren kann laut Jaspers auch nur so kommuniziert werden, dass es dem Anderen einen Freiraum eröffnet, in dem er im Nachvollzug solcher Erhellungen zu sich selbst kommen kann. *„Mein Philosophieren"*, schreibt Jaspers, *„will die Freiheit des Anderen nicht antasten, der im Philosophieren sich selbst finden muss, ohne dass die Philosophie als ein Werk und als ein Ganzes von Gedanken durch ein mitgeteiltes Wissen ihm das abnehmen könnte"* (1971, XI).

In diesem Zusammenhang ist noch kurz zu vergegenwärtigen, wie für Jaspers der Arzt in seiner bloß fachlichen oder existenziellen Kommunikation mit dem Kranken gewollt oder ungewollt konkrete Philosophie betreibt. *„Das Höchste"*, notiert Jaspers, was dem Arzt über alle medizinischen und psychiatrischen Heilverfahren hinaus *„hier und da gelingt, ist Schicksalsgefährte zu werden mit dem Kranken, Vernunft mit Vernunft, Mensch mit Mensch, in den unberechenbaren Grenzfällen einer zwischen Arzt und Kranken entstehenden Freundschaft"* (1967, 120). Was Jaspers in seinen Aufsätzen über die *„Idee des Arztes"* (1967, 111-120) und über den *„Arzt im technischen Zeitalter"* (1967, 121-137) vorgetragen hat, wäre unter den heutigen Bedingungen neu zu bedenken.

Diese grundsätzlich angestrebte Offenheit menschlicher Existenz und existenzieller Kommunikation ist der Grund, warum Jaspers die Daseinsanalyse Binswangers in ihrer Verbindung mit Heidegger hart kritisiert – und diese Kritik ist besonders aufschlussreich, um Jaspers durch den Kontrast zu Heidegger abschließend zu charakterisieren. Binswanger will die Psychopathologie in einer Menschenlehre fundieren, die mehr sein soll als ein Konglomerat nachträglich zusammengefügter Lehrstücke über den Menschen als leib-seelisches und geistiges Wesen. Stattdessen verlangt Binswanger ein vorgeordnetes theoretisches Konzept, das er in Heideggers *„fundamental-ontologischer Idee der Existenzialität"* findet (1965, 626). Für Jaspers ist dies sowohl ein wissenschaftlicher als auch ein philosophischer Irrtum. Denn wissenschaftlich gesehen wird damit eine philosophische Basis für die Psychopathologie statuiert, deren empirischer Wert überhaupt nicht erwiesen ist und die nicht den Rang einer psychologischen Strukturlehre beanspruchen kann, mit deren Hilfe sich das gesamte psychopathologische Wissen erfassen und ordnen ließe. In philosophischer Hinsicht aber ist eine solche Doktrin deswegen ein Irrweg, weil er ihren Anhänger zum fälschlichen Wissen eines angeblichen Totalentwurfes führt, statt ihn zum Mit-Philosophieren anzuleiten (vgl. 1965, 649). Jaspers kann in einem solchen Vorgehen nur eine Perversion erblicken, welche die *„Methode philosophischer Existenzerhellung zu einem Wissen verkehrt"* und *„damit ihres hohen, beschwingenden, beschwörenden Wesens beraubt"* (1965, 626). Schärfer als Jaspers selbst kann man den Kontrast zwischen ihm und Heidegger nicht herausstellen – zumindest wie Jaspers ihn sieht.

Die Aufgabe einer Inbeziehungsetzung von Jaspers` *Allgemeiner Psychopathologie* zu seiner Philosophie überhaupt ist nur dadurch zu lösen, dass man sich in toto auf sein Philosophieren einlässt, ohne die einzelnen Punkte zu hinterfragen. Der Gewinn einer solchen Denkbemühung ist, dass am Ende die Jaspers'sche Philosophie in ihrer ganzen Größe, Weite und Kohärenz sichtbar wird. Das dispensiert aber nicht davon, dieses Denken auch kritisch in den Blick zu nehmen. Es soll abschließend nur auf einen Punkt hingewiesen werden, der besonders wichtig erscheint.

Eine der fundamentalen Voraussetzungen der Jaspers'schen Gedankenführung ist, dass es kein einheitliches Menschenbild, keine umfassende Theorie des Menschen und auch kein einheitliches Weltbild gibt. Eine solche Behauptung hatte zu Jaspers Zeiten wohl ihre Berechtigung. Man kann sich aber fragen, ob sie heute noch im gleichen Maße gilt. Wenn Jaspers davon ausgeht, dass es in den Wissenschaften vom Menschen keine Einheit gibt, so trifft er sich mit Max Scheler, der 1928 in seiner berühmten Einleitung zu seinem letzten Werk *Die Stellung des Menschen im Kosmos* die Diagnose gestellt hatte, dass mit der Verwissenschaftlichung des Menschen seine vormalige religiöse und philosophische Einheit durch die Vielzahl wissenschaftlicher Erkenntnisse auseinandergebrochen sei. Scheler postulierte eine Philosophische Anthropologie, um diese Einheit wieder herzustellen, und er hat eine solche Anthropologie auch entworfen. Jaspers hingegen bleibt hier grundsätzlich negativ. Für ihn kann eine Philosophische Anthropologie, wie er ausdrücklich festhält, *„keine Lehre"* sein, *„welche einen Gegenstand angemessen vor Augen bringt"*, sondern nur *„ein unendlicher Erhellungsprozess unserer selbst"* (1965, 628).

Wie Ernst Cassirer schon Ende der zwanziger Jahre sah und später immer wieder hervorhob, präsentiert sich das Bild mit dem Aufkommen der strukturalen Wissenschaften vom Menschen und insbesondere einer strukturgenetischen Psychologie anders. Es gibt hier das, was Jaspers ausdrücklich bestritten hatte, nämlich einheitliche Prinzipien wie eben den Strukturbegriff, mittels deren sich eine umfassende Theorie des Menschen und darüber hinaus des Lebens und der Natur zumindest im Ansatz konstruieren lässt. Damit sind auf dem Boden der Wissenschaften selbst neue Rahmenbedingungen geschaffen worden, welche es möglich machen, dass Philosophie und Wissenschaft in eine neue Einheit gebracht werden können, wie sie vor dem neuzeitlichen Dualismus von Materie und Geist bestand (Fetz 2010, Fetz et al. 2010).

Ein solches Zusammengehen von Philosophie und Wissenschaft auf dem Boden einheitlicher Begriffe hat zur Folge, dass im Rahmen einer gegenständlichen Theorie des Menschen mehr über ihn ausgesagt werden kann, als Jaspers für möglich hielt. Damit hat aber auch der Weg zu den tiefsten existenziellen Einsichten nicht mehr die Form eines Sprunges, mit dem wir von der Wissenschaft abstoßen, um zu etwas völlig Anderem überzusetzen. Vielmehr stehen die subjektiven Einsichten in einer Kontinuität mit dem, was objektiv wissbar ist, auch wenn sich das Subjektive nicht auf das Objektive reduzieren lässt. Es wäre eine bedeutsame Aufgabe, zu klären, wie die Jaspers'sche Philosophie unter diesen veränderten Bedingungen zeitgemäß revidiert und in ihrer überzeitlichen Gestalt bewahrt werden könnte.

Literatur

Fetz R L (2010) Struktur. In: Bermes C, Dierse U (Hrsg) Schlüsselbegriffe der Philosophie des 20.Jahrhunderts. 355-369. Meiner, Hamburg

Fetz R L, Seidenfuß B, Ullrich S (Hrsg, 2010) Whitehead – Cassirer – Piaget. Unterwegs zu einem neuen Denken. Alber, Freiburg

Jaspers K (1971) Psychologie der Weltanschauungen. 6. Aufl, Piper, München Zürich (1. Aufl 1919)

Jaspers K (1967) Philosophische Aufsätze Fischer, Frankfurt am Main

Jaspers K (1965) Allgemeine Psychopathologie. 8. unv. Aufl, Springer, Heidelberg Berlin New York (1. Aufl 1913, 4. Aufl 1946)

Jaspers K (1964) Existenzphilosophie. 3. Aufl, de Gruyter, Berlin (1. Aufl 1938)

Jaspers K (1963) Einführung in die Philosophie. 4. Aufl, Artemis, Zürich (1. Aufl 1953)

Jaspers K (1958) Von der Wahrheit. Philosophische Logik, Bd. 1, 2. Aufl, Piper, München (1. Aufl 1948)

Jaspers K (1956) Philosophie. 3. Aufl (Bd 1: Philosophische Weltorientierung, Bd 2: Existenzerhellung, Bd 3: Metaphysik) Springer, Heidelberg Berlin (1. Aufl 1932)

Saner H (Hrsg, 2013) Notizen zu Martin Heidegger. Piper, München Zürich (1. Aufl 1978)

3 „Vom Ganzen des Menschseins": Psychiatrische Anthropologie bei Karl Jaspers

Matthias Bormuth

3.1 Einleitung

Als die *Allgemeine Psychopathologie* 1913 erschien, brachte die *Berliner Klinische Wochenschrift* eine hymnische Reaktion:

> *„Wir wüssten kein Buch über psychopathologische Dinge anzugeben, das klarer, frischer, selbständiger, fesselnder und überzeugender wäre als diesen ‚Leitfaden', wie er bescheiden genannt ist. Gewiss, es ist eine glänzende Einführung in die allgemeine Psychopathologie, aber dieses, das eine alte Lücke ausfüllt, ist zugleich die heute beste zusammenfassende Darstellung aller psychopathologischen Tatsachen und Probleme. Die beste, weil die am meisten kritische, die freieste von aller Dogmatik und Systematik, von allen zweifelhaften Konstruktionen anatomischer, psychologischer und philosophischer Theoretiker. Man glaubt, das reife Werk eines offenbar philosophisch geschulten Denkers vor sich zu haben."*[1]

Tatsächlich hatte Jaspers das Buch als junger Volontärassistent geschrieben, der nur über wenige Jahre klinischer Erfahrung verfügte und lediglich einzelne Seminare in der Philosophie besucht hatte. Jedoch fand er an der Heidelberger Klinik und Universität hervorragende Anregungen, die ihm enorm halfen, das

[1] Die Rezension findet sich als Kopie einer späteren Zeit eingeklebt in dem Exemplar der *Allgemeinen Psychopathologie*, das Karl Jaspers seinem Vater 1913 nach Oldenburg schickte (Jaspers 1913).

psychopathologische Wissen in klaren Begriffen methodisch zu ordnen. In der Klinik fand er besondere Förderung im Kreis um Franz Nissl, einem führenden Hirnpathologen, der mit Alois Alzheimer entscheidend die histologische Diagnostik der Demenz vorangetrieben hatte. Obwohl Nissl selbst wenig von verstehender Psychologie und philosophischen Erkundungen hielt, schuf er doch in seinem Haus ein liberales Klima, in dem auch verstehend psychologische und psychoanalytische Zugänge zum kranken Menschen diskutiert wurden. Besonders waren es Karl Wilmanns und Hans W. Gruhle, die den jungen Jaspers in das Feld psychopathologischer Symptomatik und Dynamik einführten, während Arthur Kronfeld als ein an Freud orientierter Theoretiker sich mit Jaspers heftige Kontroversen über die angemessene Theorie des Verstehens lieferte.[2]

Allerdings hätte Jaspers an der Klinik kaum in drei Jahren dieses große Buch schreiben können, wenn ihm nicht seine schwere Lungenkrankheit zu Hilfe gekommen wären. Die mit 18 Jahren diagnostizierten Bronchiektasien erlaubten es dem Volontärassistenten, der vom normalen Stationsdienst dauerhaft befreit war, einzelne Patienten zu sehen und die psychiatrische Literatur genau zu studieren. So kam Jaspers das seltene Privileg zu, gleichsam als „engagierter Beobachter", in Nähe und Distanz zur klinischen Praxis die Psychopathologie klinisch und theoretisch erforschen zu können.

Zum anderen stellte die Universität mit dem Kreis um Max Weber ein günstiges Moment für die vom Rezensenten vermutete „philosophische Schulung" dar, nahm Jaspers seit 1909 doch regelmäßig als einer der wenigen jüngeren Akademiker an interdisziplinären Treffen teil. Dieser Kreis von philosophisch orientierten Geistes- und Sozialwissenschaftlern suchte die menschliche Wirklichkeit in vielfachen Facetten zu verstehen. Unter anderem zählten Psychiatrie und Psychologie zu den Wissenschaften, von denen man Aufschlüsse über die innere Dynamik sozialen Handelns zu erfahren suchte. Zudem war Heidelberg in jenen Jahren das südwestdeutsche Zentrum des neukantianischen Denkens. Jaspers nahm mit Enthusiasmus die methodische Diskussion der Geisteswissenschaften auf, die nach dem großen Erfolg der Naturwissenschaften zeigen wollten, worin ihre besonderen Möglichkeiten lagen, Wissen über den Menschen zu erlangen.

Programmatisch für diese Notwendigkeit war die Rede *Geschichte und Naturwissenschaft*, die Wilhelm Windelband 1894 hielt, wenige Jahre, bevor er nach Heidelberg ging. Er unterscheidet das ideographische Denken der Geisteswissenschaften, das die individuellen Entscheidungen verstehen will, vom nomothetischen Vorgehen der Naturwissenschaften, das die biologischen Abläufe kausal zu erklären sucht. Diesen erkenntnistheoretischen Dualismus zwischen Erklären und Verstehen führten vor allem Wilhelm Dilthey und Georg Simmel in Berlin weiter. Sie fokussierten mit einem Blick von innen die biographischen Signaturen, die der freie Mensch in allen Bedingtheiten im Fühlen, Denken und Handeln hinterlässt. Max Weber legte bei gleichem Interesse als strenger Sozialwissenschaftler in Heidelberg den Akzent stärker auf die Bedeutung der institutionellen Strukturen des

[2] Vgl. die Edition der Korrespondenzen, die Jaspers mit Gruhle, Kronfeld, Nissl und Wilmanns führte (Jaspers 2016).

modernen Arbeits- und Soziallebens, war aber ebenfalls fasziniert von der Frage, wie in deren technischen und bürokratischen Zuspitzungen noch Räume der Freiheit existieren konnten. Auch für ihn galt die kantische Prämisse, dass der Mensch in allen biologischen, sozialen und psychischen Bedingtheiten herausgefordert ist, im Fühlen, Denken und Handeln sein Lebensschicksal mitzubestimmen. So heißt es in dem für Jaspers entscheidenden Aufsatz „Die ‚Objektivität‘ sozialwissenschaftlicher und sozialpolitischer Erkenntnis“:

> *„Transzendentale Voraussetzung jeder Kulturwissenschaft ist nicht etwa, daß (...) wir Kulturmenschen sind, begabt mit der Fähigkeit und dem Willen, bewußt zur Welt Stellung zu nehmen und ihr einen Sinn zu verleihen.“ (Weber 1985, S. 180).*

Obwohl die kulturwissenschaftliche Prämisse der menschlichen Freiheit, die Dilthey, Simmel und Weber ihren Ansätzen zugrunde legten, schon in der ersten Auflage der *Allgemeinen Psychopathologie* angelegt ist, entwickelte Jaspers sie erst ausdrücklich in der letzten Revision, drei Jahrzehnte später. Denn erst zu dieser Zeit verfügte er nach zwei Jahrzehnten der philosophischen Professur über das entsprechende Wissen. Allerdings durfte er aufgrund der jüdischen Herkunft seiner Frau Gertrud seit 1937 nicht mehr lehren und philosophische Schriften veröffentlichen. Es war ihm allerdings noch erlaubt, in dem politisch für ungefährlich gehaltenen Gebiet der Psychiatrie zu publizieren. Als 1941 die Neuauflage der *Allgemeinen Psychopathologie* notwendig wurde, nutzte Jaspers die politische Grenzsituation, die ihn mit dem Privileg zeitlichen Freiraums ausgestattet hatte, um sein philosophisch vertieftes Menschenbild der Freiheit zu skizzieren. Jaspers fügte dem Buch unter dem Titel „Vom Ganzen des Menschseins“ einen ganz neuen, sechsten Teil hinzu. Darin umreißt er sein methodisches Selbstverständnis vom Menschen, sofern man ihn psychologisch zu erschließen sucht:

> *„Allem Verstehen liegen Entwürfe des Menschseins zugrunde. Es steht im Hintergrunde ein mehr oder weniger klares Bewußtsein um das, was der Mensch eigentlich ist und sein kann. Solche Entwürfe wird der Psychopathologe sich vergegenwärtigen, aber als Forscher keinen zum allein wahren machen, vielmehr jeden daraufhin versuchen, was er durch ihn konkret sehen lernt, und wie er dadurch seine Möglichkeiten des Erfahrens erweitert.“ (Jaspers 1973, S. 261f).*

Das Bewusstsein, nie den Menschen in seiner Totalität ganz erfassen zu können, ist für Jaspers leitend. Er spricht sich indirekt gegen einen theoretischen Holismus aus:

> *„Kein Ganzes ist das Ganze, jede Ganzheit ist eine unter anderen, eine relative Ganzheit. (...) Die bloße Vielfachheit, wenn wir sie wirklich und anschaulich vergegenwärtigen, zeigt eindringlich, daß eine Ganzheit des Seelenlebens nie das Ganze selber ist.“*

In nautischen Metaphern warnt Jaspers vor den Gefahren einseitiger „Verabsolutierungen“:

> *„Den Menschen zu erkennen, ist wie eine Seefahrt auf dem unendlichen Ozean. Kontinente zu entdecken; jedes Sichfestsetzen auf Land oder Insel lehrt gewisse Tatsachen, aber hebt die weitere Erkenntnis auf, wenn man hier gleichsam im Zentrum der Dinge zu*

sein behauptet, und die Theorien sind gar wie ebenso viele Sandbänke, auf denen wir festsitzen, ohne eigentlichen Boden zu gewinnen." (Jaspers 1973, S. 627).

Die Unmöglichkeit, den Menschen in Theoremen der verstehenden Psychologie ganz zu erfassen und gar auszuschöpfen, bindet Jaspers in der ersten Auflage der *Allgemeinen Psychopathologie* an Nietzsche und Kierkegaard. Deren philosophische Werke geben tiefe Einsichten in die innere, oft unbewusste Dynamik des Menschen, ohne zu eindeutigen Systemen zu werden. Die letzte Auflage erweitert den Kreis der Philosophen, die für das Wissen vom inneren Menschen und dessen Grenzen tiefgreifende Aufschlüsse bieten. Jaspers schlägt im größeren Horizont der antik-christlichen Tradition einen weiten Bogen:

„Für die Klärung des Denkens vom Wesen des Menschen sind vor allem wichtig: Plato, Augustin, Pascal, Kant, Kierkegaard, Nietzsche." (Jaspers 1973, S. 631).

Die folgenden Ausführungen folgen einigen Linien, die Jaspers im Horizont dieser Denker in seiner psychiatrischen Menschenkunde gibt. So verschieden die Ansätze sind, ist allen doch der Jaspers faszinierende Fluchtpunkt, die Idee der Freiheit, gemein. Zu ihr gehört auch der Respekt vor dem Rätselwesen Mensch, das nie ganz auszuloten ist. Entsprechend heißt es in der letzten Auflage der Allgemeinen Psychopathologie:

„Der Mensch ist immer mehr, als er von sich weiß und wissen kann und als irgendein anderer von ihm weiß." (Jaspers 1973, S. 641).

3.2 Friedrich Nietzsche

Als Friedrich Nietzsche im Jahr 1900 nach zehnjähriger geistiger Umnachtung starb, war sein essayistisches und aphoristisches Werk im akademischen Raum weithin unbekannt. Jaspers gehörte mit seinem Lehrer Max Weber zu den ersten, die Nietzsche nach 1900 in Deutschland rezipierten. Wie Sigmund Freud vor ihm, der schon um 1875 als Student eifrige Nietzsche-Lektüren in Wien betrieb, schätzte er vor allem den großartigen Psychologen, der die jüdisch-christliche Moralität in ihren unbewussten Antrieben entlarvt hatte. Die erste Auflage der *Allgemeinen Psychopathologie* enthält mehrere Hinweise auf Nietzsches Topos des Ressentiments, das für Jaspers evident werden lässt, wie gewisse Gefühle von Neid und Missgunst auf Seiten gesellschaftlich Schwacher und Unterlegener unbewusst zur Ausbildung von moralischen Vorstellungen führen, die den Starken und Herrschenden Fesseln anlegen sollen.

Grundsätzlich war es die Anthropologie Nietzsches, seine Rede vom Menschen als *„nicht festgestellten Tier"* (Jaspers 1973, S. 636), die Jaspers aufnahm. Der Mensch ist demnach raffiniert genug, bei körperlicher Schwäche geistige Machtmittel zu erfinden, um diesen Nachteil im *„Kampf ums Dasein"* auszugleichen. Nietzsche entwarf in seiner psychologischen Entzifferung der *„Hieroglyphen der moralischen Geschichte"* eine pathologische Entwicklungsgeschichte des Menschen, der *„kränker, unsicherer, irritierbarer als alle anderen Tiere"* sei. Das *„kranke Tier"* sieht er in der Ergänzung von Darwins Evolutionstheorie genötigt, durch die Erfindung von moralischen Ideen dem Mangel an physischer Durchsetzungsfähigkeit kreativ zu begegnen. Tatsächlich entpuppt sich der körperliche Nachteil am Ende als geistiger Vorteil, da der schwache Mensch es gelernt hat die Stärkeren durch seine Gedanken in ihrer Machtausübung zu behindern und sogar mittels des *„schlechten Gewissens“* über sie zu herrschen.

Die große Nietzsche-Studie von 1936 geht auch dem Gedanken nach, dass der Mensch für alle Lebenslagen entsprechend nützliche Masken ausbilde, ohne in diesen aufzugehen. Jaspers betrachtet diese *„grenzenlos mögliche Wandelbarkeit“* bei Nietzsche selbst als einen Zug, der in dessen intellektueller Biographie zu *„paradoxen Gedankenversuchen“* führe, die kein kohärentes Selbstbild ergeben:

> *„Die Nichtfestgestelltheit erlaubt das Sichverstecken des einen Antriebes hinter dem andern und die Umdrehung ins jeweils Gegenteilige.“ (Jaspers 1936, S. 129f).*

Das Maskenspiel, das Aufnehmen und Verwerfen verschiedener Lebensdeutungen, ist ein Moment, das Jaspers als Ausdruck geistiger Beweglichkeit und Wandlungsfähigkeit insofern schätzte, als es der Vorstellung widersprach, den Menschen ganz ausschöpfen zu können. Mit Nietzsche kommt man an kein Ende, wenn man den Menschen als Künstler der Maskenbildung betrachtet, der über keinen authentischen Kern verfügt, sondern in beständiger Veränderung existiert.

Zugleich warb Jaspers mit Nietzsche für die Möglichkeit, ungewöhnliche Perspektiven der Erkenntnis einzunehmen, sofern man sich der Begrenztheit der jeweiligen Einsicht bewusst blieb. So entfaltete er mit Nietzsche die Perspektive, dass wirkliche Krankheit dem Menschen besondere Leistungen ermöglichen kann. Wissenschaftlich war sie Jaspers zuerst in der pragmatisch ausgerichteten Religionspsychologie von William James begegnet, der 1902 seine Überlegungen zum Zusammenhang von Krankheit und Ideenbildung im Horizont Nietzsches entwickelt hatte. Jaspers eigene Untersuchungen zu den kreativen Leistungen, die Hölderlin und van Gogh als psychisch Kranke erbracht hatten, bildeten 1922 die erste Brücke von der Psychiatrie zur Philosophie. Die letzte Auflage der *Allgemeinen Psychopathologie* unterstreicht die Notwendigkeit, psychiatrisch die ungewöhnlichen Wege geistiger Freiheit nachzugehen, die sich auch in psychischen Krankheiten talentierten Menschen eröffnen können. Angesichts der geläufigen Einstellung, *„mit unzureichenden Mitteln den Wert der künstlerischen Leistung zu interpretieren, d.h. meistens dabei herabzusetzen“* postuliert Jaspers den Auftrag an die pathographische Forschung:

> *„Es ist empirisch zu untersuchen, welche Krankheitsformen eine nicht bloß zerstörende, sondern eine positive Bedeutung haben. (...) ob Schöpfungen trotz der Krankheit oder unter anderem auch durch die Krankheit zustande kamen (z.B. Leistungen in hypomanischen Phasen, künstlerische Inhalte aus depressiven Zuständen, metaphysische Erfahrungen in schizophrenen Erlebnissen).“ (Jaspers 1973, S. 610f).*

3.3 Sokrates

In der Zeit als Volontärassistent nutzte Jaspers die Möglichkeit, in der Poliklinik einzelne Patienten länger zu sehen, um selbst psychotherapeutische und psychoanalytische Gesprächsformen zu testen. Er war wenig befriedigt von den Ergebnissen. Zu sehr erschien ihm das therapeutische Gespräch als ein Ort der Macht, die die Patienten dem Arzt freiwillig zugestanden, ohne dass dieser wirklich die Autorität im Wissen um das innere, psychologische Wissen besaß. Seine Erfahrungen legte er 1915 in dem erst posthum veröffentlichten Vortrag *„Einsamkeit"* nieder. Der junge Psychiater entwickelt eine kontrastierende Idealtypik der Kommunikation, in der im Zuge der frühen Religionskritik die antike Figur des Sokrates positiv gegen die christliche Gestalt Jesu abgesetzt wird. Der griechische Philosoph vertritt den selbstkritischen Partner, der nicht die Rolle des allwissenden Experten einnimmt, sondern bescheiden auf die Grenzen seines Wissens hinweist und herausfordert, in letzten Lebensfragen das Wagnis der eigenen Deutung einzugehen. Die Gestalt Jesus stellt dagegen den prophetisch auftretenden Kenner der Seele dar, der seine Herde um sich sammelt und geistigen Gehorsam verlangen darf:

> *„In der Rolle des Nervenarztes sind – wie in allen analogen Beziehungen von Mensch zu Mensch – zwei Typen möglich: die in der Geschichte am drastischsten durch Sokrates und durch Jesus repräsentiert sind. (...) Jesus nimmt sich als Vorbild, als Autorität für die anderen. Alle dürfen sich an ihn hängen. Er ist der alleinige Weg für alle. Er billigt es sich zu, dem andern unmittelbar zu helfen, ihm seine Würde als eines selbständigen, individuellen Wesens nehmend oder ihm vielmehr diese Bürde abnehmend. Er fühlt sich als Prophet. (...) Sokrates weist es von sich, Prophet zu sein, er hat auch nicht Schüler als Anhänger und Nachbeter, er weist es von sich, Vorbild zu sein. Er sagt, wenn er die mäeutische Methode der Erweckung des andern anwendet, die nicht etwas von ihm auf den andern übertragen, sondern nur die Keime und Kräfte beim andern wachrufen will, schließlich: ‚Ich weiß, daß ich nichts weiß; steht auf eigenen Füßen!' Das ist seine Antwort an die Autoritätslustigen, die sich ihm anhängen möchten. Mitteilen, fragen, prüfen kann Sokrates, aber Über- und Unterordnung will er nicht. Er erzieht zur vollen Verantwortung der Individualität, wie Jesus zur ruhigen Sicherheit unter dem Vorbild. Jesus ist die äußerste Steigerung einer Art der Machtmöglichkeiten, Sokrates die äußerste Bescheidenheit." (Jaspers 1996, S. 23f).*

Das sokratische Nichtwissen über das, was dem menschlichen Leben seinen Grund und sein Ziel gibt, fasziniert Jaspers. Denn in den durch psychische Krankheit hervorgerufenen Grenzsituationen des Lebens kann der Arzt jenseits fachärztlichen Wissens keinen sicheren Rat geben, was die biographische Bestimmung des Menschen ist. Er kann im sokratischen Sinne mit dem Patienten nur Vermutungen anstellen, worin Ursprung und Ziel seines Lebens liegen könnte. Beide, Arzt wie Patient, müssen das Wagnis der freien Deutung ihrer Lebenswirklichkeiten in allen offensichtlichen Bedingtheiten im Gespräch suchen. Entsprechend heißt es in der *Allgemeinen Psychopathologie* von 1942:

„Von Freiheit zu Freiheit wird im geschichtlich Konkreten der Situation gefragt und gesucht, weder bevormundet noch abstrakter Anspruch erhoben. (...) Arzt und Patient sind beide Menschen und als solche sind sie Schicksalsgefährten. Der Arzt ist weder nur Techniker noch nur Autorität, sondern Existenz für Existenz.“ (Jaspers 1973, 668).

Biographisch betrachtet ist der vornehmliche Erfahrungsraum, der Jaspers schon 1915 erlaubt, eine solche *„existentielle Kommunikation“* für möglich zu halten, seine Ehe mit Gertrud Jaspers. Seine Rede legt in indirekter, hier noch allgemein gehaltener Form Zeugnis von der Bedeutung ab, die die Liebe zu Gertrud für das Werden und Sein der Philosophie der Kommunikation besaß:

„Zwei Menschen treffen sich – bis dahin einander unbekannt –, sie verstehen sich mit wenigen Worten, empfinden eine überraschende Schnelligkeit des Ineinsschlagens. Andeutungen genügen. Man schließt: Verständnis ist gegeben, es ist, als ob von Geburt her die Beiden zu einander gehörig seien. (...) Das Verstehen und die Liebe haben einen unendlichen Weg. Immer neu gedeihen sie auf der früheren Basis momentweiser Erfüllung. Immer wieder wird begonnen, nie sind sie endgültig, so breit auch ihr Grund und so fest er ist. (...) Endlos ist das gegenseitige Tieferbohren, um die Einsamkeit wieder weiter aufzuheben, die Kommunikation zu prüfen. (...) Die Augenblicke momentaner Erfüllung, momentanen Aufgehobenseins jeglicher Einsamkeit sind eben Augenblicke, die einer Lebenslage, einer Stufe entsprechen, geben die subjektiv tiefste Befriedigung: der Mensch weiß durch sie, was es heißt, nicht einsam zu sein. Aber tatsächlich bleibt er irgendwo, irgendwie einsam.“ (Jaspers 1996, S. 27).

3.4 Sören Kierkegaard

Die Rede *„Einsamkeit“* schließt nicht zufällig mit einem längeren Hinweis auf Sören Kierkegaard, den Jaspers in diesen Jahren gerade für sich entdeckt hatte. Kierkegaard war derjenige Denker, der in der Mitte des 19. Jahrhunderts die sokratische Philosophie in ihrer gesellschaftskritischen Bedeutung polemisch wieder aufgegriffen hatte, um die Kategorie des Einzelnen neu zu betonen. Die *„Existenz“* des Menschen sei im kulturellen wie religiösen Leben des Bürgertums verloren gegangen. Jaspers greift entsprechend Kierkegaards Überzeugung auf, dass der Mensch zu einem ganz individuellen Verhältnis zur Gottheit berufen sei:

„Kierkegaard lehrt, daß das Religiöse eine absolut individuelle, inkommunikable Angelegenheit des Einsamen mit Gott sei. Er hat vollständige Einsamkeit in seinem Leben verwirklicht.“ (Jaspers 1996, S. 28).

Seine *Psychologie der Weltanschauungen*, die 1919 erstmals Ansätze der deutschen Existenzphilosophie zeigt, entfaltet das Profil Kierkegaards in manchen Details. Gemeinsam mit Sokrates und Kant zählt Jaspers ihn zu den *„Propheten indirekter Mitteilung“*, die *„nur die Sachen problematisch machen, aber keine Vorschriften geben, nicht lehren, wie zu leben ist“*:

„Die Philosophen indirekter Mitteilung drängen sich innerlich als Einzelne zum einzelnen Menschen, appellieren an das Leben, das im Anderen ist, dem sie durch Reize und durch

Entwicklung des Mediums unendlicher Reflexion zum Wachstum helfen, das sie aber nicht als imperative Lehre selbst geben wollen.“ (Jaspers 1954, S. 376f).

Die an Sokrates geschulte Eigenart von Kierkegaard, geläufige Wahrheiten ironisch infrage zu stellen, fasziniert Jaspers, gerade weil sich seinen polemischen Spitzen gegen Religion, Kultur und Wissenschaft als unhinterfragte Autoritäten des öffentlichen Lebens richten. Der dänische Einzelgänger, dessen europäischer Siegeszug um 1900 einsetzte, wird für Jaspers zum wichtigen Gewährsmann für eine philosophische Anthropologie, die eine persönlich zu verantwortende Weltanschauung ohne überindividuelle Autorität fordert:

„Kierkegaard preist Wissenschaft und Spekulation, er will nicht mißverstanden werden, als ob er diese verachte. Aber er zeigt, welche Bedeutung sie in ihrer psychologischen Wirkung haben, wenn sie Weltanschauung überhaupt werden, daß in ihnen der Mensch vor sich selbst verschwindet, von sich selbst wegkommt, um objektiv zu werden; es ist eine Illusion, in der Zeit ewig werden zu wollen.“ (Jaspers 1954, S. 386).

Der Mensch soll sein inneres Leben kultivieren, ohne die Dogmen, Maximen und Gesetze unbefragt zu übernehmen, die ihm die gesellschaftlichen Institutionen des geistigen Lebens als Bestimmungen vorgeben. Er muß selbst einen Wurf wagen, einen Sprung in ein gedanklich tiefgründiges Leben:

„Der existierende Denker bedarf der Synthese von Zeitlichkeit und Ewigkeit, der bloße Spekulant ist für ihn unwahr. Die Wahrheit, so lautet für Kierkegaard die Formel, ist beim existierenden Denker die Innerlichkeit, die Subjektivität.“ (Jaspers 1954, S. 386).

Angesichts der Unmöglichkeit, eine allgemeingültige, tragende Lebenswahrheit zu finden, schätzt Jaspers Kierkegaards Appell zur individuellen *„Entscheidung“*. Im Rückgriff auf den platonischen Sokrates, der seinen Ewigkeitsglauben offen im Spätdialog *Phaidon* als persönliche Annahme beschrieben hatte, mildert er Kierkegaards christlichen Dezisionismus wirksam ab:

„Den subjektiven, existierenden Denker gehen zwar gerade Beweise weniger an, aber er fühlt den Impuls der Entscheidung, wenn er sie auch nie, solange er echt bleibt, objektiv behauptet. Darum läßt Platon den Sokrates, nachdem er lange von der Unsterblichkeit geredet hat, sagen: ‚Daß sich nun alles gerade so verhalte, wie ich es auseinandergesetzt, das ziemt wohl einem vernünftigen Manne nicht zu behaupten: daß es jedoch, sei es nun diese oder ähnliche Bewandtnis haben muß ... dies düngt mich zieme sich gar wohl, und lohne auch, es darauf zu wagen, daß man glaube, es verhalte sich so. Denn es ist ein schönes Wagnis, und man darf solches sich selbst gleichsam einreden“ (Jaspers 1954, S. 385).

Die Ernstnahme des Lebens erweist sich in der sokratischen Gesinnung, d.h. der Konsequenz, mit welcher der einzelne Mensch sich seine Wahrheit im Leben zu eigen werden lässt:

„Ob ich einen Gedanken gewählt habe, zeigt sich nur darin, ob ich nach ihm lebe; wie Sokrates lebte, als ob es Unsterblichkeit gebe.“ (Jaspers 1954, S. 387).

Wie Nietzsche steht Kierkegaard bei Jaspers für den Anspruch einer philosophischen Selbstreflexion, die den Rahmen der psychologischen Selbstkenntnis rasch sprengt und eine höhere Form des *„Selbstoffenbarwerdens“* anstrebt. Jaspers spricht von dem *„Ursprung einer Aktivität, die wir philosophisch umkreisen – als inneres Handeln, als Unbedingtheit des Entschlusses“*. Kierkegaards *„Kunst des Offenbarwerdens“*, des *„Zu-sich-selbst-Verhaltens“*, sein Vermögen, sich selbst tiefer durchsichtig zu werden, ist für ihn deshalb entscheidend, auch wenn er die christliche Antwort ablehnt, die der dänische Philosoph gerade in seinen religiösen Schriften und Reden seiner Leserschaft vorstellt.[3]

3.5 Immanuel Kant

Während Jaspers bei Nietzsche und Kierkegaard bei aller Begeisterung für ihre Qualitäten als Menschenkenner doch auch einige Reserve zeigt, führen ihre Denkwege doch in dogmatische Regionen des säkularen und christlichen Glaubens, begegnet er der Anthropologie Kants mit ungeteiltem Enthusiasmus. In der *Psychologie der Weltanschauungen* liest Jaspers ihn gegen die rationalistische und rein wissenschafts- und erkenntnistheoretische Lesart des Neukantianismus schon als platonischen Metaphysiker:

> *„Wie sehr Kant in den Ideen etwas Objektives sah, dessen Art gegen die immerfort damit zusammenhängenden Täuschungen sicherzustellen der eigentlich seiner Lehre war, zeigt schließlich sein Bekenntnis zu Plato: ‚Plato bemerkte sehr wohl, daß unsere Erkenntniskraft ein weit höheres Bedürfnis fühle, als bloß Erscheinungen nach synthetischer Einheit zu buchstabieren, um sie als Erfahrung lesen zu können, und daß unsere Vernunft natürlicherweise sich zu Erkenntnissen aufschwinge, die viel weiter gehen, als daß irgendein Gegenstand, den Erfahrung geben kann, jemals mit ihnen konkurrieren könne, die aber nichtsdestoweniger ihre Realität haben und keineswegs bloße Hirngespinste sind.‘“(Jaspers 1954, S. 483).*

Wie bei Kierkegaards Lehre von der Wahrheit ist die Ernstnahme der nie objektiv verfügbaren Ideen auch im Verständnis Kants für Jaspers maßgeblich. Gerade weil der menschliche Versuch, die lebenstragenden Ideen theoretisch zu sichern, scheitern muss, erhalten diese als praktische Postulate eine lebenstragende Bedeutung

> *„In diesen werden nach Kant die Ideen von Seele, Welt und dem Ganzen der Erfahrung als Unsterblichkeit, Freiheit und Gott zwar für die spekulative Vernunft nicht erfüllt, (...), aber sie gewinnen für die praktische Vernunft objektive Realität.“ (Jaspers 1954).*

Unter den *„regulativen Ideen“* ist es jene der Freiheit, die Jaspers besonders veranschlagen wird.

Die Anthropologie der Freiheit beruht auf der kantischen Annahme des menschlichen Bewusstseins, das eine Größe ist, die den Menschen von allen anderen natürlichen Wesen unterscheidet. In der *Anthropologie in pragmatischer Absicht* weist

[3] Jaspers 1973, S. 291.

Kant gleich zu Anfang auf die herausgehobene Stellung des Menschen innerhalb der Natur hin:

> *„Daß der Mensch in seiner Vorstellung das Ich haben kann, erhebt ihn unendlich über alle anderen auf Erden lebenden Wesen. Dadurch ist er eine Person und, vermöge der Einheit des Bewußtseins, bei allen Veränderungen, die ihm zustoßen mögen, eine und dieselbe Person." (Kant 2000, S. 9).*

Und von daher unterscheidet Kant zwischen zwei Wegen, auf denen man Wissen vom Menschen erlangen kann:

> *„Die physiologische Menschenkenntnis geht auf die Erforschung dessen, was die Natur aus dem Menschen macht, die pragmatische auf das, was er als frei handelndes Wesen, aus sich selbst macht oder machen kann und soll." (Kant 2000, S. 3).*

Diese dualistische Sicht prägt auch Kants Verständnis der Freiheit, das er als eine Antinomie beschrieb. Jaspers ist fasziniert von dieser Aufteilung und erläutert sie in seiner großen Kant-Studie ausführlich. Vom menschlichen Verstand her lasse sich nur die *„Kausalität nach Gesetzen der Natur"* verstehen, die wissenschaftlich zugänglichen Notwendigkeiten der natürlichen, sozialen und psychologischen Welt. Unter der philosophischen Perspektive der menschlichen Vernunft, die erlaube, sich freiwillig Postulaten zu unterstellen und ihnen gemäß das moralische Leben zu führen, gelte zugleich die *„Kausalität der Freiheit"*. (Große Philosophen, S. 455). Jaspers resümiert die kantische Dichotomie in Kausalität der Natur und Kausalität der Freiheit:

> *„‚Es gibt keine Freiheit', so lehrt die Erforschung der Natur und aller Realität. Denn nur insoweit die Dinge unter der Notwendigkeit einer Naturgesetzlichkeit stehen, sind sie erkennbar. (...) ‚Es gibt Freiheit', so lehrt dagegen das Faktum des Sollens. Ich darf mich nicht der Stimme entziehen, die in mir fordert, indem ich selbst mir sage, was recht und unrecht ist. Der kategorische Imperativ spricht das Prinzip dieser Einsicht der Vernunft in sich selber aus. Wenn ich soll, muß ich auch können. Also gibt es Freiheit." (Jaspers 1957, S. 493).*

Erstmals hatte Jaspers Kants Topos der Antinomie der Freiheit mit dem Erfahrungsfeld der Psychiatrie zehn Jahre zuvor verknüpft. Seine Studie zum Selbstmord, die 1932 als ein Kapitel innerhalb der dreibändigen Hauptwerkes *Philosophie* erschien, beurteilt den Suizid als wissenschaftliches Faktum und philosophisches Phänomen. Im Horizont der wissenschaftlich zugänglichen Kausalität heißt es:

> *„Die Handlung des Selbstmords kann also nicht als unbedingte, sondern nur in ihrer Bedingtheit aus Gründen erkannt werden." (Jaspers 1932, S. 304).*

Jaspers führt veranschaulichend Ursachen biologischer, psychologischer oder historisch-biographischer Art, die die Entscheidung zum Selbstmord bedingen können. Auf der anderen Seite steht aber die Möglichkeit der Freiheit, die eine ganz eigene, wissenschaftlich nicht zugängliche Kausalität der Suizidhandlung begründet:

„Sofern sie aber eine freie Handlung der Existenz in der Grenzsituation sein kann, ist sie offen für mögliche Existenz, ihre Frage, ihre Liebe, ihren Schrecken.“ (Jaspers 1932, S. 304).

Aus der Spannung der beiden Perspektiven, die sich nicht in eine gemeinsame Vorstellung überführen lassen, resultiert die Notwendigkeit, die Selbsttötung ethisch zu diskutieren, ohne dass es eindeutig zu klären wäre:

„Daher ist sie Gegenstand ethischer und religiöser Beurteilung, wird verworfen oder erlaubt oder gar gefordert.“ (Jaspers 1932, S. 304).

Charakteristisch ist, dass Jaspers bei allen wissenschaftlich feststellbaren Bedingtheiten einen je nach Fall verschiedenen großen Raum des persönlichen Entscheidens reklamiert, der nicht durch autoritative Urteile im Namen von Religion, Kultur und Wissenschaft beschnitten werden dürfe:

„Der unbedingte Ursprung des Selbstmordes bleibt das inkommunikable Geheimnis des Einsamen.“ (Philosophie Bd. 2, S. 304).

Zehn Jahre später war Jaspers genötigt, seine Ausführungen zur Möglichkeit der Selbsttötung im biographischen Horizont für sich selbst und seine Frau ernst zu nehmen. Sie lebten ab 1941 in einer sich rasch zuspitzenden Zwangslage, da die Drohung über ihnen schwebte, dass Gertrud Jaspers nach Theresienstadt deportiert werden könne. Sein Tagebuch, das Jaspers ein Vierteljahrhundert später veröffentlichte, dokumentiert seine Überlegungen und die Entscheidung, im Ernstfall lieber gemeinsam aus dem Leben zu gehen als die Situation zu erdulden. Für Jaspers garantiert die Qualität ihrer Liebe die Gewissheit ihres Entschlusses:

„Es ist nicht im Leben mit Gewalt zu trennen, was ewig aneinander gebunden, aus einem Ursprung füreinander geboren ist.“ (Schicksal und Wille, S. 160).

In seiner *Philosophie* hatte Jaspers diesen Fall für den legendären Römer Cato beschrieben, dessen republikanischer Geist nicht zuließ, sich der Diktatur Cäsars zu beugen. Er zog den freiwilligen Tod vor, um seine Würde und Freiheit zu wahren. Jaspers schreibt:

„Wo in der Welt ein Wille zur Herrschaft über andere ist, ist Selbstmord der Akt, durch den sich der Mensch dieser Herrschaft entziehen kann. Es ist die einzige noch bleibende Waffe des Besiegten, sich gegen den Sieger als unbesiegt zu behaupten; so Cato gegen Cäsar.“ (Philosophie 2, S. 314).

Dem Ehepaar Jaspers blieb dieser Weg erspart, da wenige Tage vor dem endgültigen Deportationstermin die Amerikaner im April 1945 Heidelberg befreiten.

3.6 Augustinus

Man mag sich wundern, warum Jaspers in der *Psychopathologie* auch Augustinus als wichtigen Seelenkenner und Anthropologen nennt, war seine Einstellung gegenüber dem Christentum doch lange Zeit sehr kritisch. Dies änderte sich mit der Entfaltung der eigenen Philosophie und der Entwicklung eines an Max Weber geschulten Denkens, das fähig war, die säkularen Auswirkungen ursprünglich religiöser Gedanken genau zu verfolgen. Und bei Augustinus ist es die im christlichen Glauben begründete Psychologie, die Jaspers schätzte. In der *Psychopathologie* bezeichnet er ihn als Denker, der lange vor Kierkegaard und Nietzsche die *„ganze Welt des abendländischen Seelenverstehens"* begründet habe (Jaspers 1973, 262). Jaspers ist zutiefst angetan von Augustins religiösem Anspruch, in der Selbstreflexion um des ewigen Heils willen die *„Persönlichkeit"* in radikaler Redlichkeit bis in die *„häßlichsten Winkel ihrer Seele"* auszuleuchten und dem transzendenten Gott ihre Realität zu bekennen (Jaspers 1981, S. 363).

Es ist die Fähigkeit zur kritischen Selbstdistanz, die Jaspers an dem Kirchenvater imponierte und die er als zweistufigen Vorgang auffasste. Die Gewissenhaftigkeit des Christen schafft zuerst eine Selbstdurchleuchtung, um den alten Menschen vor Gott ganz ansichtig werden zu lassen. Diese selbstkritische Sicht wird dann im Licht der göttlichen Gnade zu einer inneren, noch vertieften Selbstausrichtung. Dieser Schritt ist nicht verfügbar, denn niemand kann der göttlichen Gnade gewiss sein. Die *Psychopathologie* skizziert entsprechend die beiden Stufen der Selbsterkenntnis. Zuerst ist die selbstkritische Wahrnehmung, die den Menschen aus dem naiven Leben führt:

> *„Aus der Gebundenheit im Dunkel der Spaltungslosigkeit werde ich frei im Halten der Gegenstände; es ist wie eine Erlösung, wenn ich weiß, was ich bis dahin bloß fühlte."*

In der Folge kann erst das Bewusstsein der Freiheit den Menschen treffen, in dem er neue Möglichkeiten des Lebens erblickt:

> *„Aus der Fesselung in das vermeintlich absolute Sein im Dasein der Objekte transzendiere ich mit dem Bewußtsein der Erscheinungshaftigkeit des Daseins in das gegenstandslose, aber allein auf dem Wege über die Gesamtheit der gegenständlichen Möglichkeiten hell werdende Sein an sich."* (Jaspers 1973, 290).

Die Möglichkeit der Freiheit stellt in seinem säkularen Verständnis die erlösende Erfahrung dar: Der Mensch kann über sich hinauswachsen, wenn er diese entdeckt und ergreift.

Jaspers beansprucht mit diesem Menschenbild der möglichen Freiheit ausdrücklich, in der existentiellen Selbstreflexion für Augenblicke die *„Ewigkeit in die Zeit"* holen zu können (Jaspers 1973, S. 298). In der späteren Studie über Augustinus schreibt er ausführlicher über die Bedeutung des Kirchenvaters für den existenzphilosophischen Glauben an die Möglichkeit der Freiheit:

> *„Aus Augustin gewinnen wir jene uns unerlässliche Grundposition des Gottes- und Freiheitsdenkens, der Erhellung der Seele, und jene Grundvollzüge der Vergewisserung, die auch ohne Offenbarungsglauben ihre Überzeugungskraft bewahren."* (Jaspers 1973, S. 395).

3.7 Blaise Pascal

Fragt man abschließend, welche Bedeutung der französische Philosoph Blaise Pascal für die Anthropologie von Jaspers hat, so gehört er zu dem Kreis der großen französischen Moralisten, die seit Montaigne in kurzen Aphorismen und Essays unser Wissen vom Menschen vertieften. Das Fragment gebliebene Werk zeugt von gedanklicher Klarheit, geistiger Brillanz und religiöser Inbrunst und wurde aus dem Nachlass in einer nicht autorisierten Ordnung herausgegeben. Jaspers urteilt im Vergleich: *„Großartig und alle überragend ist Pascal.“* (Jaspers 1973, S 262).

In allem fragmentarischen Charakter bietet dieses Werk eine einfache wie treffende Unterscheidung in drei Weisen, wie der Mensch zu verstehen sei. Pascal spricht von der Ordnung der Geometrie, jener des Geistes und zuletzt von der Ordnung der Gnade. Als Wissenschaftler war er aufgrund seiner geometrischen und mathematischen Arbeiten anerkannt. Ebenso war sein Ruf als glänzender Stilist und Moralist, als geistreicher und scharfer Gesellschaftskritiker unstrittig. Allein die Frage nach der möglichen Gnade war eine, die Pascal öffentlich anging, ohne seinen Glauben zu bekennen, den er in einer Stunde tiefster Evidenz erfuhr. Am Ende seines Lebens verfiel Pascal in ein rätselhaftes Schweigen. Die alttestamentliche Rede von der Verborgenheit Gottes, dem *„deus absconditus“* teilte er aus der Perspektive eines radikalen Zweifelns. (Pascal o.J., S. 1). Als religiösem Skeptiker blieb Pascal die menschliche Unverfügbarkeit des Gnadenstandes bewusst. Kein Geist der geometrischen Abstraktion, kein Geist der gedanklichen Feinheit kann den Geist der Gnade ersetzen. Nur die andauernde Suche erschien Pascal jenseits des christlichen Dienens die einzig mögliche Antwort auf die alttestamentliche Einsicht in die Verborgenheit Gottes:

> *„Es gibt nur zwei Arten von Menschen, die man vernünftig nennen kann; jene, die Gott von ganzem Herzen dienen, weil sie ihn erkennen, oder jene, die ihn von ganzem Herzen suchen, weil sie ihn nicht erkennen.“ (Pascal o.J., S. 9).*

Jaspers zählt Pascal in den *Großen Philosophen* zu den *„erweckenden Philosophen“*, deren Denken zuletzt die religiöse und philosophische Tiefe des Menschen suche. Pascals Denken sprengte in seinem appellativen Charakter für ihn den Rahmen einer rationalen Menschenkunde:

> *„Eine wissenschaftliche Anthropologie lehrt viele Tatsachen vom Menschen, aber sie zeigen dem Menschen nicht, was er eigentlich ist, sein kann und sein soll. Das philosophische Bewußtwerden der Stellung des Menschen im All ist stets mehr als Wissen und zeigt Aufgaben und Weg. (...) Wenn wir, was die Erwecker vom Menschen sagen, ein Bild des Menschen nennen und solches reproduzierend schildern, so geht verloren die verborgene Glaubenskraft (Willensrichtung, Ergriffenheit) in diesem Denken des Menschen.“ (Jaspers 1981, S. 181).*

Für Jaspers gehört zur anthropologischen Freiheit des Menschen die Herausforderung, in Skepsis und Enthusiasmus gleichermaßen das Ganze seines Lebens auszuloten, nach einem Umgreifenden zu suchen, das nicht in wissenschaftlichen und geistreichen Wahrheiten aufgeht.

Wo sich Pascal über die Einsichten öffentlich ausschwieg, die den Menschen im Stadium der Gnade zukommen, nutzt Jaspers in aller philosophischen Vorsicht den metaphysischen Begriff der *„Transzendenz“*. Auch die *Allgemeine Psychopathologie* weist auf sie in der an Kants kritischem Denken ausgerichteten Rede vom *„Umgreifenden“* hin, das uns als physische und metaphysische Realität entlang unserer Wahrnehmungsmöglichkeiten erscheint:

> *„Ohne uns haben Wirklichkeit das Umgreifende der Welt (...) und jenes der Transzendenz. Der Mensch trifft in diesem Umgreifenden das Sein, das auch ohne ihn wirklich ist, wenn er auch von diesem Sein an sich nicht weiß, sondern nur so, wie es ihm in der Subjekt-Objekt-Spaltung überhaupt erscheint und zu ihm spricht.“ (Jaspers 1973, S. 634).*

Nicht fern von Pascals dreigeteilter Ordnung schildert Jaspers den Menschen als natürliches *„Dasein“* und *„Bewußtsein“*, das wissenschaftlich zu erfassen ist, als *„Geist“*, der im Raum der Ideen zu verstehen ist, und zuletzt als *„Unvollendbarkeit“*, die sich aller rationalen Eindeutigkeit entzieht. Auch der Denker kommt an seine Grenzen und muss sich nach Jaspers dem öffnen, was die antik-christliche Tradition seit Platon und Augustinus das Wagnis des Glaubens nannte. In der *Allgemeinen Psychopathologie* heißt es weiter über den metaphysischen Bruch im Menschsein und seine mögliche Heilung:

> *„Auch im philosophischen Erhellen gelingt kein eindeutiger Entwurf des Menschseins. (...) Das ist die Unvollendung oder die Gebrochenheit des Menschen. Diese Gebrochenheit fordert Ergänzung aus anderem Ursprung, (...). Dies gelingt in der Zeit nicht anders als durch vorwegnehmende Täuschungen, denn in der Zeit ist die Erfüllung der Forderung nur möglich durch einen Glauben, der nicht hat, nicht sieht, aber vertraut im Zusammenhang mit der Überlieferung des Glaubens der von ihm geliebten und verehrten Menschen.“ (Jaspers 1973, S. 635).*

Anders als Pascal betont der Existenzphilosoph in aller Sympathie mit dem, was er *„philosophischen Glauben“* nennt, zugleich eine deutliche Distanz zur christlichen Religion. Seine auf Kant fußende Grenzziehung fand ihren umfänglichsten Ausdruck in dem Alterswerk *Der philosophische Glauben angesichts der Offenbarung*. Aber die jüdische Religion seiner Frau blieb Jaspers ein Leben lang eine Herausforderung. Sie führte ihn zugleich wieder in die Nähe der alttestamentlich gegründeten Frömmigkeit Pascals. Diese scheint deutlich in den Worten auf, die Jaspers im Vorgriff auf den möglichen Tod Gertruds formulierte:

„Gott war ihr eine Chiffer, – aber zugleich mehr als Chiffer: die Wirklichkeit, von der sie sich auch nicht trennte, wenn sie zweifelte. Mit Gott rang sie. (...) Sie verstand Hiob.“

Und abschließend wagt Jaspers den Ausblick. Vom Bewusstsein der *„Schwebe der Chiffern“*, die vage andeuten, wendet er sich der biblischen Zuversicht zu, dem *„Ruf von großer Wahrheit“* angesichts der Verborgenheit Gottes:

> *„Höre Israel, der Herr unser Gott ist einzig.“ (Jaspers 2014).*

3.8 Resümee

Der kurze Gang durch die zeitlich weit gespannte Galerie der Philosophen, die für Jaspers' psychiatrische Anthropologie bedeutsam sind, endet hier. Welche große Linie lässt sich darin erkennen?

Die der *Allgemeinen Psychopathologie* zugrunde liegende Anthropologie der Freiheit ist auf der einen Seite ein kritisches Unternehmen. Im Wissen um die Grenzen der wissenschaftlichen Erkenntnis, die jeweils nur perspektivische Ausschnitte des kranken Menschen biologisch, psychologisch oder soziologisch erfassen können, ist es Pflicht, streng auf die Wahrung der Grenzen des möglichen Erklärens und Verstehens zu achten. Jaspers setzt schon 1913 mit der Rede von den Verabsolutierungen der Hirn- und Psychomythologien in dieser Richtung einen polemischen Akzent. Auch soziologische Theoreme standen bei ihm seit den Anfängen in Verdacht, wissenschaftliche *„Totalanschauungen“* des Menschen zu sein. [4]

Die *„Selbsterhellung“* des Menschen, die Jaspers unabhängig von den wissenschaftlichen Vorstellungen fordert, wurzelt in der metaphysischen Tradition von Antike und Christentum. Nach dem skeptischen Menschenkenner Sokrates, der das Wagnis des Glaubens einging, gilt Augustinus ihm als tiefgründiger Erheller der menschlichen Verstellungen und als Anreger für die Öffnung des Menschen hin auf eine Dimension des ihm Unverfügbaren, das bis ins 20. Jahrhundert mit dem Namen Gott belegt wurde. Pascal übertrifft Augustinus noch an skeptischer Redlichkeit, da er sich gegenüber allen Interessen einer verfassten Kirche bedeckt zeigte und die Möglichkeit der göttlichen Evidenz in der Schwebe hielt, wissend, dass die Erfahrung Gottes nicht verfügbar ist und seine Verborgenheit für viele Menschen die letzte Realität. Gleichwohl lebt auch in Pascal der Enthusiasmus, der Jaspers selbst zu einem *„erweckenden Philosophen“* macht. Er möchte auch seinen psychiatrischen Lesern in immer neuen Anläufen das Rätsel der Freiheit und des Glaubens vor Augen führen, das jenseits der vorläufigen Welt des Wissens existiert.

Die enthusiastische Note der Anthropologie bei Jaspers liegt begründet in der existenzphilosophischen Ernstnahme der Ordnung der *„Gnade“*, wenn man Pascal säkularisiert betrachtet. Es ist nicht die Offenbarung der christlichen Religion, die Jaspers meint. Viel mehr steht ihm die innere Evidenz vor Augen, dass der Mensch sich plötzlich in einem größeren Ganzen begreifen lernt, sich als geschenkt empfinden kann, ohne dass sein Versuch, diese metaphysische Größe in Bildern und Begriffen auszudrücken je eindeutig werden könnte. Die *„erweckenden Philosophen“* wollen über das kritische Vermögen hinaus den Menschen beflügeln, seine gedankliche Freiheit zu nutzen, um diese Horizonte seines Lebens mit zu bedenken. So schreibt Jaspers in seinem klinischen Klassiker:

> *„Nirgends ist der Mensch durch sich allein. Er ist angewiesen auf anderes. (...) In seinem Selbstsein schafft er doch nicht sich selbst; er muß sich geschenkt werden, er weiß nicht*

[4] Zur Kritik, die Jaspers über fünf Jahrzehnte an der Psychoanalyse übte, siehe Bormuth 2002.

> *woher. Seine tiefste Freiheit ist nicht durch ihn selbst, sondern gerade in ihr weiß er um die Transzendenz, durch die er frei in der Welt ist."* (Jaspers 1973, S. 637f).

Der große, die *Psychopathologie* abschließende Abschnitt *„Vom Ganzen des Menschseins"* lässt sich demnach als eine eigene anthropologische Abhandlung über die Freiheit im kritischen und enthusiastischen Sinne verstehen. Kritisch sind alle Erörterungen, die Jaspers über die Versuchungen vorbringt, den Menschen ganz zu erklären; selbst mit philosophisch versierten Formen der Psychotherapie, die ausdrücklich von der Tiefe des menschlichen Wesens sprechen und die Chiffer des Umgreifenden und Unsagbaren zu einer therapeutisch gängigen Münze machen. Die Herausforderung der Freiheit, das ist die sokratische Lehre von Jaspers, kann dem Einzelnen nicht abgenommen werden. Kierkegaard und Nietzsche stehen ebenso für diese Einsicht, indem sie ideologiekritisch Religion, Wissenschaft und Kultur seiner Zeit als bevormundende Größen entlarvten und anprangerten.

Jaspers ist mit der Biographie seiner *Allgemeinen Psychopathologie* ein beeindruckendes Beispiel für die Möglichkeit, wie Freiheit im Widerstand gegen die Wirklichkeit gewonnen werden kann. Als er das Buch 1913 schrieb, gelang es ihm, die gesundheitliche Grenzsituation zu nutzen. Der krankheitsbedingte Freiraum eröffnete ihm die Möglichkeit, am Rand des klinischen Betriebs als *„engagierter Beobachter"* viel Zeit für Patienten und Gedanken aufzubringen, um das psychopathologische Wissen neu zu ordnen. Als die politische Grenzsituation ihn 1941/42 an den Rand der Gesellschaft verbannte und ihm auch die Möglichkeit nahm, sich als Philosoph zu artikulieren, ergriff Jaspers die Chance, seine Anthropologie der Freiheit in der Neufassung der *Allgemeinen Psychopathologie* ausführlich darzulegen. Jaspers ist ein gutes Beispiel für die Fähigkeit des Menschen, scheinbare Nachteile des gesundheitlich oder politisch Schwächeren in Vorteile zu verwandeln, die zum Nutzen aller das Wissen vom Menschen vertiefen.

Sein in den Jahren der inneren Emigration verfasstes Buch ist stellenweise sogar als ein persönliches Bekenntnis zu lesen, das die tiefe Bindung anzeigt, die Jaspers seit den religionskritischen Anfängen gerade in den Jahren des nationalsozialistischen Terrors zur jüdisch-christlichen Tradition entwickelt hatte. Zu der Zeit, als er parallel sein Tagebuch führte und mit dem Gedanken des gemeinsamen Selbstmordes umging, vertraute er dem psychiatrischen Lehrbuch folgende Sätze an, die von der religiösen Dimension des Umgreifenden Zeugnis ablegen:

> *„Der Mensch selbst aber weiß darum, daß er durch seine Vorstellungen nicht Gott hervorbringt, sondern daß das erste bleibt: Gott ist. Dies war in allem Scheitern Menschen genug (so dem Jeremias). Die Endlichkeit des Menschen hat ihre Ruhe in diesem Glauben an Gottes Sein."* (Jaspers 1973, S. 638).

Jaspers wäre nicht der Kritiker von Totalanschauungen in Wissenschaft, Religion und Kultur, wenn er dieses religiöse Bekenntnis, seinen *„philosophischen Glauben"* nicht antidogmatisch wieder brechen würde. So sehr der Mensch als endliches Wesen sich zu etwas bekennen muss, so wenig ist mit dem sokratischen *„Wagnis"*, dem *„Glauben"* des Augustinus, der Pascal'schen *„Wette auf Gott"* und dem *„metaphysischen Bedürfnis"* Kants eine metaphysische Sicherheit oder Gewissheit verknüpft.

Vielmehr ist der eigene, von Jaspers philosophisch gedachte Glauben skeptisch als Ausdruck des Endlichen zu betrachten, als Notwendigkeit der Freiheit, wenn sie in der Bewährung konkret wird und sich ins Leben einsenkt. So schließt Jaspers über *„Aussagen philosophischen Glaubens“*:

> *„Alle verwirklichte Philosophie wird die Reduktion einer unendlichen Möglichkeit des Menschen zur Endlichkeit von Positionen (Standpunkten). Daher die lebendige Philosophie seit Plato durch die Endlichkeit von Positionen sich ausspricht, die sie zugleich als solche durchschaut und durchschreitet in einer Bewegung, die über alle Positionen hinaus ist.“ (Jaspers 1973, S. 639)*

Literatur

Bormuth M (2002) Lebensführung in der Moderne. Karl Jaspers und die Psychoanalyse. Frommann-Holzboog Stuttgart

Jaspers K (1913) Allgemeine Psychopathologie. Ein Leitfaden für Studierende, Ärzte und Psychologen. Springer Berlin

Jaspers K (1936) Nietzsche. de Gruyter Berlin Leipzig

Jaspers K (1954) Psychologie der Weltanschauungen. 4. Aufl. Springer Berlin

Jaspers K (1957) Die großen Philosophen. Erster Band. Piper München

Jaspers K (1932) Philosophie. Band 2. Existenzerhellung. Springer Berlin

Jaspers K (1967) Schicksal und Wille. Autobiographische Schriften. Herausgegeben von Hans Saner. Piper München

Jaspers K (1973) Allgemeine Psychopathologie. 9. unveränderte Aufl. Springer Berlin

Jaspers K (1981) Die großen Philosophen. Nachlaß Band 1. Darstellungen und Fragmente. Herausgegeben von Hans Saner. Piper München

Jaspers K (1996) Das Wagnis der Freiheit. Gesammelte Aufsätze zur Philosophie. Herausgegeben von Hans Saner. Piper München

Jaspers K (2014) Was könnte ich am Grabe sagen, wenn Gertrud vor mir stürbe. In: Bormuth M (Hrsg.). Offener Horizont. Jahrbuch der Karl Jaspers-Gesellschaft. 44-46. Wallstein Göttingen

Jaspers K (2016) Korrespondenzen. Psychiatrie - Medizin – Naturwissenschaften. Wallstein Göttingen

Kant I (2000) Anthropologie in pragmatischer Hinsicht. Meiner Hamburg

Pascal B (o.J.) Gedanken. Übertragen von Wolfgang Rüttenauer. Mit einer Einführung von Romano Guardini. Dieterich'sche Verlagsbuchhandlung Leipzig

Weber M (1985) Gesammelte Aufsätze zur Wissenschaftslehre. Herausgegeben von Johannes Winckelmann. 6. Aufl. Mohr Siebeck Tübingen

4 Psychopathologie und sozialer Kontext

Hanfried Helmchen

Karl Jaspers setzte in seiner „Allgemeinen Psychopathologie“ (1913) die heute Interdisziplinarität genannte Vermeidung methodischer Einäugigkeit gegen die Gefahr der Verabsolutierung von Partialerkenntnissen. Dabei hatte er vorzugsweise die gemeinsame Berücksichtigung der mit naturwissenschaftlichen (und epidemiologischen) Methoden zu analysierenden und zu erklärenden psychopathologischen Phänomene des „Naturwesens“ Mensch sowie die mit geisteswissenschaftlich-hermeneutischen Methoden dem Verstehen zu öffnende individuelle Fallgeschichte des „Kulturwesens“, das der Mensch eben auch ist, im Sinn. Da er aber ihren sozialen Kontext nur kurz behandelte, werden hier

1. soziale Einflüsse auf Inhalte und Formen des Erscheinungsbildes psychopathologischer Phänomene sowie auf ihre abgrenzenden Definitionen gegenüber abnormen psychischen Phänomenen,

2. soziale Prägungen von Dispositionen als Risikofaktoren und die soziale Situagenie aktueller psychopathologischer Phänomene,

3. ihre sozialen Folgen

mit konkreten Beispielen illustriert[5]. Zusammen genommen sind dies Argumente für ein biopsychosoziales Modell, obwohl es heute hinsichtlich kausaler Erklärungen als willkürlich angesehen wird, das vage bleibt und keine Regeln zur Gewichtung der Relevanz einzelner Determinanten kennt. Aber der edukativ-didaktische Wert des Modells, den Patienten in seiner Gesamtheit systematisch zu erfassen, ist unbestritten und es sollte Psychiater ermutigen, die komplexen Bedingungskonstellationen psychischer Störungen auf der Mikroebene vertiefend zu erfassen.

[5] Nach einem Vortrag auf dem Symposium „100 Jahre „Allgemeine Psychopathologie“ von Karl Jaspers‘ in der Psychiatrischen Klinik der Charité am 11.10.2013

4.1 Einführung

Gegenüber einem heute eher auf die Erscheinungsformen psychopathologischer Phänomene verengten Begriff von Psychopathologie verstand Jaspers darunter letztlich einen methodisch klar definierten deskriptiven wie interpretierenden Zugriff auf das Gesamt psychopathologischer Erscheinungen, ihrer psychischen, biologischen und sozialen Bedingungen und auch Folgen. Somit ist die „Allgemeine Psychopathologie" das methodologische Bewusstsein der Psychiatrie.

Dem methodisch inhärenten Auseinanderstreben der Teilaspekte (Helmchen 2013) psychischen Krankseins setzte Jaspers eine bis heute immer wieder vergessene Forderung und eine Hoffnung entgegen, die sich jetzt vielleicht gerade erst zu realisieren beginnt.

Die *Forderung* bezieht sich darauf, der Komplexität psychischen Krank-seins nur durch eine ganzheitliche Betrachtung gerecht werden zu können, die die Verabsolutierung von Partialerkenntnissen vermeidet. „Auf eine der beiden Forschungsrichtungen (die verstehende und die kausal untersuchende Forschung) beschränkt, ist alle Psychopathologie in Gefahr, entweder unwirkliche Dichtung oder seelenlose Physiologie zu werden." (Jaspers 1959, S. 596)

Als *Hoffnung* formulierte er, der Zeit weit voraus, „Die Zeit ist gekommen, dass bei aller reinlichen Scheidung der Prinzipien und Methoden doch die gegenseitige Förderung in den Wissenschaften, die beide Forschungsrichtungen in sich schließen, möglich wird. Die verstehende Untersuchung findet immer ihre Begrenzung und Ergänzung in kausalen Feststellungen, die kausale Untersuchung kann sich in Gebiete ausdehnen, wo verstandene Einheiten ihr überhaupt erst die Elemente für kausale Fragestellungen geben." (Jaspers 1959, S. 596)

Diese grundlegenden Feststellungen von Jaspers will ich im Hinblick auf die Bedeutung des sozialen und kulturellen Kontextes psychopathologischer Erscheinungen anhand unseres derzeitigen Wissens in Erinnerung rufen. Ich folge dabei seinen Darlegungen zu Einflüssen der sozialen Umgebung auf Erscheinung, Entstehungsbedingungen und Folgen psychopathologischer Phänomene. Jaspers hat diesem sozio-kulturellen Kontext unter dem Titel „Die Abnorme Seele in Gesellschaft und Geschichte" den 5., mit knapp 30 Seiten allerdings vergleichsweise kurzen, d. h. nur ca. 5% umfassenden Teil seiner „Allgemeinen Psychopathologie" gewidmet (Jaspers 1959, S. 594-623).

4.2 Soziale Einflüsse auf das Erscheinungsbild psychopathologischer Phänomene

Die *Inhalte* psychopathologischer Phänomene werden von herrschenden Erfahrungen und Ideen der jeweiligen Epoche beeinflusst. In früheren Zeiten, da Mythen und Religion das öffentliche Leben bestimmten, fanden sich häufig religiöse Wahnthemen, mit der Industrialisierung und Technifizierung der Welt wurden Beeinflussungsideen häufig mit Elektrizität, Bestrahlungen oder andersartigen technischen Vorrichtungen in Verbindung gebracht (Jaspers 1959, S. 614), während im letzten Jahrhundert, einer Epoche totalitärer Gesellschaftsverformungen, Geheimdienste in den Wahnthemen auftauchten.

Auch die *Formen* psychopathologischer Phänomene werden durch den sozialen und kulturellen Kontext mit geprägt (Jilek et al. 2000). So scheinen sich in nichtwestlichen Kulturen häufiger somatische Symptome ohne körperlichen Befund zu finden (Gureje et al. 1997), im abendländischen Kulturkreis hingegen eher ängstliche und depressive Verstimmungen (Ryder et al. 2008); solche Unterschiede werden mit der kulturellen Prägung kausaler Interpretation von Leiden und Beschwerden erklärt (Kirmayer et al. 1994). Abnahme der Hysterie[6] und Zunahme von Zwangsstörungen führt Jaspers auf die „technische Kultur" seiner Gegenwart zurück (Jaspers 1959, S 622). Indikativ sind sogenannte kulturspezifische Diagnosen wie Latah (in Malaysia), oder Imudo (bei den Ainos). Sie entwickeln sich, wenn die Diagnose symptomorientiert ist und einzelne Symptome interkulturell sehr unterschiedlich betont werden (López-Ibor et al. 2010). Aber eine nähere Analyse zeigt, dass „die Symptome nicht so unterschiedlich sind und nur ihr kulturspezifischer Halo sie attraktiv macht". Solche „kulturellen Adaptationen fordern" – wie Juan José Lopez-Ibor, der ehemalige Präsident des Weltverbandes für Psychiatrie, feststellte – „die Prinzipien der Universalität von Wissenschaft und Ethik heraus" und enthalten das „Risiko, sozialem oder kulturellem Druck nachzugeben" (López-Ibor 2003). Dieser Druck wird deutlich, wenn die weltweite Ausbreitung von ICD und DSM als „kultureller Imperialismus" kritisiert wird (Baker 1997).

Neben solchen primären Wirkungen des soziokulturellen Kontextes auf den psychopathologischen Phänotyp sind auch sekundäre Einflüsse des Zeitgeistes, wie ihn Jaspers 1931 am Beispiel der kollektivistischen Praxis des Säculums als „geistige Situation der Zeit" (Jaspers 1931) beschrieben hat, zu bedenken, insbesondere wenn psychisch *abnorme* Phänomene als psycho*pathologisch* bzw. als psychische Krankheiten *definiert* werden. Eine große Zahl kritischer Äußerungen, von Allen Frances (2013), dem Leiter der APA-Kommission zur Entwicklung des DSM-IV, bis zum Vorstand der DGPPN (Maier 2013), zur aktuellen Fassung des DSM 5 hat warnend darauf hingewiesen, dass manche Neu-Definitionen psychischer Krankheiten zu einer scheinbar erheblichen Zunahme psychiatrischer Morbidität und damit zur Psychiatrisierung bzw. Medikalisierung von zum normalen Leben gehörenden Missbefindlichkeiten mit erheblichen sozialpolitischen Folgen führen können.[7] Denn der Versuch, die Schwierigkeiten der Diagnostik schleichend beginnender, leicht ausgeprägter oder residualer psychischer Störungen durch

[6] Jaspers beschreibt (1959, S. 614f.) neben der Häufigkeitsveränderung der Hysterie auch ihre soziale Wirkung vom Mittelalter zur Gegenwart, die sich früher auch in Epidemien von Kinderkreuzzügen zeigte, in Tanzwut oder Klosterepidemien, in denen Nonnen reihenweise vom Teufel besessen wurden. Eine neuzeitliche hysterische Epidemie wurde nach Einführung des Chlorpromazins als erstem Neuroleptikum 1952 von Delay und Deniker bei Patienten der Pariser Psychiatrischen Universitätsklinik St-Ann beschrieben, indem ein Zungenschlundsyndrom und Bewegungsdrang dazu führten, dass sich diesem wandernden Patienten immer mehr Patienten mit gleicher Symptomatik anschlossen (Delay et al. 1958).

[7] Jaspers verweist auch auf das mögliche Gegenteil, dass „Kranke durch ihre psychotischen Erlebnisse als Stifter religiöser Sekten eine Rolle spielen können, aber keineswegs als krank galten" (1959, S. 612)

Operationalisierung der Grenze zwischen Gesund und Krank mittels einer Mindest-Zahl und -Dauer bestimmter Symptome zu reduzieren, birgt die Gefahr, dass eine Absenkung der diagnostischen Schwelle durch eine wenn auch nur geringe Verminderung dieser Zahl oder Dauer, z.B. der Dauer einer Trauerreaktion von 4 auf 2 Wochen als Schwelle für eine Depressionsdiagnose, zu einer erheblichen Zunahme falsch positiver Diagnosen führen kann (Helmchen 2001).

Sehr eindrücklich lässt sich der Einfluss des sozialen Kontextes an der wechselvollen Geschichte der Neurasthenie illustrieren (Wessely 2000). Diese 1869 von dem Amerikaner Beard eingeführte Diagnose fand sehr schnell weltweit Verbreitung, geriet dann aber in den letzten Jahrzehnten so weit in Vergessenheit, dass das DSM-IV sie nur noch als überflüssige diagnostische Kategorie (im Zusammenhang der undifferenzierten somatoformen Störung) erwähnt und dementsprechend – im Gegensatz zur ICD-10 – nicht mehr enthält. In den 1980er-Jahren wurde sie jedoch wieder entdeckt, jetzt unter der Diagnose „chronisches Erschöpfungssyndrom" (chronique fatigue syndrome).

Deutlich zu erkennen ist das Wirken der sozio-kulturellen Atmosphäre einer zeitgeschichtlichen Epoche, kurz: des Zeitgeistes, in der Tatsache, dass in der früheren Sowjetunion und im China der Kulturrevolution die Diagnose Neurasthenie große Bedeutung hatte, vielleicht als Möglichkeit, psychische Störungen als somatische Erkrankung gesellschaftlich akzeptieren zu können (Kleinman 1982, Lee 1998). Abhängigkeit von soziokulturellen Einflüssen zeigt sich auch darin, dass die Symptomatik der bei Amerikanern chinesischer Herkunft in Los Angeles diagnostizierten Neurasthenie von der des bei kaukasischen Bürgern der gleichen Stadt diagnostizierten chronischen Erschöpfungssyndroms nicht unterschieden werden konnte, jedoch die Erklärungen jeder Gruppe für ihre Krankheit sehr unterschiedlich waren (Lin et al. 1996).

Diese Problematik macht zweierlei deutlich:

- psychiatrische Diagnosen sind Konstrukte, die als Konventionen von Gremien festgelegt werden, deren Mitglieder vom mainstream der herrschenden Konzepte nicht unabhängig sind; dies spielt auch eine Rolle bei der Festlegung, ab wann abnorme psychische Phänomene als psychopathologische Phänomene angesehen werden (z.B. sehen sich Mitglieder des „Vereins der Stimmenhörer" nicht als krank an).
- psychiatrische Diagnosen sind Instrumente, die dem Zweck dienen, das aktuelle Wissen für den jeweils diagnostizierten Fall verfügbar zu machen[8]. Darin liegt das Risiko, dass diese Instrumente auch für andere Ziele, z.B. gesundheitspolitische oder ökonomische Zwecke eingesetzt werden.

4.3 Soziale Bedingungen psychopathologischer Phänomene

Mit der Einführung der im Kontext seiner Zeit etwa bei Dilthey oder Droysen[9] durchaus schon bekannten methodologischen Unterscheidung zwischen kausalem Erklären und einfühlendem Verstehen in die Psychopathologie hat Jaspers den methodologischen Grund der Psychiatrie gelegt. Denn damit trägt er der

[8] Nebenbei: Reifizierung von diagnostischen Kategorien verkennt deren instrumentellen Charakter. Diese Gefahr ist gegeben, wenn die Diagnosenmanuale als Lehrbücher für die klinische Arbeit benutzt werden. Dies zu verhindern, ist eine Aufgabe der Aus- und Weiterbildung.

[9] Heimann 1950, Zitiert in Bormuth M, Schneider F (2013) S. 117

Tatsache Rechnung, dass Bedingungen psychopathologischer Phänomene einerseits im biologischen Substrat, den neuronalen Strukturen wurzeln, die mit naturwissenschaftlichen Methoden analysiert und erklärt werden können; andererseits sind diese Bedingungen aber nur aus den Wechselwirkungen zwischen den entwicklungsgeschichtlichen Prägungen des menschlichen Individuums und seinem aktuell erlebten Kontext hermeneutisch zu verstehen.[10] Sowohl Prägung wie aktuelle Reaktion des Individuums sind durch seinen sozialen Kontext mit bedingt.

4.3.1 Zur sozial geprägten *Disposition* als pathogenetischem Risikofaktor

Die Persönlichkeit entwickelt sich unter dem Einfluss des vorgegebenen Genoms („Fortwirken durch Vererbung", Jaspers 1959, S 594) in Wechselwirkung mit dem sozialen Kontext („Fortwirken durch Geschichte", Jaspers 1959, S 594), zunächst in der Mutter-Kind-Beziehung, dann im mikrosozialen Raum der Familie und schließlich darüber hinaus in der Gesellschaft. Sogar die genetische Vorgabe könnte durch soziale Einflüsse moduliert werden, da heute das zu Jaspers' Zeit geltende Dictum, dass erworbene Eigenschaften nicht vererbt werden (Jaspers 1959, S 594), mit dem Aufkommen der Epigenetik wieder wie zu Zeiten Lamarcks ins Wanken geraten ist, d. h. dass eine umweltspezifische Expression des Genoms intergenerativ fortwirken könnte (Akbarian 2010). Schon 1911 hatte der deswegen als „Soziallamarckist" bezeichnete Rudolf Gottscheid in diese Richtung spekuliert (Witrisal 2004, S. 111). Obwohl also die Gene kein blindes Schicksal sind, sind sie doch ebenso wie die individuelle entwicklungspsychologische Prägung in einem bestimmten sozialen Umfeld[11] mit seinen tradierten Normen – Jaspers nennt dies „Tradition, die durch die Umwelt der menschlichen Gesellschaft auf ihn [den Menschen] zukommt" (Jaspers 1959, S. 594) – zu einem erheblichen Teil Schicksal, das zu bestimmtem Erleben und Verhalten disponiert. Somit erscheinen nicht nur Erscheinungsform und Inhalt psychopathologischer Phänomene sozial beeinflusst, sondern auch deren Entstehung, d. h. der soziale Kontext beeinflusst psychopathologische Phänomene nicht nur – wie es Karl Birnbaum (1919) ausgedrückt hat – pathoplastisch, sondern über die Disposition auch pathogenetisch. Disposition ist keine Krankheit, kann aber einen Risikofaktor darstellen.

Einige Beispiele, ein historisches und drei aktuelle, sollen diese Wechselwirkungen illustrieren:

[10] „...wird der Psychiater bestimmt, ...bei seinem Kranken immer eine gründliche soziale Anamnese zu erlangen. Erst wenn er weiß, woher der Kranke kommt, welche Schicksale ihm zugestoßen sind, in welcher Situation er sich befindet, welche Einwirkungen ihn trafen, kann er eine Einsicht in den besonderen Fall gewinnen, der seiner Veranlagung nach vielleicht mit einem äußerlich ganz anders aussehenden Fall identisch ist." (Jaspers 1959, S. 595).

[11] „Die Gruppenseele in ihrer bezwingenden Macht" (Jaspers 1959, S. 601); „Es ist kein Zweifel, daß das seelische Bild eines Zeitalters und der Menschen einer Bevölkerung weitgehend durch die Erziehung bestimmt wird,..." (Jaspers 1959, S. 603)

Lange Zeit galt die in der Persönlichkeit verankerte Disposition als unveränderlich. So betont Jaspers unter Bezug auf Bonhoeffers' Beobachtung einer nur relativ geringen Zunahme „psychopathischer Reaktionen" im 1. Weltkrieg, dass „die Anlage die entscheidende Rolle spielen" muss (Jaspers 1959, S. 602). Diese Vorstellung prägte auch die frühe Begutachtung von Verfolgungsschäden nach dem letzten Kriege: psychische Störungen, beispielsweise nach KZ-Haft oder Leben im Untergrund, wurden auf bereits zuvor bestehende persönliche Dispositionen, nicht aber als durch die Verfolgung bedingt angesehen und Entschädigungen abgelehnt. Erst durch Arbeiten wie die von v. Baeyer, Häfner und Kisker 1964 zur „Psychiatrie der Verfolgten" wurde allmählich anerkannt, dass bestimmte anhaltende Verfolgungen zu einem verfolgungsbedingten Persönlichkeitswandel führen können.

Caspi et al. publizierten 2002 einen Beleg dafür, dass der Genotyp die Empfindlichkeit für soziale Belastungen modifizieren kann. Sie untersuchten, warum in einer großen Gruppe von Knaben, die unter den schlechten Bedingungen eines unberechenbaren, einengenden und bestrafenden Elternhauses aufwuchsen, einige als Erwachsene antisoziales Verhalten entwickelten, andere jedoch nicht. Sie fanden, dass ein funktioneller Polymorphismus des die MAO-A codierenden Gens die Wirkung schlechter Aufwuchsbedingungen modifiziert: schlecht behandelte Kinder mit einem Genotyp, der hohe MAO-A-Spiegel bedingt (und damit aggressionsassoziierte Neurotransmitter verstärkt abbaut), entwickelten seltener antisoziale Probleme.

Ein anderes Beispiel für eine Gen-Umwelt-Interaktion auf molekularer Ebene hat Florian Holsboer gebracht: seine Arbeitsgruppe (Zimmermann et al. 2011) konnte die Hypothese bekräftigen, dass bestimmte Varianten des Gens für das Protein FKBP5 den Träger besonders empfänglich für Traumaexpositionen machen, die eine Depression in Gang setzen; dieses Protein moduliert die Funktion des Corticoidrezeptors, des wichtigsten Rezeptors im hormonalen Stress-System.

Haddad und Meyer-Lindenberg haben im Jahr 2012 ein Modell vorgeschlagen, in dem eine Veränderung des perigenualen anterioren zingulären Kortex (pACC) und eine damit einhergehende Sensibilisierung gegenüber sozialen Stressoren als das relevante Bindeglied in der Modulation des Schizophrenierisikos durch frühe Urbanizität, d. h. Aufwachsen in städtischer Umgebung[12], postuliert wird. Für diese Veränderung des pACC werden der Einfluss genetischer Risikomechanismen auf die Hirnentwicklung sowie Gen-Umwelt-Interaktionen wie die im vorgenannten Beispiel in Betracht gezogen.

Diese Beispiele als wenige von inzwischen zahlreichen anderen konkretisieren die Hoffnung, genetische Risikoprofile für Wechselwirkungen mit spezifischen Umweltfaktoren physischer, psychischer und sozialer Art für einzelne Individuen erkennen zu können und damit dem Ziel einer individualisierten Medizin näher zu kommen.

4.3.2 Zur sozialen *Situagenie* aktueller psychopathologischer Phänomene

Entsprechend seiner Dispositionen reagiert ein Individuum auf die jeweilige Situation. Dabei ist das Verhältnis zwischen dispositioneller und situativer Determinante der aktuellen Reaktion variabel. Sozialpsychologische Studien haben gezeigt, wie sehr durch Modifikation bestimmter situativer Faktoren das Verhalten beeinflusst werden kann. Auch dazu will ich zwei, gewiss ungewöhnlich

[12] operationalisiert als ein aggregiertes Maß aus Wohnortgröße und jeweiliger Wohndauer während der ersten 15 Lebensjahre

drastische und ethisch fragwürdige, aber überzeugende Beispiele nennen. Die ethische Fragwürdigkeit dieser Versuche und deren weitreichende Folgen kann hier nicht behandelt, soll aber wenigstens erwähnt werden.

Das Milgram-Experiment

Das Milgram-Experiment wurde 1961 vom Psychologen Stanley Milgram entwickelt, um die Bereitschaft durchschnittlicher Personen zu testen, autoritären Anweisungen auch dann Folge zu leisten, wenn sie in direktem Widerspruch zu ihrem Gewissen stehen. Der Versuch bestand darin, dass ein „Lehrer" – die eigentliche Versuchsperson – einem „Schüler" (ein Schauspieler) bei Fehlern in der Zusammensetzung von Wortpaaren jeweils einen elektrischen Schlag versetzte. Ein Versuchsleiter (ebenso ein Schauspieler) gab dazu Anweisungen. Die Intensität des elektrischen Schlages sollte nach jedem Fehler erhöht werden. Diese Anordnung wurde in verschiedenen Variationen durchgeführt (Milgram 2004).

Das Milgram-Experiment sollte ursprünglich dazu dienen, Verbrechen aus der Zeit des Nationalsozialismus sozialpsychologisch zu erklären. Dazu sollte die „Germans-are-different"-These geprüft werden, die davon ausging, dass die Deutschen einen besonders obrigkeitshörigen Charakter haben. Es zeigte sich jedoch, dass auch bei Amerikanern in der Mehrzahl der Fälle die Autorität gegen die stärksten moralischen Grundsätze der Teilnehmer, andere Menschen nicht zu verletzen, gewann, obwohl den Testpersonen die Schmerzensschreie der Opfer in den Ohren klingelten. Die extreme Bereitschaft von erwachsenen Menschen, einer Autorität fast beliebig weit zu folgen, ist das Hauptergebnis der Studie. Das Experiment zeigte, dass die meisten Versuchspersonen durch die Situation veranlasst wurden, sich an den Anweisungen des Versuchsleiters und nicht an dem Schmerz der Opfer zu orientieren (Milgram 1965, 2004).[13]

Der Luzifer-Effekt

Der Sozialpsychologe Philip Zimbardo (2007) beschreibt in seinem Buch „Der Luzifer Effekt" das 1971, also 10 Jahre nach dem Milgram-Experiment durchgeführte Stanford Prison Experiment (SPE). Dabei wurden verhaltensnormale, körperlich und psychisch gesunde junge Männer zufallsgesteuert in 2 Gruppen geteilt: die Gruppe der Gefangenen und die Gruppe der Gefangenenwärter und in als Gefängnis hergerichteten Räumen isoliert. Die Aufgabe der Gefangenenwärter war nichts anderes als ohne Anwendung körperlicher Gewalt einen geordneten Tagesablauf sicher zu stellen. Der Versuch musste nach 5 Tagen abgebrochen werden, da die „Wärter" innerhalb weniger Tage ein inhuman-menschenfeindliches und sadistisches, die „Gefangenen" ein emotional gebrochenes Verhalten entwickelten. Damit sah Zimbardo seine Hypothese bestätigt, dass und

[13] Die Veranlassung war am wirksamsten, wenn der Versuchsleiter anwesend war, und am wirkungslosesten, wenn die Instruktionen per Tonband oder Telefon erfolgten. Auch die Nähe zum „Schüler" beeinflusste die Bereitschaft zum Abbruch des Versuches. So gingen ohne Rückmeldung der „Schüler" praktisch alle Versuchspersonen bis zur höchsten Schockstufe, während beim direkten Kontakt nur noch 30 Prozent die Höchststufe erreichten.

wie weitgehend situative Einflüsse[14] normale Menschen zu abnormem Verhalten verführen können.

4.4 Soziale Folgen psychopathologischer Phänomene

Psychopathologische Phänomene selbst oder die darauf gegründeten Diagnosen haben Auswirkungen auf die soziale Position ihres Trägers. Gesellschaftliche Vorurteile gegenüber psychisch Kranken wie – um nur wenige zu nennen – die Annahme von Gefährlichkeit, Unverstehbarkeit, Leistungsschwäche, dauerhafter Hilfsbedürftigkeit, Identifizierung der Krankheit mit dem Kranken, mindern oft auch das Selbstbewusstsein der Kranken und behindern ihre soziale Teilhabe. Erfahrungen des Abgelehntwerdens führen dazu, psychiatrische Anamnesen und Diagnosen bei Bewerbungen um Arbeit oder Versicherung zu verleugnen. Gesetzliche Pflicht zur Einstellung einer gewissen Zahl von (auch) psychisch Behinderten in größeren Betrieben, Abschaffung einer Pflicht zur Offenbarung psychiatrischer Diagnosen bei Versicherungen, therapeutische Methoden des Empowerment sollen der Diskriminierung entgegenwirken. Kampagnen gegen die Stigmatisierung psychisch Kranker im sozialen Raum sollen ihre Rehabilitation und soziale Inklusion fördern.

4.5 Schlussfolgerungen

Wenn hier auch die Bedeutung der sozialen Umwelt des psychisch Kranken betont wurde, so muss doch festgehalten werden, dass die von Jaspers vorrangig behandelten Perspektiven natürlich nicht außer Acht gelassen werden dürfen, nämlich die Perspektive der mit naturwissenschaftlichen (und epidemiologischen) Methoden zu analysierenden und zu erklärenden psychopathologischen Phänomene des „Naturwesens“ Mensch sowie die mit hermeneutischen Methoden dem Verstehen zu öffnende individuelle Fallgeschichte des „Kulturwesens“, das der Mensch eben auch ist. Von diesem multikonditionalen Ansatz sind die meisten Psychiater heute überzeugt, indem sie einem bio-psycho-sozialen Konzept psychischer Krankheit folgen. Allerdings wurde dieses, durch eine Science-Publikation von George Engel 1977 bekannt gemachte Konzept kritisiert, da es hinsichtlich kausaler Erklärungen willkürlich und vage bleibe und es keine Regeln zur Gewichtung der Relevanz einzelner Determinanten kenne (Ghaemi 2009). Deshalb sollte die Willkürlichkeit des Modells durch Fokussierung auf

[14] Wirksame Variable der „Situation“ sind Macht, Konformitätsdruck auf Gruppenmitglieder, Gehorsam. Zur Sogkraft der Situation, wie sie von Philip Zimbardo beschrieben worden ist: „“bad systems“ create “bad situations“ create „bad apples“ create „bad behaviours even in good people. The person is an actor on the stage of life whose behavioral freedom is informed by his or her make up – genetic, biological, physical, and psychological. The situation is the behavioral context that has the power, through its rewards and normative functions, to give meaning and identity to the actor’s roles and status. The system consists of the agents and agencies whose ideology, value, and power create situations and dictate the roles and expectations for approved behaviors of actors within its spheres of influence”.

wissenschaftlich geprüfte Konzepte reduziert werden, die im individuellen Fall auf empirische Evidenz zu testen und in einer Langzeitperspektive als vorläufig anzusehen sind (Brendel 2003). Gleichwohl kann dieses Konzept die von Jaspers geforderte methodische Strenge und heute Interdisziplinarität genannte Vermeidung methodischer Einäugigkeit in zweierlei Hinsicht befördern:

- zum einen kann es didaktisch genutzt werden, um den Psychiater zu einer systematischen Exploration des internen und externen Kontextes der psychischen Störung seines Patienten zu veranlassen, da die so gewonnene Kenntnis des Patienten diesem bei der Überwindung seiner Krankheit helfen kann. Solche vorläufigen Versuche, die komplexe Bedingungskonstellation psychischer Krankheit auf der Makro-Ebene zu erkennen, kann heute auf der Mikro-Ebene vertieft werden: denn
- zum anderen soll das Modell den Psychiater ermutigen, sich für tatsächliche interdisziplinäre Arbeit an den konditionalen oder kausalen Wechselwirkungen zwischen sozialen, psychischen und biologischen Bedingungen und Folgen psychopathologischer Phänomene zu öffnen – wie dies in einem Konsenspapier der World Federation of Societies of Biological Psychiatrie (WFSBP) als Aufgabe der Psychopathologie im 21. Jahrhundert unter dem Titel Integrative Psychopathologie beschrieben wird (Musalek et al. 2010).

Literatur

Akbarian S (2010) Epigenetics of schizophrenia. Curr Top Behav Neurosci 4: 611-628

Baeyer Wv, Häfner H, Kisker KP (1964) Psychiatrie der Verfolgten: Psychopathologische und Gutachtliche Erfahrungen an Opfern der Nationalsozialistischen Verfolgung und Vergleichbarer Extrembelastungen. Springer, Heidelberg

Baker R (1997) Transkulturelle Medizinethik und Menschenrechte. In: Tröhler U, Reiter-Theil S (eds) Ethik und Medizin 1947 - 1997. Wallstein, Göttingen, pp 433-459

Birnbaum K (1919) Der Aufbau der Psychose. Ein klinischer Versuch. Allg Z Psychiatr 75: 455-502

Bormuth M, Schneider F (2013) Psychiatrische Anthropologie. Zur Aktualität Hans Heimanns. Kohlhammer, Stuttgart

Brendel D (2003) Reductionism, Eclecticism, and Pragmatism In Psychiatry: The Dialectic of Clinical Explanation. Journal of Medicine and Philosophy 28: 563-580

Caspi A, McClay J, Moffitt TE, Mill J, Martin J, Craig IW, Taylor A, Poulton R (2002) Role of Genotype in the Cycle of Violence in Maltreated Children. Science 297: 851-854

Delay J, Deniker P (1958) [Hysterical states of medicinal origin]. Can Psychiatr Assoc J 3: 132-144

Engel GL (1977) The need for a new medical model: a challenge for biomedicine. Science 196 (4286): 129-136

Frances A (2013) The New Crisis in Confidence in Psychiatric Diagnosis. Annals of Internal Medicine doi:107326/0003-4819-159-3-201308060-00655

Ghaemi N (2009) The rise and fall of the biopsychosocial model. Brit J Psychiat 195: 3-4

Gureje O, Simon G, Ustun T, Goldberg D (1997) Somatization in Cross-Cultural Perspective: A World Health Organization Study in Primary Care. Am J Psychiatry 154: 989–995

Haddad L, Meyer-Lindenberg A (2012) Soziale Umweltrisikofaktoren und psychische Erkrankungen. Der Nervenarzt 83: 1403-1409

Heimann H (1950) Der Einfluss von Karl Jaspers auf die Psychopathologie. Monatsschr Psychiat Neurol 120: 1-20

Helmchen H (2013) Different conceptions of mental illness: consequences for the association with patients. Frontiers in Psychology 4: 1-5

Helmchen H (2001) Unterschwellige psychische Störungen. Nervenarzt 72: 181-189

Jaspers K (1913) Allgemeine Psychopathologie. Springer, Berlin (7. Auflage 1959)

Jaspers K (1959) Die Abnorme Seele in Gesellschaft und Geschichte (Soziologie und Historie der Psychosen und Psychopathien). In: Allgemeine Psychopathologie. Springer, Berlin Heidelberg New York, pp 594 – 623

Jaspers K (1931) Die geistige Situation der Zeit. Göschen, Berlin Leipzig

Jilek W, Jilek-Aall L (2000) Kulturspezifische psychische Störungen. In: Helmchen H, Henn FA, Lauter H, Sartorius N (eds) Psychiatrie spezieller Lebenssituationen. Springer, Heidelberg, pp 379-417

Kirmayer L, Young A, Robbins J (1994) Symptom attribution in cultural perspective. Can J Psychiatry 39: 584-595

Kleinman A (1982) Neurasthenia and depression: a study of somatization and culture in China. Cult Med Psychiatry 6: 117-190

Lee S (1998) Estranged bodies, simulated harmony, and misplaced cultures: neurasthenia in contemporary Chinese society. Psychosomatic medicine 60: 448-457

Lin K, Cheung F, Zheng Y, Weiss M, Nakasaki G, Ren Y (1996) A cross cultural study of neurasthenia and CFS in LA. In: Xth World Congress of Psychiatry, Madrid, 23-28 August, p. 184.

López-Ibor J, López-Ibor M-I, Helmchen H (2010) Ethics of Diagnosis and Classification in Psychiatry. In: Helmchen H, Sartorius N (eds) Ethics in Psychiatry. Springer Netherlands, pp 199-207

Lopez-Ibor JJ, Jr. (2003) Cultural adaptations of current psychiatric classifications: are they the solution? . Psychopathology 36 (3): 114-119

Maier W (für den Vorstand der DGPPN) (2013) Wann wird seelisches Leiden zur Krankheit? Zur Diskussion um das angekündigte Diagnosesystem DSM-V. Stellungnahme der Deutschen Gesellschaft für Psychiatrie und Psychotherapie, Psychosomatik und Nervenheilkunde (DGPPN). In: Newsletter DGPPN, Berlin. http://www.dgppn.de/aktuelles/detailansicht/article/100/wann-wird-se.html

Milgram S (2004) Das Milgram-Experiment. Rowohlt, Reinbek bei Hamburg

Milgram S (1965) Some condititons of obedience and disobedience to authority. Human Relations 18: 57-76

Musalek M, Larach-Walters V, Lé Pine J-P, Millet B, Gaebel W, on behalf of the WFSBP Task Force on Nosology and Psychopathology (2010) Psychopathology in the 21st century. The World Journal of Biological Psychiatry: 844-851

Ryder AG, Yang J, Zhu X, Yao S, Yi J, Heine SJ, Bagby RM (2008) The cultural shaping of depression: Somatic symptoms in China, psychological symptoms in North America? Journal of Abnormal Psychology 117: 300-313

Wessely S (2000) Neurasthenie. In: Helmchen H, Henn FA, Lauter H, Sartorius N (eds) Persönlichkeitsstörungen, Angst und verwandte Störungen, Verhaltens- und Abhängigkeitsstörungen. Springer, Berlin Heidelberg New York

Witrisal G (2004) Der "Soziallamarckismus" Rudolf Goldscheids. Ein milieutheoretischer Denker zwischen humanitärem Engagement und Sozialdarwinismus. Diplomarbeit Graz 2004 (pdf-Datei). In: Sozial- und Wirtschaftswissenschaftliche Fakultät, Institut für Soziologie. Karl-Franzens-Universität Graz

Zimbardo P (2007) The Lucifer Effect: Understanding How Good People Turn Evil. Random House, New York

Zimmermann P, Brückl T, Nocon A, Pfister H, Binder E, Uhr M, Lieb R, Moffitt T, Caspi A, Holsboer F, Ising M (2011) Interaction of FKBP5 gene variants and adverse life events in predicting depression onset: results from a 10-year prospective community study. Am J Psychiatry 168: 1107-1116

II Psychopathologische Perspektiven

1 Arthur Kronfeld und Karl Jaspers

Paul Hoff

Arthur Kronfeld (1886 - 1941) und Karl Jaspers (1883 - 1969) waren in einem bestimmten Sinne Grenzgänger, versuchten sie doch, die Identität des wissenschaftlichen Faches Psychiatrie zu untersuchen und methodisch wie inhaltlich möglichst zuverlässig zu definieren. Gleichwohl wird es in diesem Beitrag weniger um die beiden Personen gehen, weniger um ihren biografischen Kontext, sondern vorwiegend um das Fach Psychiatrie. Denn beide Autoren haben differenziert und pointiert, dabei aber keineswegs immer deckungsgleich, zu Themen Stellung genommen, die für die Psychiatrie des 21. Jahrhunderts nichts an Aktualität eingebüßt haben. Der Schwerpunkt der folgenden Darstellung, die diese These belegen soll, liegt bei den psychiatrisch-psychopathologischen Grundpositionen Kronfelds. Er war temporär, nämlich in der gemeinsamen Heidelberger Zeit, ein Weggefährte, aber auch Konkurrent von Karl Jaspers und ist heute, ganz im Unterschied zu Jaspers, weitgehend in Vergessenheit geraten (Kretschmer 1987; Hoff 2007, 2012a).

Nach einleitenden Bemerkungen über den, metaphorisch gesprochen, „bipolaren Charakter“ des Faches Psychiatrie (s. Kap. II.1.1) werden biografische Eckdaten zu Arthur Kronfeld genannt, vor allem mit Blick auf die gemeinsam mit Jaspers verbrachte Zeit an der Psychiatrischen Universitätsklinik in Heidelberg (s. Kap. II.1.2). Kapitel II.1.3 entwickelt Kronfelds grundsätzliches Verständnis von Psychiatrie als klinischer Wissenschaft und kreist um die beiden von ihm an zentraler Stelle verwandten, heute unüblichen Begriffe der „Autologie“ bzw. „Heterologie“ Im Folgenden wird begründet, warum Kronfelds und Jaspers' Positionen für die heutige, facettenreiche und kontroverse Debatte um die – zunehmende kritisch hinterfragte – Identität des Faches Psychiatrie von nachhaltiger Bedeutung sind (s. Kap. II.1.4). Die thesenhafte Zusammenfassung bildet den Abschluss.

1.1 Zur „Bipolarität" der Psychiatrie

Seit es die Psychiatrie als medizinische Disziplin gibt, die sich klinisch wie wissenschaftlich zu etablieren sucht, also seit der Epoche der Aufklärung im 18. Jahrhundert, oszilliert ihr Selbstverständnis zwischen den beiden Polen einer „Heilkunst" („ars medica") einerseits und einer angewandten empirischen (Natur-)Wissenschaft andererseits (s. Abb. 1). Im ersten Fall, dem der „Heilkunst", geht es um die subjektiven Positionen von Patient und Arzt, das individuelle, i.e. idiographische, Vorgehen steht also ganz im Vordergrund mit einem Primat des Qualitativen und einer entsprechend engen Vernetzung mit allen Humanwissenschaften. Bei einem stark naturwissenschaftlichen Selbstverständnis der Psychiatrie hingegen führen die Postulate der Objektivität, eines streng gesetzmäßigen, i.e. nomothetischen, Vorgehens sowie der Reproduzierbarkeit von Daten zu einem Primat des Quantitativen und damit zu einer engen Vernetzung vor allem mit den empirischen Neurowissenschaften.

Die „zwei Gesichter" der Psychiatrie

„Heilkunst" ⇐ ? ⇒ **„Wissenschaft"**

„Heilkunst":
- Subjekt
- individuelles Vorgehen
- Reproduzierbarkeit weniger wichtig
- Primat des Qualitativen
- enge Vernetzung mit *allen* Humanwissenschaften

„Wissenschaft":
- Objekt
- gesetzmäßiges Vorgehen
- Reproduzierbarkeit entscheidend
- Primat des Quantitativen
- enge Vernetzung mit den Naturwissenschaften, vor allem der Biologie

Abb. 1 Zur „Bipolarität" der Psychiatrie

Auf diesem Hintergrund entstand in den vergangenen 250 Jahren eine fast unübersehbare Fülle von Hypothesen zur Entstehung, Diagnostik, Prophylaxe und Behandlung von psychischen Erkrankungen. Die Spielbreite der diesbezüglichen Begriffsbildungen ist beachtlich: Die Rede war und ist von „Vernunftkrankheiten", „Erkrankungen des Gehirns", „natürlichen Krankheitseinheiten", der „Pathogenität des Unbewussten", „psychischen Fehlentwicklungen im Lebenslauf", „krankmachenden Folgen sozialer Missstände", der psychischen Erkrankung als „existenziellem Anderssein" bis hin zur antipsychiatrischen Kritik psychiatrischer Diagnosen als repressive Begriffe und schließlich zum heute weit verbreiteten bio-psycho-sozialen Modell[15].

Nun irrt sich, wer dies für eine ausschließlich psychiatriehistorische oder erkenntnistheoretische Debatte hält. Ein Blick in die kontroverse Literatur zum Schizophreniebegriff im 21. Jahrhundert zeigt beispielhaft und mehr als deutlich, dass wir es mit ebenso aktuellen wie praxisrelevanten Fragen zu tun haben. So stehen, um zwei markante Positionen herauszugreifen, die Aussagen *„Schizophrenia is not an illness"* sowie *„Schizophrenia is a chronic, severe, and disabling brain disease"* in

[15] Dieses seinerzeit von Engel (1977) als Ergänzung zur streng biomedizinischen Perspektive vorgeschlagene Modell wird in jüngerer Zeit kritisiert, weil es zu wenig eigenes Substrat habe und daher Gefahr laufe, zu einem bloß pragmatisch-eklektischen Feigenblatt zu werden (Ghaemi 2009).

direktem Gegensatz. Die erstgenannte Position vertreten die Herausgeber des Bandes „*Models of Madness*" (Read et al. 2004) und kritisieren damit – vorwiegend aus neuropsychologischer Perspektive – das klassisch-medizinische Krankheitsmodell in der Psychiatrie, wie es etwa Emil Kraepelin (1856–1926) vertreten hatte (Hoff 1994). Die zweite Position zitieren die Autoren selbst in ihrem Buch, quasi als Kontrapunkt: Sie stellte im Jahr 2003 den Eingangssatz dar zum Thema Schizophrenie auf der Webseite des US-amerikanischen National Institute of Mental Health (NIMH) (NIMH 2003, 2014)[16].

Die dahinter stehende erkenntnistheoretische Kontroverse, nämlich welcher Erklärungswert den neurowissenschaftlichen Daten in der Psychiatrie zukomme, führt seit Jahr und Tag zu einer teils heftigen Debatte. Ebenso prägnant wie originell setzt sich Peter Janich, der Marburger Kulturphilosoph, kritisch mit dem Postulat mancher Neurowissenschaftler auseinander, die erhobenen Daten erzwängen geradezu die Formulierung eines neuen Menschenbildes (Janich 2009).

Die folgenden Überlegungen sollen die Kontinuität der angeschnittenen Themen von der Heidelberger Zeit Karl Jaspers' und Arthur Kronfelds bis in die Psychiatrie unserer Tage belegen und einen vertieften innerpsychiatrischen wie interdisziplinären Diskurs stimulieren.

1.2 Heidelberg: Gemeinsame Wurzeln – Biografisches zu Arthur Kronfeld

Arthur Kronfeld wurde am 9. Januar 1886 in Berlin geboren. Er studierte dort von 1904 bis 1909 Medizin, um anschließend bis 1913, also etwa vier Jahre, als Assistenzarzt an der Psychiatrischen Universitätsklinik Heidelberg zu arbeiten. Es war dies die gemeinsame Zeit mit Karl Jaspers, der von 1908 bis 1915 in Heidelberg tätig war. 1913 wechselte Kronfeld nach Berlin an die dortige Psychiatrische Klinik Wittenau. Im ersten Weltkrieg war er als Feldarzt eingesetzt. Nach dem Krieg blieb Kronfeld in Berlin und eröffnete dort eine psychiatrisch-psychotherapeutische Praxis. Seiner wissenschaftlichen Tätigkeit blieb er treu einschließlich einer regen Publikationstätigkeit. Er habilitierte sich 1926 mit einer Arbeit zum – heute unvermindert aktuellen – Thema „Die Psychologie in der Psychiatrie". Wesentlich beteiligt war er am damals neu gegründeten Institut für Sexualwissenschaft in Berlin, wobei er sich stark für die systematische Etablierung psychiatrisch-psychotherapeutischer Behandlungsangebote im städtischen Raum engagierte. Kronfeld war zeitlebens ein politisch interessierter und engagierter Wissenschaftler, etwa als Mitglied des Vereins sozialistischer Ärzte (Kittel 1986, 1989).

[16] Der ursprüngliche Text von 2003 ist heute nicht mehr abrufbar. Die aktuelle Formulierung (April 2014) ist zwar sehr ähnlich, schwächt aber ohne nähere Begründung den Begriff „disease" (Krankheit) zu „disorder" (Störung) ab: „*Schizophrenia is a chronic, severe, and disabling brain disorder that has affected people throughout history.*"

Zwei Jahre nach der Machtergreifung der Nationalsozialisten sah sich Kronfeld gezwungen, ins Exil zu gehen. Er arbeitete zunächst für etwa ein Jahr in der Schweiz im Privatsanatorium *Les Rives de Prangins*, heute *Hôpital psychiatrique de Prangins* zwischen Lausanne und Nyon. 1936 emigrierte er weiter nach Moskau, wo er eine intensive Forschungs- und Publikationstätigkeit (in russischer Sprache!) entfaltete. Noch heute ist Arthur Kronfeld in der Psychiatrie des russischen Sprachraumes eine bekannte Persönlichkeit. Nach Hitlers Überfall auf die Sowjetunion scheinen Arthur Kronfeld und seine Frau zu der Überzeugung gelangt zu sein, dass sie trotz der Emigration nicht sicher vor Verfolgung sein können. Beide begingen am 16. Oktober 1941 in Moskau Suizid.

Während Kronfelds und Jaspers' gemeinsamer Zeit an der Heidelberger Universitätsklinik, also in den Jahren 1909 bis 1913, arbeitete der drei Jahre ältere Jaspers intensiv an seinem 1913 erschienenen Werk „Allgemeine Psychopathologie". Jaspers war für Kronfeld ohne Frage ein wichtiger Bezugspunkt, aber auch ein besonders herausfordernder Konkurrent. So hat sich Kronfeld in einem Brief an Jaspers vom 21. Februar 1914, also nach seinem Weggang nach Berlin, einerseits dezidiert kritisch, andererseits geradezu bewundernd über bestimmte Aspekte des Jaspers'schen Werkes geäußert. Dies belegen die beiden folgenden Auszüge:

> *„Dass Ihr Standpunkt in der Frage des ‚statischen' und ‚genetischen' Verstehens als ‚letzter Erkenntnisquelle' irrig ist, habe ich Ihnen ja schon oftmals sagen wollen. In Ihrem Werke rechtfertigen Sie ihn nicht ausreichend. Sie meinen dort, letzte Erkenntnisquellen könne man eben nicht ‚beweisen'. Die Anfechtbarkeit dieser einzigen Argumentation für Ihre Behauptung der ‚Letztheit' des Verstehens steckt in dem Terminus ‚beweisen'. Lesen Sie Kant, KdrV, das Kapitel von der Deduktion ..., noch einmal genau. ...*
>
> *Aber seien Sie versichert, lieber Herr Jaspers: ich schreibe das alles weiss Gott nicht gegen Sie, oder um es wieder mal anders und besser zu wissen, wie manche andere Seite immer zu verstehen gab. Ich beneide Sie sogar ein wenig um die Schönheit und die Ordnung Ihres wissenschaftlichen Ackerlandes, das Ihnen so wertvolle Frucht zeitigen kann." (aus dem Brief Kronfelds an Jaspers vom 21.2.1914, persönliche Mitteilung Matthias Bormuth)*[17]

Besonderer Erwähnung bedarf eine 1912 von Kronfeld veröffentlichte Studie zur Psychoanalyse, war Letztere doch an der Heidelberger Klinik ein ebenso wichtiges wie kontroverses Thema. Beide, Jaspers und Kronfeld, standen der damals noch jungen Psychoanalyse Sigmund Freuds (1856 - 1939) vorwiegend kritisch gegenüber. Arthur Kronfeld widmete ihr die genannte umfassende Abhandlung, in der er die Originalität und den klinischen Nutzen psychoanalytischer Argumente nicht etwa rundweg bestritt, wohl aber dem aus seiner Sicht uneinlösbaren wissenschaftlichen Erklärungsanspruch Freuds eine klare Absage erteilt (Kronfeld 1912).

Zunächst gab er einen wertschätzenden, mitunter freilich von subtiler Ironie durchzogenen Rahmen vor:

---

[17] Jaspers' Korrespondenzen werden im Laufe des Jahres 2014 in Buchform veröffentlicht werden (Bormuth et al. 2014).

„Es ist, unabhängig von dem Ausfall einer auf die Sache selbst gerichteten Kritik, die blosse Bestrebung dieses tieferen Eindringens in die Verwicklungen des einzelnen Seelenlebens als ein bedeutsamer Fortschritt und ein bleibendes Verdienst Freuds zu bezeichnen. Und die hingebende Versenkung dieses Forschers in das innere Leben seiner Kranken sowie die kühne kombinatorische Intuition, die ihn hierbei leitet, sollten Beispiele ärztlicher Meisterschaft bleiben, auch wenn die wissenschaftliche Kritik ihm das Recht auf Verallgemeinerung seiner Aufstellungen streitig machen muss." (Kronfeld 1912, S. 5)

Später formulierte er – in derselben Arbeit – die erwähnte „wissenschaftliche Kritik" aber sehr prononciert und machte sie, was die methodische Seite angeht, am Vorwurf einer *petitio principii* fest:

„Die Freudschen Mechanismen sind also nicht Ergebnisse, sondern leitende Maximen der Induktionen. ... Die Beobachtungen, welche in dem Untersatz der Induktionen angeführt werden, sind nämlich nicht einfach Selbstwahrnehmungen oder Aussagen anderer über ihre Selbstwahrnehmungen, sondern sind schon recht methodisch verarbeitet. Und die Art dieser Verarbeitung setzt bereits die Gültigkeit der ganzen Theorie, die sich doch auf jene Beobachtungen erst stützen sollte, als bestehend voraus. ... Es gibt also kein anderes Kriterium der Richtigkeit von Freuds Lehre als das Ergebnis der psychoanalytischen Methoden (Assoziation und Deutung). Die Ergebnisse der psychoanalytischen Methoden aber sind nur richtig unter der Voraussetzung der Richtigkeit bzw. Gültigkeit der Freudschen Theorien." (Kronfeld 1912, S. 62/63, 66)

Zu späteren Zeitpunkten erschienene Veröffentlichungen Kronfelds, deren Entstehung aber nicht mehr auf die gemeinsame Zeit mit Jaspers in Heidelberg zurückgeht, umfassen „Das Wesen der psychiatrischen Erkenntnis – Beiträge zur allgemeinen Psychiatrie" (1920), „Psychotherapie – Charakterlehre, Psychoanalyse, Hypnose, Psychagogik" (1924), die bereits erwähnte Habilitationsschrift „Die Psychologie in der Psychiatrie – eine Einführung in die psychologischen Erkenntnisweisen innerhalb der Psychiatrie und ihre Stellung zur klinisch-pathologischen Forschung" (1927) sowie „Perspektiven der Seelenheilkunde" (1930)[18]. Einzelne Argumente aus diesen Werken, insbesondere aus dem Buch von 1920, werden im Folgenden zur Sprache kommen, ohne dass hier eine auch nur annähernd vollständige Darstellung erfolgen kann.

1.3 Heterologie versus Autologie: Kronfeld und die Psychiatrie als Wissenschaft

Bei seiner mindestens für heutige Verhältnisse ungewöhnlichen Verwendung der Begriffe Heterologie und Autologie ging es Kronfeld – in diesem Fall recht

[18] Der Titel dieses Werkes von 1930 ist insofern etwas irreführend, als der Text sich um nichts weniger dreht als um die Entwicklung einer eigentlichen Schizophrenielehre auf dem Hintergrund des Kronfeldschen Psychiatrieverständnisses. Daher spielt das Werk auch für ein seit 2013 laufendes, vom Schweizerischen Nationalfonds (SNF) finanziertes interdisziplinäres Forschungsprojekt zum Schizophreniebegriff eine wesentliche Rolle (vgl. www.schizophrenie.uzh.ch).

ähnlich wie Jaspers – um die Frage, was denn der zentrale Zuständigkeitsbereich der Psychiatrie, das zentrale Thema dieses Faches sei. „Zentral“ bedeutete dabei für ihn, dass das betreffende Thema und die zu seiner Bearbeitung erforderlichen Methoden genuin mit dem Fach selbst zusammenhängen, ja aus diesem hervorgehen, also nicht ausschließlich aus Nachbarwissenschaften wie Neurologie, Psychologie oder Sozialwissenschaft entlehnt werden. Knapper formuliert: Kronfeld wie Jaspers interessierten sich nachhaltig für die Frage der Wissenschaftlichkeit der Psychiatrie, für deren Unabhängigkeit von anderen medizinischen und psychologisch-therapeutischen Disziplinen, für ihre gesellschaftliche Wirksamkeit sowie für die Entwicklung einer „allgemeinen“, Schulen übergreifenden Psychotherapie.

Wie fast alle Theoretiker der Psychiatrie, so auch Jaspers, rang Kronfeld zeitlebens mit der Problem, welch relativer Stellenwert der naturwissenschaftlich-neurobiologischen Methodik – der „Somatologie“ in seiner Begrifflichkeit – einzuräumen sei und welcher der psychologisch-hermeneutischen. Für Kronfeld und Jaspers standen beide Herangehensweisen *nicht* in einem fundamentalen Widerspruch. Vielmehr seien es sich ergänzende Perspektiven mit einer je eigenen wissenschaftlichen Daseinsberechtigung, allerdings mit der klaren Auflage, die jeweils andere Sichtweise nicht dominieren oder gar „wegerklären“ zu wollen. Genau hier kommt Kronfelds Begriff der „Autologie“ ins Spiel: Er nämlich meint nichts anderes als das Selbstverständnis und Vorgehen einer Wissenschaft nach *eigenen*, also ihrem Gegenstand angemessenen und mit fachspezifischer Begrifflichkeit ausgestatteten Grundsätzen. Mit welch argumentativer Sorgfalt, ja mitunter skrupulöser Subtilität Kronfeld dieses Feld entwickelte, zeigen die beiden folgenden Zitate.

Die „Somatologie“, worunter Kronfeld das apodiktische Verständnis psychischer Phänomene als bloße Reflexe neurobiologischer Abläufe[19] verstand, habe

> *„einen grundsätzlichen Mangel: Die Eigenstruktur psychischen Geschehens bleibt ausser Spiel. Sein Ablaufen erfolgt nicht nach eigenem Gesetz, sondern als das zufällige Produkt einer vorgestellten physiologischen assoziativen Dynamik. ... Diese heterologische Vereinfachung des Seelischen ist aber keine Wissenschaft, sondern das Zerrbild einer solchen.“ (Kronfeld 1920, S. 248/249)*

Der Bereich des Seelischen – wir würden heute eher sagen: des Mentalen oder des Subjektiven – werde hingegen wissenschaftlich regelhaft unterschätzt oder gar ignoriert. Man müsse sich aber

> *„von dem Dogma befreien, wonach seelische Phänomene nur zufällige und bedeutungslose Epiphänomene sind, aus denen eine Belehrung über die zugrundeliegenden Gehirnstörungen nicht zu erwarten ist. In einer autologischen Psychiatrie ... wird die exakte psychologische Symptomanalyse allein imstande sein, zum Kriterium des jeweiligen Krankheitstypus hinzuführen.“ (Kronfeld 1920, S. 99)*

---

[19] Ein in jüngerer Zeit vertretener Ansatz, der in diese Richtung argumentiert, ist der „eliminative Materialismus“ (Churchland 1986). Auch manche Positionen des Neurowissenschaftlers Gerhard Roth sind hier zu nennen (Roth 2003).

Aus diesen beiden Standortbestimmungen des somatischen und mental-subjektiven Pols psychiatrisch-psychotherapeutischen Arbeitens ergab sich Kronfelds eigentliche Vision. Es sei nämlich, so sein starkes Votum, zu postulieren,

> *„dass die heterologische Kausalisierung des Psychischen durch das Somatische … erst in Angriff genommen werden darf und kann, wenn das seelische Geschehen seinerseits so autologisch durchgearbeitet ist, dass es überall bis auf seine letzten, autologisch irreduziblen Eigencharaktere zurückführbar geworden ist."* (Kronfeld 1920, S. 248)

Wie in Abbildung 2 veranschaulicht, ging es Kronfeld um die Zusammenführung von autologisch-psycho(patho)logischen und heterologisch-somatologischen Elementen, um so zu einer Gesamtschau der Psyche einschließlich ihrer Störungen zu gelangen. Dies freilich setze zwingend die Respektierung und konsequente methodische Beachtung des Autologieprinzips voraus.

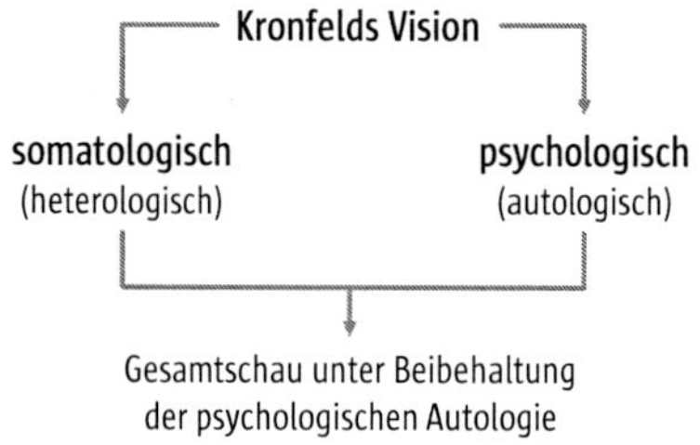

Abb. 2 Methodische Grundlagen der Psychiatrie: Kronfelds Vision

So plausibel dies zunächst klingen mag, so sehr taucht doch bei vertiefter Betrachtung eine Reihe komplexer Fragen auf: Aus Kronfelds Formulierung wird beispielsweise nicht hinreichend klar, wie er die „autologisch-irreduziblen Eigencharaktere" des Psychischen definiert und insbesondere, ob er dabei an reale, kategorial getrennte Entitäten denkt[20] oder an begriffliche Konstrukte.

Kronfeld äußerte sich optimistisch, was die Zahl und Anwendbarkeit der bereits zur Verfügung stehenden wissenschaftlichen Methoden angeht, um die – in seinem Sinne – „autologische" psychiatrische Forschung zu fördern. Er verwies allerdings auch auf den hohen Anspruch, die so erhobenen Einzelbefunde sinnvoll miteinander zu verknüpfen. Es gebe nämlich bereits

> *„… experimentelle Methoden, assoziationspsychologische und dynamische Vorarbeiten, funktionspsychologische Klärung komplexerer Strukturen, individual-psychologische Analyse. … Wir müssen versuchen, die Tragweite der einzelnen … Methoden im Rahmen eines systematischen Ganzen gegeneinander abzugrenzen."* (Kronfeld 1920, S. 112)

Um die komplexe und streckenweise spannungsreiche Beziehung zwischen Kronfeld und Jaspers zu verstehen, ist es unerlässlich, eine sehr spezielle Lesart der Kantischen Philosophie mindestens in den Umrissen zu erläutern, die für Kronfeld – im Unterschied zu Jaspers – zur entscheidenden Richtschnur wurde.

---

[20] Ginge es um reale Entitäten, so wiese ein solches Konzept mindestens streckenweise Parallelen auf zu Leibniz' Monadenlehre und zu Eugen Bleulers naturphilosophisch-vitalistischem Spätwerk mit dem zentralen Begriff der „Psychoide" (vgl. Bleuler 1925; Hoff 2012b; Möller 2001; Scharfetter 2006).

Letztlich kreist diese Debatte um die philosophische Kernfrage, ob es von empirischer Erfahrung unabhängige – in Kants Worten „apriorische" – Elemente gebe, die vorab in jeden wissenschaftlichen Untersuchungsvorgang investiert werden müssen, um diesen überhaupt erst möglich zu machen, oder – und dies vertrat Kronfeld – ob auch vermeintlich apriorische Elemente wie die Kantischen Kategorien einen wesentlich empirischen Charakter haben.

Prägnanter ausgedrückt: Für Immanuel Kant (1724–1804) und andere Vertreter der Transzendentalphilosophie wie etwa Johann Gottlieb Fichte (1762–1814) waren apriorische Voraussetzungen wie die Kategorien notwendige „Bedingungen der Möglichkeit" von Erfahrung und damit von Wissen schlechthin. Das *a priori* ermöglicht also in diesem speziellen Sinne erst empirische Erkenntnis. Die von Jakob Friedrich Fries (1773–1843) gegründete Schule lenkte aber die Kantischen Grundgedanken wesentlich stärker in Richtung Empirie. Fries selbst sowie der einige Jahrzehnte später wirkende deutsche Philosoph Leonard Nelson (1882–1927) sahen das Fundament des Erkennens gerade nicht in den apriorischen Voraussetzungen, sondern in Fakten, die ihrerseits durch „unmittelbare" (i.e. nicht apriorisch vermittelte) Vernunfterkenntnis zugänglich seien.[21]

Leonard Nelson wurde für Arthur Kronfeld die entscheidende Figur, wenn es um die philosophischen Grundlagen von Psychiatrie und Psychologie geht. Beide verband eine langjährige Freundschaft. Als Destillat seiner umfassenden und konsequenten Anwendung des Fries-Nelsonschen Ansatzes kann das folgende Zitat aus Kronfelds Buch von 1920 verstanden werden, in dem er die erwähnten wissenschaftstheoretischen Kernelemente ansprach:

> *„Also ein dem Kantischen transzendentalen Leitfaden und der Kategorienlehre ganz entsprechend durchgebildetes Verfahren, und zwar auf rein empirischem und logischem Boden! Es zeigt eben, dass der Charakter der Kantischen Kritik tatsächlich ein empirischer ist. Die Kategorienlehre lässt sich also nicht von vornherein als überempirische Doktrin aus der Forschung ausschalten." (Kronfeld 1920, S. 128)*

Jaspers' Denkweg führte, ohne dass dies hier ausführlicher erörtert werden kann, von Kantischen Wurzeln über eine methodenkritische (und psychoanalysekritische) Auseinandersetzung mit den Grundlagen der Psychopathologie – bis hier reicht die Parallele zu Kronfeld – zu einer ganz eigenen und eigenwilligen Lesart der Existenzphilosophie, die er in seinem umfangreichen Werk „Philosophie" mit den drei Unterabteilungen „Philosophische Weltorientierung" (Band I), Existenzerhellung (Band II) und Metaphysik (Band III) formulierte (Jaspers 1932; Bormuth 2002; Bormuth et al. 2014). Dass ihm, wie Kronfeld, das Verhältnis von empirischer Beobachtung einerseits und theoretischer Durchdringung andererseits für das Selbstverständnis der Psychiatrie von entscheidender Bedeutung

---

[21] Auf die ideengeschichtlich komplexe und gerade aus heutiger Sicht interessante zeitgenössische Debatte um den Neokantianismus kann an dieser Stelle nicht näher eingegangen werden. Neben der erwähnten, für Kronfeld entscheidenden Fries-Nelsonschen Schule sei auf Richard Avenarius (1843-1896) und seine einflussreiche Lehre des „Empiriokritizismus" hingewiesen, die auch in psychiatrischem Kontext rezipiert wurde, etwa von Emil Kraepelin (Hoff 1994).

war und blieb, illustrieren die folgenden Zitate aus der Einführung zur 4. Auflage der „Allgemeinen Psychopathologie" von 1946:

> *„Ich hoffe, in den fünf ersten Teilen radikaler Empiriker zu sein, gegen Leerheiten spekulativer Erwägungen, gegen theoretische Dogmatik und alles absolute Seinswissen einen nicht erfolglosen Kampf zu führen. Im sechsten Teil ... dagegen erörtere ich philosophische Fragen, über die in einige Klarheit zu kommen für den Psychopathologen unerlässlich scheint. Nicht nur bringt allein der unbefangene Empirismus an die echten Grenzen, an denen das Philosophieren einsetzt, sondern auch umgekehrt macht nur eine philosophische Bewusstheit die verlässliche empirische Forschungshaltung möglich." (Jaspers 1946, S. 40)*

Und:

> *„Der Psychopathologe braucht sich um Philosophie nicht deswegen zu kümmern, weil sie ihn für seine Wissenschaft irgendetwas Positives lehrte, sondern weil sie ihm den inneren Raum frei macht für seine Wissensmöglichkeiten." (Jaspers 1946, S. 40)*

Während Kronfeld sich also die Sichtweise einer ganz bestimmten philosophischen Schule zu eigen machte und mit dem für ihn charakteristischen Nachdruck verfocht, die der Fries-Nelsonschen Schule nämlich, und dabei den konkreten Bezug zu psychiatrisch-psychotherapeutischen Fragen stets wahrte, entschied sich Jaspers nach seinem Ausscheiden aus der Heidelberger Klinik für den Weg, eine weit über die Psychiatrie hinausreichende, aber – wie sein zentrales Thema der Grenzsituationen zeigt – von dieser maßgeblich geprägte philosophische Anthropologie zu entwickeln.

1.4 Kronfeld, Jaspers und die Identität der Psychiatrie heute

Das Fach Psychiatrie und Psychotherapie bewegt sich in den letzten Jahren mitunter am Rande einer veritablen Identitätskrise. Dabei steht die Frage im Zentrum, ob die zunehmende Differenzierung in den wissenschaftlichen Methoden sowie den diagnostischen und therapeutischen Konzepten, die ja häufig von den Nachbarwissenschaften Neurobiologie, (Neuro-)Psychologie oder Sozialwissenschaften geprägt sind, letztlich dazu führen, dass sich „die Psychiatrie" in wenig verknüpfte oder gar sich wechselseitig ausschließende Partikularbereiche auflöst. Ein Schlagwort ist etwa die Definition der Psychiatrie als angewandte Neuro- oder Sozialwissenschaft. Wird dieser Weg beschritten, könnte man in der Tat nicht mehr glaubwürdig von einer übergreifenden Identität des Faches sprechen.

Kann es unter diesen Umständen überhaupt noch ein sinnvolles Ziel sein, nach einem tragfähigen Selbstverständnis, nach einer Identität des Faches auf den Boden einer methodenübergreifenden Klammer zu suchen? Hier liegt eine der verblüffenden Parallelen zwischen Jaspers' und Kronfelds Zeitalter und dem unsrigen: Beide Autoren wandten sich im Bewusstsein um die ausgeprägte Heterogenität psychiatrischer Theorien gegen jeden vermeintlich alles erklärenden Dogmatismus und forderten eine konsequente Methodenkritik als unverzichtbaren Bestandteil psychiatrischen Arbeitens. Zugleich waren und blieben sie auf der

Suche nach einem tragfähigen Rahmen für das Fach und wandten sich dezidiert gegen eine bloß auf methodischen Differenzen basierende Zersplitterung. Genau dies ist nun auch im 21. Jahrhundert ein zentrales Thema des Faches.

Hier ist freilich ein differenzierender Blick auf das Kronfeldsche Konzept der Autologie nötig, das nämlich keineswegs eo ipso der heutigen Psychiatrie nützlich sein kann. Zielführend, vielleicht sogar visionär, kann Kronfelds Position heute nämlich nur dann sein, wenn die intendierte psychologische Autologie zwar die prinzipielle Irreduzibilität des Mentalen, und, vor allem, des Personalen verteidigt, zugleich aber die Neurowissenschaften („die Somatologie") als parallelen und nicht nur konsekutiven Zugang akzeptiert. Dies ist allerdings ein schwächerer Begriff von Autologie als derjenige, den Kronfeld selbst verwandte, wie oben gezeigt wurde.

Hingegen hätten wir es beim Kronfeldschen Autologiebegriff aus heutiger Sicht wohl mit einer Illusion zu tun, wenn dieser konzeptuell zu eng geführt würde, also in erster Linie der Abgrenzung der Psychopathologie von den Nachbarwissenschaften diente und nicht der sinnvollen Zusammenarbeit, und wenn ihm weiterhin die Fries-Nelsonsche Lesart des Neukantianismus als *notwendiges* Konstituens unterlegt würde, wie es Kronfeld selbst ja immer wieder postulierte. Eine derart starke und enge Definition von Autologie hätte in der heutigen psychiatrischen Forschungslandschaft keine Chance, als integrierender Ansatz wahrgenommen zu werden, obwohl genau dies die ursprüngliche Intention Kronfelds gewesen war.

Was bedeutet dies konkret für die aktuelle Psychiatrie? Jaspers wie Kronfeld hatten einen betont „starken" Begriff von Psychopathologie vertreten. Dessen ungeachtet wurde die Position der Psychopathologie in den letzten Jahrzehnten deutlich schwächer. Sie hat sich von der Janzarikschen Sichtweise, sie habe die eigentliche „Grundlagenwissenschaft der Psychiatrie" zu sein, weit entfernt (Janzarik 1979). Kann sie gleichwohl zukünftig wieder aufgewertet werden? Die Antwort lautet: Ja, sofern sie ihren Arbeitsbereich erheblich breiter fasst, als dies heute der Fall ist.

Psychopathologie wird aktuell oft als gleichsam „technisches" Fach, als *tool*, verstanden, das das methodische Rüstzeug bereitstellt für eine deskriptive, algorithmen-orientierte Befunderhebung und Diagnostik. Wie an anderer Stelle im Kontext der Autonomie- und Subjektivitätsfrage sowie der Zielvorstellung einer personzentrierten Psychiatrie näher ausgeführt (Hoff 2012c, 2013; Mezzich 2007), müsste die Psychopathologie zukünftig (wieder) drei Erkenntnis- und Funktionsebenen unterscheiden:

- **Klinisch** steht selbstverständlich die sorgfältige Erfassung von Symptomen und Syndromen im Vordergrund, der im besten Sinne *deskriptive* Aspekt also, der eine reliable Diagnostik und Klassifikation erst ermöglicht. Hinzu treten die inhaltlichen Zusammenhänge dessen, was der Patient über sein Erleben berichtet und wie er es berichtet, also der *strukturale* Aspekt (Stanghellini 2009).
- Zusätzlich sollte aber – ein Kernpostulat Jaspers' – die Ebene der **Methodenkritik**, vor allem das Bewusstsein um die Möglichkeiten und Grenzen einer Methode

zur Erfassung psychischer Sachverhalte, wieder genuiner Bestandteil psychopathologischer Arbeit sein.

- Als drittes Kernelement schließlich ist die **philosophisch-wissenschaftstheoretische Ebene** stärker zu betonen – als notwendige Ergänzung des klinischen und methodischen Diskurses mit der Reflektion von Grundbegriffen wie Krankheit und Gesundheit, Personalität, Diagnose, Behandlung.

Auf einer solchen – ohne Frage sehr anspruchsvollen – Grundlage könnte die Psychopathologie die jeweils in Gebrauch befindlichen klinischen Begriffe kontinuierlich überprüfen und anpassen. Dabei hätte neben die heute dominierende operationale Deskription eine „offene" Deskription zu treten, die auch narrative oder, allgemein, qualitative Forschungsansätze berücksichtigt. Subjektivität und personale Autonomie dürften mit Blick auf die Skepsis, die ihnen von neurowissenschaftlicher Seite entgegen gebracht wird, nicht vorwiegend als potentielle Störfaktoren verstanden werden, sondern als anthropologische Sachverhalte, die sehr wohl einer wissenschaftlichen Untersuchung zugänglich sind.

Nicht nur die bereits erwähnte Position Werner Janzariks (1979) weist in diese Richtung, sondern auch eine ganze Reihe von Konzepten aus jüngerer Zeit, etwa der von dem Zürcher Psychopathologen Christian Scharfetter (1936 - 2012) vertretene Ansatz (Scharfetter 2006, 2011)[22], Thomas Fuchs' anthropologisch fundierte Ökologie des Gehirns (Fuchs 2009), (neo-)phänomenologisch ausgerichtete Autoren wie Josef Parnas und Evan Thompson (Henriksen u. Parnas 2012; Thompson 2007) oder – deutlich stärker an klassischen Texten der anthropologischen Psychiatrie orientiert – die hermeneutische Perspektive von Michael Schmidt-Degenhard (1992).[23]

Überzeugend anwendbar ist diese auf eine breitere und selbstbewusstere Psychopathologie abzielende Argumentation auf das heute weit verbreitete Paradigma der multimodalen Neurowissenschaft. Hier werden, bezogen etwa auf die soziale Kognition, die Emotionsregulierung oder die Entscheidungsfindung von Gesunden und psychisch Kranken, ganz unterschiedliche Forschungsmethoden kombiniert, nämlich psychopathologische, neuropsychologische, neurophysiologische, bildgebende und genetische. So entstehen interessante und im Idealfall klinisch relevante Erkenntnisse, zum Beispiel im Bereich der depressiven und Angststörungen (Böker u. Northoff 2010; Herwig et al. 2010).

Gleichwohl gilt es, die Grenzen eines solchen Forschungsprogramms zu bedenken, wird doch *allein* durch die Verknüpfung von Methoden die prinzipielle Begrenzung der einzelnen Methode nicht beseitigt: Die grundsätzlichen Fragen nach Subjektivität, personaler Autonomie und Interpersonalität in ihrer Bedeutung für die Entstehung psychischer Störungen können durch die Erweiterung

[22] Mit dem im November 2012 verstorbenen Christian Scharfetter verlor die Schweizer Psychopathologie einen ihrer herausragendsten Vertreter (Hoff u. Küchenhoff 2012).

[23] Selbstverständlich erhebt diese Aufzählung keinen Anspruch auf Vollständigkeit. Sie soll lediglich illustrieren, dass sich dieser für die Psychiatrie zentrale wissenschaftliche Diskurs in jüngerer Zeit erfreulich erweitert und deutlich differenziert hat (vgl. Beyer 2006; Honnefelder u. Schmidt 2007; Kannetzky 2007; Karásek 2011).

des Paradigmas der zerebralen Bildgebung um die Methoden der sozialen Kognitionsforschung nicht gleichsam automatisch beantwortet oder gar „erledigt“ werden. Pointiert – und mit dem bereits erwähnten Philosophen Peter Janich – gesagt: Nicht jede neue Forschungsrichtung, auch nicht die neurowissenschaftliche, erfordert gleich ein neues Menschenbild (Janich 2009).

In Übereinstimmung mit Kronfelds Position bleibt festzuhalten: Es darf in der zukünftigen psychiatrischen Arbeit nicht (mehr) darum gehen, psychopathologische, neurowissenschaftliche und sozialwissenschaftliche Ansätze als sich je ausschließende Alternativen gegeneinander auszuspielen. Vielmehr braucht es all diese Konzepte zugleich. Dies gilt freilich nur unter der Voraussetzung, dass ihre jeweiligen Kernbereiche als autonome wissenschaftliche Bereiche respektiert werden. In erster Näherung geht es dabei um die Begriffsfelder *Subjektivität und Personalität, Gehirn und neuronale Informationsverarbeitung, Intersubjektivität und soziale Interaktion*. Eine im Vergleich zu den vergangenen Jahrzehnten thematisch breitere und inhaltlich vertiefte zukünftige Psychopathologie könnte auf dem Weg zu diesem hochgesteckten Ziel eine wesentliche Hilfe sein.

Resümee

Die vorliegende Arbeit lässt sich in den folgenden Thesen zusammenfassen:

- Arthur Kronfeld und Karl Jaspers vertraten in ihren frühen Jahren ein in den Grundzügen ähnliches Bild der Psychiatrie als medizinischer Praxis und als Wissenschaft.
- Während bei Kronfeld die methodische und pragmatisch-versorgungspolitische Perspektive ständig an Prägnanz gewann, war es bei Jaspers die (existenz-)philosophische, was beide Autoren zunehmend, auch persönlich, voneinander entfernte.
- Der für Kronfeld charakteristische Begriff der *autologischen* psychiatrischen Forschung und Praxis kann der heutigen Psychiatrie durchaus eine fruchtbare Orientierung bieten, allerdings nur dann, wenn er den veränderten konzeptuellen Rahmenbedingungen der Psychiatrie des 21. Jahrhunderts angepasst wird. Anderenfalls, vor allem bei einer unkritischen 1:1-Übernahme, droht auch ihm die Dogmatisierung.
- Ganz im Sinne des Autologiebegriffes Arthur Kronfelds sollte die heutige psychiatrische Forschung ihre Impulse, wo immer möglich, aus dem psychiatrisch-psychopathologischen Feld selbst erhalten und nicht vorwiegend oder gar ausschließlich aus den Nachbarwissenschaften. Damit wird keineswegs der Ausgrenzung oder gar Diskreditierung dieser Nachbarwissenschaften das Wort geredet – im Gegenteil: Leitideen müssen die wechselseitige, nicht-diskriminierende Anerkennung der jeweiligen Erkenntnisbereiche sein und die Einsicht, dass klinisches und wissenschaftliches psychiatrisches Arbeiten untrennbar miteinander verknüpft sind.

Literatur

Beyer C (2006) Subjektivität, Intersubjektivität, Personalität. Ein Beitrag zur Philosophie der Person. Walter de Gruyter Berlin New York

Bleuler E (1925) Die Psychoide als Prinzip der organischen Entwicklung. Springer Berlin

Böker H, Northoff G (2010) Die Entkopplung des Selbst in der Depression: Empirische Befunde und neuropsychodynamische Hypothesen. Psyche – Z Psychoanal 64, 934–976

Bormuth M (2002) Lebensführung in der Moderne. Karl Jaspers und die Psychoanalyse. Frommann-Holzboog Stuttgart

Bormuth M, Dutt C, von Engelhardt D, Kaegi D, Wiehl R, Wolgast E (Hrsg.) (2014) Karl Jaspers: Korrespondenzen. Politik und Universität. Wallstein Göttingen

Churchland PS (1986) Neurophilosophy: Towards a unified theory of the mind-brain. MIT Press Cambridge

Engel GL (1977) The need for a new medical model: a challenge for biomedicine. Science 196, 129 - 136

Fuchs T (2009) Das Gehirn - ein Beziehungsorgan. Eine phänomenologisch-ökologische Konzeption. 2., überarbeitete Auflage. Kohlhammer Stuttgart

Ghaemi SN (2009) The rise and fall of the biopsychosocial model. Brit J Psychiatry 195, 3 - 4

Henriksen MG, Parnas J (2012) Clinical manifestations of self-disorders and the Gestalt of schizophrenia. Schizophr Bull 38, 657 - 660

Herwig U, Brühl AB, Kaffenberger T, Baumgartner T, Boeker H, Jäncke L (2010) Neural correlates of ‚pessimistic' attitude in depression. Psychol Med 40, 789 - 800

Hoff P (1994) Emil Kraepelin und die Psychiatrie als klinische Wissenschaft. Ein Beitrag zum Selbstverständnis psychiatrischer Forschung. Springer Berlin Heidelberg New York

Hoff P (2007) Arthur Kronfeld (1886 - 1941): Ein vergessener, aber überaus aktueller psychopathologischer Denker. Sozialpsychiatrische Informationen 37, 15 - 17

Hoff P (2012a) Arthur Kronfeld (1886 – 1941) und das Postulat einer „autologischen Psychiatrie". In: Holdorff B, Kumbier E (Hrsg.) Schriftenreihe der Deutschen Gesellschaft für Geschichte der Nervenheilkunde (DGGN). Band 18. 233 – 250. Königshausen & Neumann Würzburg

Hoff P (2012b) Eugen Bleuler's Concept of Schizophrenia and Its Relevance to Present-Day Psychiatry. Neuropsychobiology 66, 6 - 13

Hoff P (2012c) Psychopathologie und die Identität des Faches Psychiatrie. In: Böker H, Seifritz E (Hrsg.) Psychotherapie und Neurowissenschaften. Integration, Kritik, Zukunftsaussichten. 567 - 580. Hans Huber Bern

Hoff P (2013) Die autonome Person: Stolperstein psychiatrischen Selbstverständnisses von 1800 bis heute. Sozialpsychiatrische Informationen 43, 40 - 46

Hoff P, Küchenhoff B (2012) In memoriam: Christian Scharfetter (1936 - 2012). Schweizer Archiv für Neurologie und Psychiatrie 163, 264

Honnefelder L, Schmidt MC (Hrsg.) (2007) Naturalismus als Paradigma. Wie weit reicht die naturwissenschaftliche Erklärung des Menschen? University Press Berlin

Janich P (2009) Kein neues Menschenbild – Zur Sprache der Hirnforschung. Suhrkamp Frankfurt am Main

Janzarik W (1979) Psychopathologie als Grundlagenwissenschaft. Enke Stuttgart

Jaspers K (1932) Philosophie. 3 Bände (I. Philosophische Weltorientierung; II. Existenzerhellung; III. Metaphysik). Springer Berlin

Jaspers K (1946) Allgemeine Psychopathologie. 4., völlig neu bearbeitete Aufl. Springer Berlin Heidelberg [Erstauflage 1913, Springer Berlin]

Kannetzky F (2007) Weder Bewusstseinsimmanenz noch Schnittpunktexistenz. Personalität als Handlungsbegriff. In: Kannetzky F, Tegtmeyer H (Hrsg.) Personalität. Studien zu einem Schlüsselbegriff der Philosophie. 213 – 251. Leipziger Universitätsverlag Leipzig

Karásek J (2011) Sprache und Anerkennung. Philosophische Untersuchungen zum Zusammenhang von Selbstbewusstsein, Intersubjektivität und Personalität. V & R unipress Göttingen

Kittel IW (1986) Arthur Kronfeld (1886 - 1941) zum Gedenken. Ein Kapitel vergessener Psychotherapiegeschichte. Prax Psychother Psychosom 31, 1 - 3

Kittel IW (1989) Zur historischen Rolle des Psychiaters und Psychotherapeuten Arthur Kronfeld in der frühen Sexualwissenschaft. In: Gindorf R, Haeberle EJ (Hrsg.) Sexualitäten in unserer Gesellschaft. Beiträge zur Geschichte, Theorie und Empirie. 33 – 44. Walter de Gruyter Berlin

Kretschmer W (1987) Arthur Kronfeld - ein Vergessener. Zu seinem 100. Geburtstag. Nervenarzt 58, 737 - 742

Kronfeld A (1912) Über die psychologischen Theorien Freuds und verwandte Anschauungen. Systematik und kritische Erörterung. Wilhelm Engelmann Leipzig

Kronfeld A (1920) Das Wesen der psychiatrischen Erkenntnis. Springer Berlin

Kronfeld A (1924) Psychotherapie – Charakterlehre, Psychoanalyse, Hypnose, Psychagogik. Springer Berlin

Kronfeld A (1927) Die Psychologie in der Psychiatrie. Eine Einführung in die psychologischen Erkenntnisweisen innerhalb der Psychiatrie und ihre Stellung zur klinisch-pathologischen Forschung. Springer Berlin

Kronfeld A (1930) Perspektiven der Seelenheilkunde. Thieme Leipzig

Mezzich JE (2007) Psychiatry for the Person: articulating medicine's science and humanism. World Psychiatry 6, 1 - 3

Möller A (2001) Grundpositionen im Spätwerk. In: Hell D, Scharfetter C, Möller A (Hrsg.) Eugen Bleuler - Leben und Werk. 104 – 112. Hans Huber Bern Göttingen

National Institute of Mental Health (NIMH) (2003[24], 2014) What is Schizophrenia? Online unter: http://www.nimh.nih.gov/health/topics/schizophrenia/index.shtml (abgerufen am 16.07.2014)

Read J, Mosher LR, Bentall RP (eds.) (2004) Models of Madness. Psychological, social and biological approaches to schizophrenia. Brunner-Routledge Hove

Roth G (2003) Aus Sicht des Gehirns. Suhrkamp Frankfurt am Main

Scharfetter C (2006) Eugen Bleuler 1857-1939. Polyphrenie und Schizophrenie. vdf Hochschulverlag Zürich

Scharfetter C (2011) Spurensuche in der Psychopathologie. Verlag Wissenschaft und Praxis Sternenfels

Schmidt-Degenhard M (1992) Die oneiroide Erlebnisform. Zur Problemgeschichte und Psychopathologie des Erlebens fiktiver Wirklichkeiten. Springer Berlin Heidelberg New York

Stanghellini G (2009) The meanings of psychopathology. Curr Opin Psychiatry 22, 559 - 564

Thompson E (2007) Mind in Life. Biology, Phenomenology and the Sciences of Mind. The Belknap Press of Harvard University Press Cambridge/Mass London

[24] vgl. Fußnote 12

2 Unausgeschöpftes in der Psychopathologie von Karl Jaspers

Wolfgang Blankenburg

2.1 Einleitung

Das Thema „Unausgeschöpftes in der Psychopathologie von Karl Jaspers" ist, so viel auch schon über K. Jaspers aus der Sicht unseres Fachgebietes geschrieben wurde, selbst unerschöpflich. Unausgeschöpft ist das Thema vor allem dann, wenn man dabei nicht nur das *von uns*, sondern auch das *von Jaspers selbst* (im Hinblick auf seine für ihn maßgebenden Vorbilder) Nicht-Ausgeschöpfte im Auge hat. Wir werden also im folgenden etwas ungewöhnlich vorgehen, indem wir von Jaspers aus einen Sprung nach rückwärts zu seinen geistigen Ahnherren vollziehen, um von ihnen her sodann einen Sprung in die Gegenwarts- und Zukunftsaufgaben der Psychopathologie zu wagen. Leitend ist dabei, was Jaspers selbst (in Bezug auf Kierkegaard und Nietzsche) sagt: „Was Kierkegaard und Nietzsche bedeuten, wird erst kund durch das, was aus ihnen in der Folge wird" (1947, S. 23).

Unter den erklärten Lehrmeistern von Jaspers seien nur einige wenige genannt und zwar bevorzugt solche, die für uns heute noch von Bedeutung sind oder in gewandelter Gestalt neu an Bedeutung gewonnen haben. Daß dabei Denker in den Blickpunkt rücken, die nicht Psychiater, sondern Philosophen und Geisteswissenschaftler waren, hängt nicht in erster Linie damit zusammen, daß das Symposium, in dem die nachfolgenden Ausführungen erstmals vorgetragen wurden, Psychiater und Philosophen zusammenführte, sondern daß das, womit

Jaspers die Psychopathologie bereicherte und entscheidend zu ihrer Grundlegung beitrug, zu einem guten Teil tatsächlich von ihnen her angeregt ist.

Vier Themenkreise seien im folgenden in den Vordergrund gestellt:

1. die Bedeutung der Methodologie für die Psychiatrie überhaupt; speziell die Bedeutung der Gegenüberstellung von „Erklären" und „Verstehen" sowie – damit nicht identisch, aber verwandt – diejenige von nomothetischem und idiographischem Wissenschaftsideal,
2. die Bedeutung der Phänomenologie für die Psychiatrie, speziell für das „statische" Verstehen in der Psychopathologie,
3. die Bedeutung des „genetischen" Verstehens und von Grenzen desselben für die Psychiatrie (einschließlich der Frage nach dem Verhältnis zwischen „Verstehen" und „Verständigung"),
4. die Frage nach der Bedeutung der „Existenzerhellung" für die Psychopathologie und Psychotherapie. Genauer: Hat die Existenzerhellung i. S. von Jaspers eine Bedeutung für das, was zwischen Patient und Arzt geschieht? Hat Jaspers das, was Kierkegaard – unter Berufung auf Sokrates – „Mäeutik" nennt, für die Praxis im Umgang mit dem Kranken hinreichend fruchtbar gemacht?

Für den *zuerst* genannten Themenkreis wird auf Droyßen (1962), Dilthey (1922, 1974), Rickert (1920, 1921) und Windelband (1921) zurückgegriffen unter Hinweis auf die seit einigen Jahren in der Diskussion befindliche „3. Runde" der Erklären-Verstehen-Kontroverse (Apel 1978, 1979), auf den Beitrag der Psychoanalyse zu dieser Thematik und auf den Einbruch der Systemtheorie in die Psychopathologie.

Für den *zweiten* Themenkreis gilt es, sich die Phänomenologie Edmund Husserls und deren (an Jaspers vorbei erfolgte) weitere Entwicklung bis in die Gegenwart vor Augen zu führen, vor allem jene Strömungen, die die intersubjektive Konstitution der Lebenswelt, die Grundlagen („basic rules") der Alltäglichkeit des Daseins und das „methodisch kontrollierte Fremdverstehen" zu ihrem Hauptthema gemacht haben (Arbeitsgruppe Bielefelder Soziologen 1973, Bergmann 1980, Blankenburg 1971, Blankenburg 1983, Grathoff & Waldenfels 1983, Natanson 1963, Schütze et al. 1973, Straus 1963, Wieder & Zimmermann 1976).

Hinsichtlich des *dritten* Themenkreises wäre auf die Entwicklung der Hermeneutik seit Dilthey (vgl. den Dilthey-Kongreß 1983) zu verweisen, aber mehr noch auf die von Jaspers' hochverehrtem Lehrer Max Weber (1913, 1922) ausgegangene „Verstehende Soziologie", die sich – ebenfalls an Jaspers vorbei – (vor allem durch die Mittlerfunktion von A. Schütz [1970/1972]) mit der zuvor genannten Weiterentwicklung der Phänomenologie vereinigt und aus sich die Richtungen der Ethnomethodologie, der Ethnographie und der modernen soziologisch orientierten Biographie-Forschung entlassen hat.

Für den *vierten* Themenkreis ist unter den erklärten Lehrmeistern von Jaspers vor allem auf Soeren Kierkegaard und die von ihm befruchtete Existenzanalyse zu verweisen. Die Anregung zu der etwas kühnen Aufgabenstellung des vorliegenden Beitrages ging vor allem von diesem zuletzt genannten Themenkreis aus, obwohl er zugleich derjenige ist, der am meisten offenläßt und von seinem Wesen her unausgeschöpft bleiben muß.

Soweit ein vorläufiger Überblick. Ein Schritt zurück zu den Quellen, aus denen Jaspers schöpfte, d. h. zu seinen Lehrmeistern, soll zu einem Sprung nach vorn in die Gegenwart und Zukunft motivieren. Ein sicherlich vermessenes Unterfangen, das nicht mehr als einen Aufriß erlaubt. Es wird eines bedeutenderen Kräfteeinsatzes bedürfen, um auch nur einiges von dem zu konkretisieren, was hier als anstehende Aufgaben skizziert wurde. Ob Karl Jaspers diese Aufgaben ebenso sehen würde, ist mehr als fraglich. Doch sollte man dabei im Auge behalten, daß der vorliegende Beitrag keine historischen Absichten verfolgt. Es geht vielmehr um die für uns heute aktuelle Frage nach einer handlungsrelevanten Psychopathologie und auch um die Frage nach den Grenzen zwischen psycho(patho)logisch und nicht-psycho(patho)logisch orientierter Interpretation der Krisenhaftigkeit des menschlichen Daseins. Berufenere mögen beurteilen, inwieweit es berechtigt ist, derartiges im Anschluß an das imponierende Werk von Karl Jaspers zu diskutieren.

2.2 Zur methodologischen Ausrichtung der Psychopathologie von Karl Jaspers

Die Psychopathologie verdankt Karl Jaspers ihre methodische Orientierung. Dies ist unumstritten. Die Relation zwischen den Eigenheiten einer Methodik und der durch sie sich erschließenden Wirklichkeit wurde von keinem Psychiater vor ihm auch nur annähernd so scharf erkannt und durchdacht wie von ihm. Dieses Verdienst ist immer wieder herausgearbeitet und eingehend gewürdigt worden. Dabei darf freilich nicht übersehen werden, daß die Übertragung der Dichotomie von „Erklären“ und „Verstehen“ aus dem Methodologischen ins Sachliche (z.B. in Form der Gegenüberstellung von „Prozess“ und „Entwicklung“) auch ungute Folgen gezeitigt hat (Baeyer 1979, Heimann 1950, Schweizer 1924, Tatossian 1979), von denen sich die mitteleuropäische Psychiatrie bis heute noch nicht ganz freigemacht hat. Inwieweit Jaspers selbst für diese Folgen verantwortlich zu machen ist oder nur ein Mißverstehen seiner Intentionen vorliegt, sollte man nicht vorschnell beantworten. Aber selbst dort, wo man ihn gleichsam „gegen den Strich“ liest (wie dies Kisker [1955] in Bezug auf Kurt Schneider empfahl), führt das zu tieferen Einsichten.

Nachdem die Psychopathologie in den 60er- und 70er-Jahren in eine tiefe Krise (Janzarik 1976, Glatzel 1978, Blankenburg 1978, Pethö 1974) geriet, erlebt sie seit einigen Jahren einen deutlichen Aufschwung. Diesen Aufschwung erfährt sie nicht nur durch die Hereinnahme systemtheoretischer und interaktionaler Gesichtspunkte, sondern vor allem auch dadurch, daß intensiv an einer Psychopathologie gearbeitet wird, die nicht mehr nur distanziert beschreibt, sondern es sich zur Aufgabe gemacht hat, psychopathologische Abwandlungen des Menschseins so weit aufzuschlüsseln, daß Strukturen sichtbar werden, aus denen sich Anweisungen für die Therapie entnehmen lassen (Foudraine 1976,

Scharfetter 1981, Winkler 1981). Es handelt sich um eine Psychopathologie, die ihre Erfahrungsquelle in „teilnehmender Beobachtung“ (Sullivan 1953) sucht. Die Psychopathologie von Karl Jaspers gilt demgegenüber als eine des „distanzierten Beobachters“ (Stierlin 1952/53, Stierlin 1974, Foudraine 1976). Daß Jaspers in dieser Weise wirksam geworden ist, läßt sich kaum bezweifeln. Doch kann man fragen, ob sich nicht auch andere Konsequenzen aus seinem Werk herleiten lassen und ob einer gewissen Distanziertheit (i. S. eines Geltenlassens des Anderen *als* des *Anderen*, des Andersartigen *als* eines ganz Andersartigen) heute, nachdem wir den Wert des Gegenteils – d. h. die hohe Bedeutung der Gegenidentifikation (Benedetti 1981) mit dem Kranken – kennengelernt haben, wieder ein neuer Stellenwert einzuräumen ist.

Jede Methodologie ist zwiespältig: Sie kann dazu verführen, durch ein immer wieder erneutes kritisches Bedenken möglicher Zugangswege, diese Wege gar nicht erst zu beschreiten, infolge ständigen Schleifens der Werkzeuge diese gar nicht erst zu erproben oder am trockenen Ufer, Schwimmen lehren zu wollen; kurz: Methodologie kann dazu dienen, sich die Realität vom Leibe zu halten. Auf der anderen Seite kann sie aber auch behilflich sein, sich der Realität rückhaltloser zu stellen. Denn jede Methode bedeutet für sich allein – durch die mit ihr verbundene Kategorialisierung – eine Prokrustes-Beschneidung der Wirklichkeit. Methoden können nicht nur als wirklichkeits*er*schließend angesehen werden; sie tragen vielmehr stets auch einen wirklichkeits*ver*schließenden Charakter, d. h. sie dienen zugleich der Abwehr (noch) nicht zu bewältigender Realität. Dieser zuletzt genannte Gesichtspunkt wurde besonders scharf von G. Devereux (1976) herausgearbeitet. Methodologie öffnet den Blick für diese Dialektik.

Jaspers war einerseits von früh auf methodenbewußt: Bereits im Physikum antwortete er – nach dem Bau des Rückenmarkes gefragt –, zum Erstaunen des Prüfers in der Weise, daß er die verschiedenen Untersuchungsmethoden angab und was mit ihnen jeweils sichtbar gemacht werden konnte (1977, S. 25). Auch in der Allgemeinen Psychopathologie blieb es sein Prinzip, „die Erkenntnisse zu entwickeln und zu ordnen am Leitfaden der Methoden, das Erkennen zu erkennen und dadurch die Sachen zu klären". Andererseits kannte er auch recht gut die Gefahren jeglicher Methodologie, wie eine scharfe (in den Augen des Verf. unangemessen scharfe) Kritik an Kronfelds Buch „Das Wesen der psychiatrischen Erkenntnis“ (Jaspers 1921) zeigt. Dort heißt es: „Nun ist gerade bei logisch-methodologischen Erscheinungen ein Kriterium ihrer Fruchtbarkeit, ob sie dem Autor sich als dienlich erweisen, entweder neue materiale Erkenntnisse zu gewinnen oder das Chaos vorhandener Meinungen, Behauptungen, Tatsachen in einer materialen Darstellung zu ordnen, zu klären und in ihren Wertunterschieden sichtbar zu machen“ (womit Jaspers indirekt sein eigenes Ziel umreißt). „Ich mißtraue rein logischen Erörterungen. Es kommt mir vor, als wenn mir jemand am Ufer Vorträge über das richtige Schwimmen hält, und ich möchte doch lieber ihn schwimmen sehen – und dann auch über die Methode hören und nachdenken.“ Der Erfolg hat Jaspers zunächst einmal Recht gegeben. Seine Methodologie hat anfangs fruchtbar gewirkt, aber nicht auf die Dauer. In den späteren Jahrzehnten hat sie – vor allem durch die als Alternative verstandene Gegenüberstellung von „Erklären“ und „Verstehen“ und das damit verbundene „Unverständlichkeitstheorem“ (s. u.) – die Weiterentwicklung der Psychiatrie eher gehemmt. Ihr Einfluß blieb begrenzt. Stark prägend wirkte sie nur im deutschsprachigen Raum (unter Aussparung z.B. der Tübinger Schule und der von der Schweiz und den USA her beeinflußten Psychiatrie), sowie im spanisch-lateinamerikanischen (Dörr-Zegers 1979, Prini 1983) und japanischen Sprachraum (Kimura 1979). Die englischsprachige Psychiatrie hat sich dagegen vom methodologischen Denken Jaspers' wenig oder gar nicht beeinflussen lassen. Ein Vergleich läßt allerdings nicht nur die positiven Seiten eines nichtmethodologischen Vorgehens sehen, sondern auch das, was an ordnendem und klärendem Geist dadurch dort fehlt.

Eigentümlicherweise gab es im vergangenen Jahrzehnt weniger im deutschsprachigen als vielmehr im französischen Sprachraum Versuche einer neuen psychiatrischen Methodologie. Ich denke dabei an die „Metapsychiatrie“[25] von P. Marchais (1974), die versucht eine Synopsis der unterschiedlichen methodischen Zugangswege zur Psychiatrie bzw. Psychopathologie zu geben mit dem Ziel, dadurch einen konzertierten Verbund der Methoden im Hinblick auf die antizipierte Einheit ihres Gegenstandes zu ermöglichen. Jaspers wird hierbei ebensowenig wie andere Autoren des deutschsprachigen Schrifttums erwähnt. Ob Marchais mit seinem Unterfangen einer Synopsis der Methoden im Gegensatz zu Jaspers nicht gerade die Sterilität methodologischer Systematik bestätigt, wird die weitere Zukunft zeigen. Ähnliches gilt für die Übersicht von Lanteri-Laura und del Pistoia (1981). – Die eingehendste Auseinandersetzung mit der Jaspers'schen Methodologie findet sich bei Glatzel (1978, 1981, 1981 b).

Wolfram Schmitt (1980, S. 6) resümiert: „Man wird nicht behaupten können, daß die Psychiatrie methodologisch über Jaspers hinausgelangt ist.“ Soviel ich auch im übrigen den überaus sorgfältigen Jaspers-Interpretationen von W. Schmitt verdanke, hierin vermag ich ihm nicht beizustimmen: es sei denn, man denke in diesem Zusammenhang nur ganz allgemein an die Möglichkeit überhaupt, mit Hilfe von methodologischen Überlegungen den Gefahren einer Verabsolutierung einzelner Methoden in der Psychiatrie entgegenzutreten; Gefahren, die es freilich in unserem Fachgebiet immer wieder erneut zu bekämpfen gilt. Im übrigen haben aber der Einbruch der Systemtheorie und der interaktionalen Ansätze (Glatzel 1978, 1981) in die Psychiatrie, sowie die kritischere Infragestellung der Normalität des „Normalen“ (s. u.) zu einer so gründlichen Neuorientierung geführt, daß man nicht mehr nur von einer Paradigmakrise, sondern inzwischen auch von einem Paradigmawandel (Blankenburg 1978, 1980) sprechen kann und muß. Dieser impliziert aber zugleich eine methodologische Neubesinnung.

Beherrscht wird die Methodologie der Jaspers'schen Psychopathologie von der Dichotomie zwischen Erklären und Verstehen. Sie entstammt der geisteswissenschaftlichen Tradition, die durch Droysen (1962) und Dilthey (1922, 1974) geprägt wurde, im weiteren durch Rickert (1920, 1921), Windelband (1921), Simmel (1892), Spranger (1925) und nicht zuletzt durch den von Jaspers hochverehrten Max We-

[25] Das Praefix „Meta“ ist dabei nicht im Sinne von Metaphysik, auch nicht im Sinne der Metapsychologie Freuds verwendet, sondern in dem Sinne, in dem man von „Metasprache“ spricht.

ber (1913, 1922), der als Vater der „Verstehenden Soziologie“ gelten kann. Eigentümlicherweise hat sich Jaspers mit diesen seinen Lehrmeistern (ebenso wie mit denen der Phänomenologie, vor allem Husserl, s. u.) kaum auseinandergesetzt. Erst in der (über 30 Jahre nach der ersten Auflage während des 2. Weltkrieges überarbeiteten) Neuauflage von 1946 (S. 250 f.) widmete er ihnen eine längere Anmerkung. Hinsichtlich der genaueren Bestimmung des wechselseitigen Verhältnisses von Verstehen und Erklären (Apel 1979, 1978, 1984, Bade 1915, Binswanger 1913, 1927, Blankenburg 1982, Diemer 1917, Dilthey 1922, 1974, Gadamer 1965, Graumann 1976, Gruhle 1956, Günther 1934, Habermas 1984, Häfner 1963, Heidegger 1954, Heimann 1950, Heimann 1979, Henrich 1974, 1983, van der Hoop 1921, Kehrer 1951, Roffenstein 1926, Schmitt 1979, Stierlin 1952/53, Tellenbach 1975, Wach 1926-1933, Waldenfels 1980, Weber 1913, 1922, Witter 1963) gab es bereits unter diesen Vorgängern von Jaspers deutliche Unterschiede (vgl. dazu W. Schmitt [1979]). Es ist kein Zufall, daß der Soziologe unter ihnen, Max Weber, am deutlichsten die Überschneidungen beider Vorgehensweisen sah (vgl. dazu außer W. Schmitt neuerdings P. Warsitz [1984] sowie H. Baier [1984] und andere Beiträge zum Dilthey-Kongreß 1983 in Trier).

Auf die sehr rege Weiterentwicklung der Erklären-Verstehen-Kontroverse im Verlauf der 70er-Jahre - Apel (1979, 1978, 1984) spricht von einer „dritten Runde“, Warsitz (1984) neuerdings sogar von einer „vierten Runde“ - hat Jaspers keinen nennenswerten Einfluß ausgeübt. Er wird in diesem Zusammenhang kaum zitiert. Das gilt auch vom Dilthey-Kongreß 1983 in Trier. Obwohl Jaspers das Material einer ganzen Einzelwissenschaft - der Psychopathologie - auf diese Fragestellung hin durchgearbeitet hat, trug er wenig zur wissenschaftstheoretischen Diskussion bei, deren Wendung im letzten Jahrzehnt er nicht mehr miterlebte. Diese neue „Runde“ der Erklären-Verstehen-Kontroverse hat auch in der Psychopathologie ihren Widerhall gefunden. Zu verweisen ist auf Möller (1976), der gemäß dem Hempel-Oppenheim-Schema das Verstehen als eine eigenständige wissenschaftliche Methode im Bereich der Psychiatrie für obsolet hält und auf Schäfer (1979), Schleiffer (1980), Kittel (1982), Blankenburg (1981) u. a., die dem kritisch entgegengetreten sind. Daß die Gegenüberstellung von Erklären und Verstehen nicht nur für die Psychopathologie von großer Bedeutung ist, sondern auch für die Konzeptionalisierung der Psychotherapie, hat der Autor in einem schematischen Aufriß (1982) der diesbezüglich polaren Ausrichtung psychotherapeutischer Verfahren gezeigt (vgl. Nervenarzt 54 (1983) S. 145).

Die in diesem Schema verdeutlichte Polarisierung einander entgegengesetzter methodischer Einstellungen - zwischen denen es freilich gleitende Übergänge aller Art gibt - folgt der Kontrastierung von Erklären (als einem notwendig auf Heteronomie ausgerichteten Vorgehen) und Verstehen (als einem bis zu einem gewissen Grade stets Autonomie voraussetzenden Vorgehen). Sie kann sich auf Jaspers und die Tradition, der er sich verpflichtet wußte, berufen. Die Kontrastierung von Distanzieren und Partizipieren findet sich allerdings in dieser Form bei Jaspers nicht, auch nicht die Gegenüberstellung von - damit verbundenen - reduktionistischen (ontologisch herunterprojizierenden) und den entgegengesetzten (ontologisch hinaufprojizierenden) Tendenzen. Aber die Kontrastierung einander entgegengesetzter Hybris : einmal derjenigen, alles erklärbar und letztlich manipulierbar, zum anderen derjenigen, alles verstehbar machen zu können, und mehr noch die Kontrastierung des methodologischen Selbstmißverständnisses, welches mit dem Erklären Verständniserwartungen verbindet, mit jenem, wonach umgekehrt ein tieferes Verstehen jegliches Erklären überflüssig machen soll – dies alles dürfte Auffassungen wiedergeben, die K. Jaspers ganz und gar als die seinigen – ja geradezu als ein Kernstück seiner methodologischen Bemühungen – anerkannt hätte.

Welche Bedeutung hat die Methodologie von K. Jaspers im Hinblick auf den Stellenwert des „Erklärens" in der Psychiatrie? Er leistete mit ihr wesentliche Abgrenzungsarbeit. Wichtig wurde vor allem seine Kritik an allen Theorien, die auf Wegen des Verstehens erschlossene Zusammenhänge in ein System von Erklärungen umfunktionierten, ohne über das Verstehen hinaus sich dabei auf empirische Befunde stützen zu können. Dies traf zur damaligen Zeit auf die hirnpathologische Lehre von Wernicke zu, die Jaspers als „Hirnmythologie" verwarf; sie hat in den nosologischen Bemühungen der Kleist-Leonhard'schen Schule eine gewisse Fortsetzung erfahren, die Jaspers ebensowenig gutheißen konnte (1946, S. 403, 494). – Auch die Psychoanalyse war für Jaspers (1946, 1963, 1951; Schmitt 1979, 1980; Warsitz 1984) eine Lehre, die in den Bereich des Verstehens Hineingehörendes in „Erklärungen" umfunktioniere und bereits insofern als unwissenschaftlich angesehen werden müsse. Damit stieß er auf erbitterte Kritik (van der Hoop 1921, Kehrer 1951, Kunz 1975, Pfister 1952, Schultz-Hencke 1951, Schweizer 1924, Seidler et al. 1978, Stierlin 1952/53, 1974, Wiesenhütter 1979). Heute könnte man auf Kohut (1975, S. 79) verweisen: „Während die mystische Introspektion verstehen mag, aber nicht erklärt, und die voranalytische wissenschaftliche Psychologie erklärt, was sie nicht versteht, erklärt die Psychoanalyse, was sie versteht." Ein hoher Anspruch, dessen Berechtigung im Hinblick auf den Standpunkt, den Jaspers einnimmt, pro und contra zu diskutieren wäre, was an dieser Stelle aber zu weit führen würde. Den umfassendsten Überblick über Jaspers' Auseinandersetzung mit der Psychoanalyse gibt Warsitz (1984).

Die strenge Trennung von Erklären und Verstehen, wie sie Jaspers vertrat, ist nicht nur methodologisch fragwürdig (Apel 1979, 1978, 1984, Baier 1984, Binswanger 1927, Blankenburg 1981, Glatzel 1978, Kehrer 1951, Kretschmer 1983, Kunz 1947/48, Pauleikhoff 1952, 1974, Scharfetter 1981, Schipperges 1975, Schmitt 1979, 1980, Schweizer 1924, Stierlin 1952/53, Tellenbach 1975, Zeh 1971). Auch in sachlicher Hinsicht ergeben sich – z.B. durch den Einbruch der Systemtheorie in Bereiche, die früher als eine Domäne des Verstehens galten (z.B. Familiendynamik), wie umgekehrt durch tiefenpsychologisches Verstehen von zuvor mechanistisch gedeuteten Defiziten als Abwehrmaßnahmen des Ich – Schwierigkeiten. Ob die Jaspers'sche Sicht tatsächlich so dichotomisch war, wie manche seiner Nachfolger sie auslegten, ist zu bezweifeln. Es gibt Stellen, die belegen, daß Jaspers für eine mehrdimensionale Betrachtungsweise durchaus offen war. Zu seiner Zeit (1913) war die Abgrenzungsarbeit, die er leistete, sicher notwendig und fruchtbar. Man darf nicht vergessen, daß Jaspers nur sehr kurz (wenn auch nachhaltig) in die Geschichte unseres Faches eingegriffen hat. Es ist nicht abzusehen, wie sich seine Auffassung weiterentwickelt hätte, wenn er der Psychiatrie – insbesondere der Praxis der Psychiatrie – verbunden geblieben wäre. Im übrigen liegt der eigenständige Beitrag, den Jaspers für die Psychopathologie leistete, – von dieser Abgrenzungsarbeit einmal abgesehen – nicht in der „erklärenden", sondern in der „verstehenden" Psychopathologie.

2.3 Phänomenologie als Methode der Psychopathologie

Innerhalb der Methoden des „Verstehens" unterscheidet Jaspers *statisches* und *genetisches* Verstehen. Statisches Verstehen („Zustands-Verstehen") basiert auf „Phänomenologie" im Sinne einer deskriptiven Erfassung desjenigen, was im Erleben des Kranken vorgeht – ohne jeden Begründungsanspruch. Als *„subjektive"* Psycho(patho)logie stellt Jaspers sie der objektiven gegenüber, d. h. der „Leistungspsychologie", der „symptomatischen Psychologie" und der „Ausdruckspsychologie" (die späteren Auflagen der Allgemeinen Psychopathologie fügen noch „Welt-" und „Werkpsychologie" hinzu). Die Methode dieser Phänomenologie ist die des *Sichhineinversetzens* in den Kranken und zwar auf dem Weg über dessen (durch Introspektion gespeiste) Selbstschilderungen. Diese Selbstschilderungen werden – ebenso wie das beobachtbare Verhalten – insbesondere Ausdrucksverhalten – aber nicht einfach für bare Münze genommen. Die phänomenologische Erfassung geschieht vielmehr diaphänomenal *durch* sie *hindurch*. Das, was sich vom Kranken auf verbalem Wege in Erfahrung bringen läßt, wird (in möglichster Vollständigkeit) kritisch gesichtet und mit Hilfe dessen revidiert, was durch andere Zugangsweisen (z.B. durch Erfassung des Ausdrucks) zu ermitteln ist. Verbal und nonverbal Vermitteltes ergänzen und relativieren einander, bestätigen sich oder stellen sich wechselseitig in Frage. Was sich daraus ergibt, gilt dann aber als Befund (als „Tatbestand"), der als solcher ernst genommen und mit den objektivierbaren Beobachtungsergebnissen auf eine Stufe gestellt wird. Jaspers (1946, S. 47) räumte zwar ein: „Daß es bei diesem psychologischen Verfahren anders zugeht als in naturwissenschaftlichen Beschreibungen, ist offenbar: der Gegenstand ist nicht selber für unser Auge sinnlich da; die Erfahrung ist nur ein Vergegenwärtigen", aber – und darauf hob Jaspers ab – das logische Prinzip sei kein anderes. Damit sprach er dem auf diese Weise Ermittelten die gleiche Dignität (d. h. einen vergleichbaren oder sogar gleichen „Befund"-Charakter) zu wie dem selbst mit den eigenen Wahrnehmungsorganen Beobachteten. Methodisch stand dabei das Vorgehen in den Geisteswissenschaften (insbesondere in der Geschichtswissenschaft) Pate, wo mit noch weit weniger unmittelbar gegebenem Material gearbeitet werden muß als in der Psychiatrie. Die bis heute währende Bedeutung dieses Schrittes liegt darin, daß Jaspers damit den zu seiner Zeit erst aufkeimenden Behaviorismus, der in Bezug auf menschliches Seelenleben überhaupt nur noch „beobachtbares Verhalten" als wissenschaftlich ernst zu nehmenden Tatbestand zu akzeptieren gewillt ist, in seine Schranken wies. Etwas pointiert formuliert, konnte man in Bezug auf die Jaspers'sche Phänomenologie von einer „Rehabilitierung des menschlichen Innenlebens“[26] als eines wissenschaftlich ernst zu nehmenden Erfahrungsfeldes sprechen. Das ist nicht wenig.

Andererseits sollte man aber auch die Kritik von Erwin Straus (1963, S. 940) nicht vergessen, der schrieb: „Mit dem Hinweis auf die anschauliche Vergegenwärtigung individuellen seelischen Erlebens, auf das Hineinversetzen in Seelisches, wird ein, wenn nicht *das* Grundproblem der Psychiatrie, das ist die Frage nach der Möglichkeit der Verständigung und des Verstehens übersprungen.“ Dies mag seltsam klingen gegenüber einem Psychopathologen, der als Philosoph das Problem der Kommunikation – insbesondere der existentiellen Kommunikation – wie kaum ein anderer akzentuierte, ja es zu einem Hauptthema seines Philosophierens erhob. Bei Straus liegt offenbar die Betonung auf „Möglichkeit“ (i. S. von Ermöglichung). Mir scheint das Wort „Verständigung“ noch wichtiger zu sein. In einer Arbeit von Stierlin (1981), die vom Therapeuten als „Dialogspartner und Dialogsermöglicher“ handelt, findet sich beides vereinigt. Bei Jaspers behält das „Verstehen“ eine einseitige Ausrichtung: ausschließlich vom Verstehen-Wollenden her zum Zu-Verstehenden (d. h. zu demjenigen, der verstanden werden soll). Die Umkehrbarkeit der Richtung der Intentionalität vom Forschenden zum Beforschten bleibt außer Betracht. Es fehlt – zumindest in den psychopathologischen Schriften – eine Erörterung möglicher *Wechselseitigkeit*. Alles, was Jaspers über das Verstehen sagt, verrät zwar einen hohen Anspruch hinsichtlich Unmittelbarkeit. Dennoch bleicht dieses Verstehen eigentümlich abständig. es ist jene schwebende Abständigkeit, die das Jaspers'sche Werk überhaupt charakterisiert. Die Mittelbarkeit methodologischer Reflexion und die beanspruchte (oftmals sogar beschworene) Unmittelbarkeit der Kommunikation kommen nicht recht zueinander. Hart formuliert: Es handelt sich um ein Verstehen-Wollen ohne Arbeit an der Basis der Verständigung; zumindest ohne hinreichendes Bedenken einer möglichen Veränderung der Voraussetzungen und der Mittel für ein Sich-Verständigen (vgl. dazu Habermas 1984, Henrich 1974, 1983, Wach 1926-1933, Waldenfels 1980). Das alles zeigt sich nicht erst in der genetischen, sondern bereits hier in der „statischen“ Phänomenologie.

Das Ziel dieser (auf ein statisches Verstehen ausgerichteten) Phänomenologie ist es, – unter weitestgehender Ausklammerung aller theoretischen Vormeinungen und Erklärungen – das vom Patienten Erlebte so präzise wie möglich zu beschreiben und sodann nach einer „Ordnung“ zu suchen, „die die seelischen Phänomene nach ihrer *phänomenologischen Verwandtschaft* nebeneinander stellt, so wie etwa die unendlich zahlreichen Farben im Farbenkreis, resp. der Farbenkugel phänomenologisch befriedigend übersehbar gemacht sind“ (1963, S. 324). An die-

[26] Nicht nur die Bedeutung des Erlebens wurde von Jaspers rehabilitiert, sondern zugleich auch die Bedeutung des Individuellen gegenüber dem die einzelne Person subsumierenden Allgemeinen. Diejenigen Passagen, die den unschätzbaren Wert subtiler Biographien für die Psychiatrie , d. h. die eigenständige Bedeutung der Biographik (in Abhebung von jeglicher Kasuistik) herausarbeiten, gehören – heute ebenso gültig wie damals – zum Profiliertesten seiner „Allgemeinen Psychopathologie“. Dahinter steht die Idee eines „individuellen Gesetzes“ (Simmel 1892). In diesem Zusammenhang wäre näher auf die Unterscheidung von idiographischer und nomothetischer Methodik (Blankenburg 1981, Heimann 1950, Heimann 1979, Schleiffer 1980, Tellenbach 1975, Zeh 1971) einzugehen und auf das wechselseitige Verhältnis von Natur und Geschichte, was aber den gegebenen Rahmen sprengen würde.

ser Stelle – beim Vergleichen und Ordnen der Phänomene – hätte es nahegelegen, die rein deskriptiven Phänomenologie zu einer eidetischen Phänomenologie (Husserl [1901], Bd. II) auszubauen. Jaspers lehnte dergleichen – wie erst recht jegliche transzendentale Phänomenologie – entschieden ab. Broekman (1965) sieht in diesem Verzicht ein Versäumnis, mit dem Jaspers sich selbst um den eigentlichen Ertrag seiner Arbeit gebracht habe. Dabei hätte es für Jaspers nahegelegen, wenn schon nicht an Husserl, so doch an Max Webers Methode eines erfahrungsbezogenen Herausarbeitens von Idealtypen (vgl. Weingarten et al. 1976, S. 234) anzuknüpfen.

„Wesensschau" ist freilich ein Wort, das beim Erfahrungswissenschaftler damals wie auch heute noch zunächst einmal Abwehr hervorruft. Es muß auch eingeräumt werden, daß Husserls Verfahren der eidetischen Variation, durch das das „Wesen" einer Sache herausschälbar sein soll, Voraussetzungen impliziert, die er nur ungenügend kenntlich gemacht hat. Seine Wesens-Phänomenologie trägt zumindest zur Zeit der „Ideen I" (1913) noch stark platonische Züge. Von der Lebenswelt-Phänomenologie des späten Husserl her liegt es (in Abhebung davon) jedoch nahe, in der auf dem Wege der eidetischen Variation freigelegten Wesenskonfiguration durch Reflexion gegenständlich gemachte Gefügestrukturen eines vorgegenständlichen (und erst recht vortheoretischen) Umganges mit der Wirklichkeit wiederzuentdecken. Die nachjaspers'sche von der Verstehenden Soziologie und von der Lebenswelt-Phänomenologie her beeinflußte Psycho(patho)logie (Blankenburg 1983) nimmt diese Spur einer erfahrungswissenschaftlich orientierten Wesensphänomenologie wieder auf. Sie sucht nichts hinter den Phänomenen, sondern lediglich die in der Sicht latent enthaltene Einsicht – durch die Methode der „verdichtenden Beschreibung" zu explizieren.

Ein gleiches ist hinsichtlich der von Jaspers ebensosehr abgelehnten transzendentalen Fragestellung zu sagen: Ins Empirische gewendet begegnet sie uns heute wieder in der Frage nach den basalen Strukturen einer intersubjektiven Lebenswelt („basic rules"); eine Frage, die sich über die nach intersubjektiver Konstitution der Lebenswelt mit derjenigen nach einer transzendentalen Fundierung der Intersubjektivität und nach den Bedingungen der Möglichkeit „methodisch kontrollierten Fremdverstehens" (Schütze et al. 1973) verbindet.

2.4 Genetisches Verstehen

Wir kommen nun zum genetischen Verstehen, zur *„Verstehenden Psycho(patho)logie"* im engeren Sinne. Diese „Verstehende Psychologie" als eigene Methode in die Psychiatrie zwar nicht eingeführt (sie war immer schon integrierender Teil der psychiatrischen Praxis gewesen), aber – wissenschaftstheoretisch begründet und methodisch ausgebaut zu haben, ist die historisch bedeutsame Leistung von Karl Jaspers. Genetisches Verstehen ist vom statischen streng zu trennen. Auch hier geht es um ein *Sichhineinversetzen* nun aber nicht in Einzelphänomene des seelischen Lebens, nicht um ein Sichvergegenwärtigen von isolierten seelischen Erlebnissen – etwa einer Trugwahrnehmung (Jaspers 1963, S. 252ff.), einer Wahnbewußtheit (ebenda, S. 413ff.) o. ä. – es geht vielmehr um das Sichhineinversetzen in den Konnex seelischen Lebens. Das „Verstehen" gilt hier der Art und Weise, wie Seelisches „aus Seelischem" (bzw. aus dem Erleben einer bestimmten Situation) hervorgeht. „Verstanden" werden soll nicht allein, *was* ein Mensch erlebt und *wie* er es erlebt, sondern *warum* er etwas hier, jetzt, so erlebt.

Dieses „Warum" kann unterschiedlichen Charakter tragen. Jaspers unterscheidet:

1. das „rationale Verstehen", bei dem die Motivation eines Erlebens oder Tuns rational einsichtig ist, wie dies überall dort der Fall ist, wo der Mensch etwas aus Einsicht tut (was das gleichzeitige Vorhandensein unbewußter Motive und emotionaler Einflüsse freilich nicht ausschließt);
2. das „psychologische Verstehen" i. e. S., das durch „Einfühlung" versteht, „wie Seelisches aus Seelischem" – etwa ein Arger aus einer als ärgerlich erlebten Situation – hervorgeht. Anfangs schien Jaspers die Einfühlung mit dem genetischen Verstehen zu identifizieren, d. h. sie ausschließlich auf motiviertes Erleben und Verhalten zu beziehen. Später bezog er – freilich begrifflich nicht hinreichend geklärt – auch die „gesunden, allgemeinbiologischen Unverstehbarkeiten" (also z.B. reifungsbiologisch bedingte Veränderungen des Erlebens wie etwa pubertäre oder klimakterische Umbrüche) mit ein.

Die Begriffe „Verstehen" und „Einfühlung" sowie ihre wechselseitige Beziehung sind problematisch. Die erkenntniskritischen und wissenschaftstheoretischen Fragen, die damit verbunden sind, hat Jaspers – jedenfalls in seinen psychopathologischen Schriften – eher niedergehalten. Seine Auseinandersetzung mit der einschlägigen Literatur war spärlich. Man kann sagen, daß der große Erfolg, den seine „Allgemeine Psychopathologie" sogleich nach ihrem Erscheinen (1913) bei vielen Psychiatern seiner Zeit hatte (Baade 1915, Binswanger 1913, 1943, Bumke 1914, Gruhle 1947, Heimann 1950, Kehrer 1921, Schneider 1926), damit zusammenhängt, daß es Jaspers verstand, Probleme kurz und bündig zu übergehen, die die Psychiatrie als Einzelwissenschaft zur damaligen Zeit überfordert, irritiert oder unbeeinflußt gelassen hätten. Sein Erfolg ist mit von daher zu verstehen. Für die weitere Entwicklung der Psychiatrie hat sich dies aber eher verhängnisvoll ausgewirkt. Auch auf die weitere Entwicklung der „Erklären : Verstehen-Kontroverse" und insbesondere deren „dritte Runde (Apel 1979, 1978) hat Jaspers infolgedessen – wie bereits erwähnt – wenig Einfluß ausgeübt.

Dennoch kann man sagen, daß Jaspers' Selbstrestriktion Methode hatte. Wenn K. Schneider (1926, S. 281) als eines seiner Postulate hervorhob, „daß die Psychopathologie die Sprache der Normalpsychologie zu reden habe", so ist diese Bemerkung keineswegs so trivial, wie sie auf den ersten Blick erscheint. Vordergründig kann man darin die Abwehr anderer „Psychologien", wie z.B. der Tiefenpsychologie, sehen. Tiefer verstanden, ist darin die Forderung nach einer präziseren Erfassung der Normalität des Normalen enthalten, wie sie heute in den phänomenologischen Analysen der Lebenswelt-Bezogenheit des Menschen zum Thema gemacht wird (Blankenburg 1983). Als gemeinsamen Ahnherrn und Lehrmeister kann man auch hier wieder Max Weber nennen; schreiben doch Weber und Zimmermann (Wiesenhütter 1979, S. 125), sie hätten „herausgefunden, daß Webers ‚richtige kausale Deutung' eine Formalisierung des common-sense-Denkens" sei. Wir werden noch sehen, inwiefern das Jaspers'sche Unverständlichkeitstheorem eine Sanktionierung des common-sense darstellt als eines Maßstabes für die Psycho(patho)logie, als einer für den Normalen (entgegen aller Ver-rücktheit) unverrücklichen Plattform gesunder Selbst- und Weltauffassung (und damit der Normalität des Normalen).

Das „psychologische Verstehen" durch Einfühlung setzt voraus, daß „wir" – d. h. die Gemeinschaft der psychisch Gesunden – in bestimmten (inneren und äußeren) Situationen „ähnlich" empfinden und uns von daher einfühlen können nicht nur in das, *was* der Andere meint, fühlt, möchte etc., und *wie* er es erlebt, sondern auch *warum* das so und nicht anders geschieht. Diese „Warum"-Frage wird im Falle der Einfühlung nicht durch rationale Motive beantwortet, sondern durch partielle Identifikationsmöglichkeiten.

Jaspers ging bekanntlich in dieser Hinsicht so weit, daß er die Grenzen dieses Verstehens – also etwas Subjektives – für die sachliche Abgrenzung zwischen nichtkrankhafter seelischer *Entwicklung* und krankhaftem *Prozeß* verwendet wissen wollte. Die Frage, ob ein „Prozess" in jedem Fall organisch determiniert sein müsse, umging er mit der Unterscheidung zwischen (hirn)organisch determinierten prozesshaften Veränderungen des seelischen Lebens und einem „psychischen Prozeß". Die Verwendung des Begriffs „Prozess" in der Psychopathologie reicht viel weiter zurück (vgl. Jaspers 1963, 106). Durch Jaspers bekam sie aber eine besondere Prägnanz. „Prozesse" in seinem Sinn sind letztlich nicht zu „verstehen", sondern in erster Linie zu „erklären" (was freilich das Vorhandensein einzelner „verstehbarer" Elemente innerhalb eines psychotischen Prozesses auch in seinen Augen keineswegs ausschloß). Besonders verhängnisvoll wirkte sich aus, daß die wörtliche Bedeutung von „Pro-zeß" ein Voranschreiten meint. Wenn auch Jaspers sich von dieser prognostischen Implikation distanzierte, blieb sie dennoch dem pleonastischen Begriff „Prozeßpsychose" verbunden. Damit erhielt die ursprünglich rein methodologische Dichotomie von „Verstehen" und „Erklären" eine ebenso verführerische wie gefährliche pragmatische Konsequenz.

Jaspers stand damit nicht allein. Im selben Jahr (1913) wie die „Allgemeine Psychopathologie" – W. Schmitt (1980) hat darauf noch einmal aufmerksam gemacht – erschien unter dem Titel „Die Bedeutung des Symptoms in der Psychiatrie" eine Abhandlung von Gruhle (1913), in der dieser ganz ähnliche Ansichten vertrat. Er unterschied „kausale Verknüpfungen" und „verständliche Zusammenhänge" seelischer Vorgänge. Ob eine Aufeinanderfolge seelischer Vorgänge „verstehbar" sei oder nicht, wird ihm zum Kriterium für die Einteilung abnormer seelischer Verfassungen, d. h. zum entscheidenden Kriterium der Psychopathologie. Wem diesbezüglich die Priorität zukommt, sei hier offengelassen. Nach Janzarik (1984) war wahrscheinlich Wilmanns der eigentliche Pate dieser Konzeption. Wenn Jaspers in seiner „Philosophischen Autobiographie" (1977) schreibt, daß er bei der Abfassung seiner „Allgemeinen Psychopathologie" sich „getragen fühlte von dem Geist der Klinik und dem gemeinsamen Besitz", so ist das wohl so zu verstehen, daß sich aus den vielfältigen Diskussionen innerhalb der damaligen Heidelberger Klinik Ansichten herausschälten, deren Urheberschalt sich am Ende nicht mehr an nur einer einzigen Person festmachen ließ, was die Rede von der (älteren) „Heidelberger Schule" (Janzarik 1979) voll und ganz rechtfertigt.

Man kann nach alledem sagen: Jaspers – und mit ihm diese ältere Heidelberger Schule – kehrte den Dilthey'schen Satz „Die Natur erklären wir, das Seelenleben verstehen wir" (Dilthey 1974) in *der* Weise um, daß es nunmehr hieß: Soweit wir verstehen, handelt es sich um nichtpsychotisches Seelenleben. Wo das Verstehen aufhört, meldet sich die Natur – sei es in Form physiologischer (z.B. Müdigkeit, Schlaf) oder pathologischer Prozesse (d. h. in Form von das Seelenleben zerstörender Krankheit). Abgekürzt: Wo das Verstehen aufhört, müssen wir erklären. Soweit wir es mit wachbewußtem seelischen Leben zu tun haben, das sich als unverstehbar („unverständlich") erweist, handelt es sich um eine Psychose, die als ein Naturprozess anzusehen ist. Dies hatte selbstverständlich weitreichende, überwiegend einengende Auswirkungen auf die Richtung, in der nach therapeutischen Möglichkeiten gesucht wird. Es liegt auf der Hand, bei allem Verstehbaren an Psychotherapie zu denken, bei allem Unverständlichen dagegen an eine von außen angreifende kausale Behandlung, d. h. in erster Linie an eine somatische Therapie. Daß Jaspers selbst die Dinge differenzierter sah, insbesondere sah, daß es im Rahmen von Psychosen auch sehr viel Verstehbares gibt – K. Schneider (1955) brachte dies später auf die Formel, nur das Daß-Sein einer Psychose und das Formale an ihr sei unverstehbar und unterliege demnach allein dem Erklären; das Inhaltliche einer Psychose könne dagegen durchaus verstehbar sein –, wurde später oft vergessen.

Nichtsdestoweniger kann man in Bezug auf dieses Vorgehen von einem „Unverständlichkeitstheorem" sprechen. W. v. Baeyer (1979) sieht es so eng mit dem Werk von K. Jaspers verknüpft, daß er ihm den Namen „Jaspers-Theorem" gab. In feinster Ausziselierung findet es sich bei Müller-Suur (1980), der eine „bestimmte" (schizophrene) Unverständlichkeit von einer „unbestimmten" Unverständlichkeit unterscheidet.

Die Kontrastierung von

Unverstehbarkeit	vs.	*Verstehbarkeit*
|		|
Prozeß	vs.	*Entwicklung*
|		|
Psychose	vs.	*Neurose* (bzw. nichtpsychotisches Seelenleben)

ist wissenschaftstheoretisch bestechend. Auf die Entwicklung der Psychiatrie, insbesondere in therapeutischer Hinsicht, hat sie sich jedoch äußerst nachteilig ausgewirkt. Kritisch ist eingewendet worden, daß hier eine subjektive Unfähigkeit, nämlich das Nicht-Verstehen-Können, zum Kriterium einer Objektivität beanspruchenden Diagnostik gemacht werde. Läuft damit der Psychiater nicht Gefahr, seine eigene Borniertheit zum Maßstab der Sache zu machen? Psychoanalytiker (Foudraine 1976, van der Hoop 1921, Kohut 1975, Pfister 1952, Schultz-Hencke 1951, Seidler et al. 1978, Stierlin 1952/53, Stierlin 1974, Wiesenhütter 1979) sowie anthropologisch oder daseinsanalytisch orientierte Autoren (Binswanger 1913, 1927, 1943, Blankenburg 1971, Häfner 1963, Kunz 1941, 1947/48, Storch 1965, Tatossian 1979, Tatossian et a. 1973), haben daher mit Nachdruck dagegen opponiert.

In der Tat kann man im Verlauf einer tiefergehenden Psychotherapie Schizophrener immer wieder die Erfahrung machen, daß ein Erleben oder Verhalten, das anfangs völlig unverständlich erschien, bei näherer Kenntnis des Patienten allmählich verständlicher wird – so, wie es uns bei einer fremden Sprache ergeht oder bei Schriftzeichen, die wir anfangs vielleicht nicht einmal als solche wahrnehmen. – Der Versuch K. Schneiders (1955), an die Stelle von Verstehbarkeit deren intentionales Korrelat – d. h. „Sinngesetzlichkeit“ (vgl. dazu Kisker 1955, Müller-Suur 1980, Pauleikhoff 1952) – zum Kriterium zu erheben, führt diesbezüglich nicht weiter, verschleiert vielmehr nur den Tatbestand, daß auch hier letztlich die subjektive Fähigkeit, irgendwo Sinnzusammenhänge zu erkennen oder auch nicht, das entscheidende Kriterium bleibt.

Andererseits muß man einräumen, daß ein tiefenpsychologisches (z.B. psychoanalytisches) Verstehen keine scharfen Grenzen kennt und uns somit diagnostisch in Bezug auf die praktisch wichtige Abgrenzung zwischen Neurose und Psychose gelegentlich in Stich lassen kann. Demgegenüber muß man mit Avenarius (1968) feststellen, daß das Jaspers'sche Kriterium der Verständlichkeit bzw. Unverständlichkeit sich zwar nicht für den psychotherapeutischen Umgang mit dem Patienten, wohl aber für eine erste Orientierung in der „diagnostischen Anfangssituation“ bewährt hat. Dies obwohl – oder gerade weil – es recht „roh“ ist. Warum?

Die Begriffe „Verstehbarkeit“ bzw. „Verständlichkeit“ und „Unverständlichkeit“ sind mehrdeutig und bedürfen einer phänomenologischen Klärung – im Hinblick auf das, was wir jeweils in einer bestimmten Situation mit diesen Worten tatsächlich erfassen und was nicht. Am Ende konnte das, was wir in der „diagnostischen Anfangssituation“ mit dem Wort „unverständlich“ meinen, etwas anderes sein als dasjenige, wogegen ein Psychotherapeut, der seinen Patienten verstehen will und dies schließlich auch mehr oder weniger erreicht, Sturm läuft.

Obwohl ich selbst zu den entschiedenen Gegnern des sog. „Unverständlichkeitstheorems“ gehöre, weil es sich äußerst verhängnisvoll auf das Verhältnis zu schizophrenen Kranken auswirken kann, möchte ich doch im folgenden versuchen, einen wahren Kern in diesem Theorem herauszuschälen und somit seine partielle Berechtigung aufweisen. Dies nimmt der Kritik nichts von ihrer Schärfe, zeigt aber doch zugleich, welcher Sachverhalt eigentlich im Blick ist, wenn wir von einer „Unverständlichkeit“ beim schizophrenen Patienten sprechen. Dazu ist es zweckmäßig, den Begriff des Verstehens und den der Verständlichkeit zu differenzieren und zu spezifizieren, und zwar in einer Weise, wie sie durch die Verschmelzung der von Max Weber ausgegangenen Verstehenden Soziologie mit der phänomenologischen Erforschung der Alltags- bzw. Lebenswelt-Bezogenheit (Blankenburg 1983) des Menschen möglich geworden ist. Maßgebend hierfür ist das Werk von Alfred Schütz (1970/72) und die sich von da herleitende ethnographische und ethnomethodologische Forschung. Deren kategoriale Ansätze decken sich weitgehend mit dem, was die phänomenologisch-anthropologische Psychiatrie herausgearbeitet hat und bieten eine wichtige methodische Unterstützung.

Verständlichkeit besagt in diesem Kontext nicht „Interpretierbarkeit", sondern die Fähigkeit eines Menschen, sich intersubjektivitätsbezogen verständlich machen zu können. Und ebenso meint „Unverständlichkeit" hier nicht „Uninterpretierbarkeit", sondern daß ein Mensch „sich nicht auf die anderen versteht[27]", sich insbesondere nicht darauf versteht, sich anderen verständlich zu machen. Deshalb muß das, was er tut, erlebt, denkt, nicht unverständlich sein in dem Sinn, daß es nicht verstehbar werden könnte. Es handelt sich um zwei – wenn auch miteinander in Beziehung stehende – unterschiedliche Sachverhalte. Der hier geltend gemachte Begriff bezieht sich nicht auf isolierte intrapsychische Vorgänge, deren Abfolge verstehbar (einfühlbar) oder unverständlich (uneinfühlbar) sein kann, je nachdem, wer sich damit befaßt. Er zielt vielmehr auf die Intersubjektivitätsbezogenheit eines seelischen Erlebens und Verhaltens als eines eigenen Tatbestandes, der zwar schwer zu objektivieren ist, dennoch ein objektives, – wenngleich situationsabhängiges – Merkmal des jeweils zur Diskussion stehenden Erlebens bzw. Verhaltens darstellt.

Bei genauerem Hinschauen zeigt sich also, daß es im vorliegenden Zusammenhang gar nicht global um ein Verstehenkönnen (oder Nichtverstehenkönnen) seitens des Untersuchenden geht, sondern um die Feststellung der intersubjektiven Fundierung des Hintergrundes, auf den ein Mensch empfindend, intendierend, denkend, sich verbal oder nonverbal äußernd bezogen bleibt und zwar ganz gleich, ob er ein Konformist ist oder gegen die gesellschaftlichen Gepflogenheiten seiner Umwelt opponiert.

Unverständlichkeit bedeutet dann nicht, daß eine Handlung oder eine Außerung nicht irgendwie oder von irgendwoher verständlich gemacht werden kann, sondern daß derjenige, um den es geht, sich auf die anderen nicht mehr versteht und sich daher nicht mehr verständlich machen kann. „Verrückt" meint also nicht, daß ein Verhalten nicht verstehbar sei, sondern nur, daß es nicht hinreichend intersubjektivitätsbezogen ist (Blankenburg 1984).

Diese beiden Begriffe von „Unverständlichkeit" lassen sich auf folgende Weise verdeutlichen: in der hier versuchten Sinngebung meint „Unverständlichkeit", daß jemand sich nicht auf andere versteht, sich infolgedessen nicht verständlich machen kann und daher auch selbst auf einer bestimmten vorläufigen Ebene des Verstehens unverständlich bleibt – gerade auch dann, wenn er scheinbar etwas ganz „Verständliches" tut, wie z.B. eine im übertragenen Sinne gemeinte Äußerung wörtlich nimmt (etwa wie Till Eulenspiegel „mit-der-Tür-ins-Haus-fällt" oder nach Peters (1973) die Frage „Wo sind denn meine Hausschuhe?" nicht als Aufforderung, sondern als Erkundigung nach ihrem Standort versteht) und entsprechend handelt (Blankenburg 1984). Dies unter der Voraussetzung, daß derar-

[27] Das „Sich-Verstehen-auf" ist ein unscharfer Begriff, der aus der Umgangssprache stammt. In seiner Unschärfe kennzeichnet er aber recht treffend die Lebenswelt- und Intersubjektivitäts-Bezogenheit des Menschen. (vgl. Blankenburg 1983).

tiges nicht in absichtlicher Sinnverkennung geschieht, wie etwa bei Till Eulenspiegel oder ganz generell im Rahmen eines gegen bestimmte Gepflogenheiten opponierenden Verhaltens. Verständlich kann dergleichen sowohl auf der rationalen Ebene als auch auf der tiefenpsychologisch interpretierbaren Ebene eines Protestverhaltens sein, unverständlich ist es – freilich nur insoweit tatsächlich ein Nichtanderskönnen vorliegt – in Bezug auf die darin zum Ausdruck kommende Kontext-Blindheit. Storch (1965) hat nicht allein von einer „Daseinsverweigerung“, sondern auch von einer „Verstehensverweigerung“ der Schizophrenen gesprochen. Handelt es sich um eine bewußte Verweigerung, hat das natürlich nichts mit Krankheit zu tun; handelt es sich dagegen um eine schlichte Unfähigkeit, das „Sich-von-selbst-Verstehende“ als solches zu gewahren, sehr wohl. Wie „schlicht“ allerdings diese Unfähigkeit bei Schizophrenen ist (oder auch nicht), darüber ist der Streit bis heute noch nicht beendet.[28]

Die *Intersubjektivitätsbezogenheit* als Kriterium für „Verständlichkeit bzw. „Unverständlichkeit“ bedeutet demnach eine wesentliche Differenzierung, die diesen Begriffen ihren differentialdiagnostischen Wert zurückgibt, ohne damit psychodynamisch-psychotherapeutischen Bemühungen um ein Verstehen von vornherein einen Riegel vorzuschieben. Um die hier ins Auge gefaßte Unterscheidung zwischen „Unverständlichkeit“ und „Unverstehbarkeit“ noch einmal abschließend zu verdeutlichen, kann man die These formulieren: Daß jemand sich *„unverständlich“* verhält, muß *nicht notwendig unverstehbar* sein. Es handelt sich um zwei verschiedene Ebenen, die in der Vergangenheit durch äquivoke Begriffe von „Verstehen“ und „unverständlich“ miteinander verkoppelt bzw. fälschlicherweise als eine einzige ausgegeben wurden, was Verwirrung gestiftet hat. Das sollte in Zukunft nicht mehr geschehen (was nicht heißt, daß nunmehr einer aprioristischen Vorwegentscheidung in umgekehrter Richtung das Wort geredet werden sollte). Man konnte dann dem „Jaspers-Theorem“ (Baier 1984) in neuer Weise gerecht werden, indem man es zum Ausgangspunkt eines differenzierteren Studiums von Abwandlungen der Intersubjektivitäts-Bezogenheit menschlichen Erlebens, Verhaltens und Befindens (Blankenburg 1978, 1980, 1983) macht. Das wäre in einem anderen Kontext näher auszuführen.

2.5 Existentielles Verstehen

Während es in den ersten drei Auflagen der „Allgemeinen Psychopathologie“ um eine schlichte Dichotomie von Erklären und Verstehen geht und das Nicht-zu-Verstehende fast per definitionem – jedenfalls ex cathedra – dem Erklären überantwortet wird, ändert sich dies ab der 4. Auflage, die Karl Jaspers (auf dem Hintergrund seiner 1932 in drei Bänden veröffentlichten „Philosophie“) während der Zeit seiner Kaltstellung durch das Nationalsozialistische Regime im 2. Weltkrieg schrieb.

[28] D. h. es ist nicht hinreichend geklärt, inwieweit die bei Schizophrenen zu beobachtende Desymbolisierungen bzw. Konkretismen psychobiologisch als Ausdruck von „Basisstörungen“ zu erklären sind oder aber sozialpsycho(patho)logisch als Abwehr überfordernder Realität.

Das „Psychologische Verstehen" ist nun für ihn nicht mehr der einzige Antipode des Erklärens, sondern nimmt eine gewisse Zwischenstellung ein: Es erscheint hineingespannt zwischen das, was gleichsam unterhalb von ihm als „Erklären", *und* das, was gleichsam oberhalb von ihm als:

a) *„existentielles Verstehen"* und – davon zu unterscheiden –

b) *„metaphysisches Verstehen"* angesetzt wird.

Diese beiden (zuletzt genannten) Weisen des Verstehens ordnet Jaspers jedoch nicht mehr der Wissenschaft, sondern der Philosophie zu. Gerade weil er dem „Psychologischen Verstehen" neben dem „naturwissenschaftlichen Erklären" innerhalb der Psychiatrie als Wissenschaft ein Heimatrecht eingeräumt wissen wollte, war Jaspers hinsichtlich eines existentiellen und metaphysischen Verstehens diesbezüglich um so vorsichtiger. Allerdings wird man in der strengen Trennung, die er nicht nur in diesem Zusammenhang, sondern ganz generell zwischen Wissenschaft und Philosophie zog, keineswegs nur eine diplomatische Rücksichtnahme auf das Selbstverständnis der empirischen Wissenschaften sehen dürfen. Diese Trennung entsprach vielmehr – ganz im Sinne des Kantianers, der er durch und durch war – seiner ganz entschiedenen persönlichen Überzeugung.

Das bedeutete für ihn nicht, daß das metaphysische und vor allem das existentielle Verstehen dem Fachphilosophen vorbehalten bleiben sollte. Der rechte Psychiater, vor allem als Therapeut, vereinigt nach Jaspers – gleichsam in Personalunion – das psychologische Verstehen und das naturwissenschaftliche Erklären auf der *einen* Seite als Wissenschaftler mit dem existentiellen (evt. sogar metaphysischen) Verstehen auf der *anderen* Seite als philosophierender Arzt (Schmitt 1979, 1980, Warsitz 1984). „Nicht Vermischung, aber Synthese" (im Sinne einer Verbindung des sauber Getrennten) war seine Losung (Jaspers 1922).

Charakteristisch für Jaspers ist die scharfe Trennung, die er – der in beiden Bereichen zu Hause war – zwischen Psychopathologie (als einer Einzelwissenschaft) und Philosophie gewahrt wissen wollte. Von dieser Position her nahm er Stellung gegen jede wissenschaftliche Richtung, die den Anspruch auf eine ganzheitliche Erfassung des Menschen erhob. Daher verurteilte er die „Hirnmythologie" eines Wernicke ebensosehr wie die Psychoanalyse Freuds oder die Daseinsanalyse Binswangers. Es witterte in diesen Vorgehensweisen die Gefahren eines dogmatischen Totalitarismus; Gefahren, die er auf philosophischem Felde – von politischen Bedenken einmal abgesehen – auch bei Heidegger sah und die ihn (trotz einiger gemeinsamer Ausgangspunkte) zu entschiedener Ablehnung veranlaßten. Diese Gefahren eines dogmatischen Totalitarismus fürchtete er weit mehr als die Gefahren einer Selbstbeschneidung der Wissenschaft in partikularistischen Ansätzen. Insbesondere dürfte Jaspers die Gefahren, die die Methodenzentriertheit in den Einzelwissenschaften mit sich bringt, unterschätzt haben. Die *Kluft* zwischen einer *methodenzentrierten objektivistischen Wissenschaft*, die ständig Gefahr läuft, technokratisch zu entarten, und einer *existenzerhellenden, jegliche Vergegenständlichung transzendierenden* philosophischen *Reflexion*, die als solche aber eigentümlich vage bleibt und kaum Konsequenzen für die konkrete Bewältigung der Wirklichkeit zeitigt, ist eines der *ungelösten* Probleme, die uns Karl Jaspers hinterlassen hat. Sosehr er auch beides in wechselseitige Beziehung zueinander gesetzt wissen wollte, beharrte er – in einer anderen Weise als Heidegger – auf einer strikten Trennung von „Wissenschaft" und existentieller „Besinnung". Nichtsdestoweniger haben ihn zeit seines Lebens Philosophen besonders angezogen, die neben der philosophischen zugleich auch die psychologische Reflexion pflegten: Pascal, die französischen Moralisten, Nietzsche und – später – vor allem auch Kierkegaard. Es erscheint auf den ersten Blick paradox, daß Jaspers, der als Psychiater eine eher distanzierte Haltung zum „Gegenstand" verkörperte, als Philosoph „Existenzerhellung" als zentrale Aufgabe seines Philosophierens sah. Einiges, was für sein elementares Verhältnis zur Psychopathologie charakteristisch ist, kann man an seinem Verhältnis zu Kierkegaard ablesen.

Theunissen (Theunissen und Greve 1979, S. 65 f.) schreibt: „Fragen wir abschließend, inwiefern er (Jaspers/d.Ref.) etwas von der grundsätzlichen Bedeutung Kierkegaards kundgetan habe, so werden wir auf seine Allgemeine Psychopathologie zurückverwiesen. Entscheidendes lässt er dadurch an Kierkegaard sehen, daß er ihn in diese Wissenschaft einordnet." (Hinzugefügt sei: Nicht nur als einen psychopathologisch versierten Denker, sondern auch als einen „Gegenstand" derselben. Zögerte Jaspers doch nicht, die Möglichkeit offenzuhalten, daß Kierkegaard schizophren gewesen sein könne (Jaspers 1977, S. 175).) „Die Psychopathologie vermochte Kierkegaard zu befruchten, weil er menschliches Leben, wie Jaspers mit Recht betont, an sich selbst als Leiden erfuhr, als das Leiden, in dem noch die ‚Psychologie der Weltanschauungen' die durchgehende Verfassung aller ‚Grenzsituationen' erblickt (S. 218 f.), nicht, wie später die ‚Philosophie', bloß eine unter diesen Situationen neben Tod, Kampf und Schuld (1932, S. 483 ff.). Leiden aber war für ihn wesentlich Leiden an der schuldhaften Deformation des eigenen Menschseins. Aus der Tiefe dieser Deformation meinte er schließen zu dürfen, daß sie auch jene Menschen bis in den Grund prägt, die nicht an ihr leiden. Von daher lässt sich die allgemeine Psychopathologie, zu der er unterwegs war, im nicht-klinischen, wiewohl klinisch relevanten Sinne als Diagnose der faktischen Anomalität des sich selbst für normal haltenden Bewußtseins begreifen. Seine Bedeutung liegt letztlich in der methodischen Konsequenz, die er aus seiner Einsicht in die historische Universalisierung der Anomalität zog. – Kierkegaard war der erste, der es unter den gegebenen Umständen nicht mehr für möglich hielt, ein mitgebrachtes Menschenbild zur Norm zu erheben und an ihr die sogenannten Anomalien zu messen, und der statt dessen den Versuch unternahm, umgekehrt aus einer Analyse deformierten Menschseins Aufschlüsse über die Bestimmung des Menschen zu gewinnen" (Theunissen und Greve 1979, S. 65/66).

Theunissen räumt ein, daß sich Jaspers kaum über die prinzipielle Tragweite – und ich würde hinzufügen: Gefährlichkeit – dieses Ansatzes im klaren gewesen sein dürfte. Er habe aber dennoch „für ihn den Blick geschärft und zwar schon aufgrund der Tatsache, daß seine Kierkegaard-Rezeption von psychopathologischen Erkenntnisinteressen angeleitet war". Wenn diese Interpretation zu Recht besteht, würde Jaspers durch die Art und Weise, in welcher er Kierkegaard eine Bedeutung für die Psycho(patho)logie einräumt, einer dialektischen Betrachtungsweise (Blankenburg 1981) psychischen Krankseins den Weg gebahnt haben.

Noch unausgeschöpfter als diese theoretische Fragestellung ist das Problem der Beziehung zwischen der „Existenzerhellung“ als einem Zentrum Jaspers'schen Philosophierens und dem Umgang mit in den Grundfesten ihres Daseins erschütterten psychisch Kranken i. e. S. oder auch nur in einer seelischen Krise Befindlichen. Jaspers war, wie W. Schmitt (1980) prägnant herausgearbeitet hat, auch hier gegen jegliche Vermischung unterschiedlicher Verstehens- und Kommunikationsebenen - bei gleichzeitiger Betonung, daß ein guter Arzt auf allen diesen Ebenen zu Hause sein müsse. „Die Synthese - nicht die Vermischung - aller nur möglichen Wege mit hellem Bewußtsein der Methode bei jedem Schritt, das scheint mir das Ideal, zumal für den Psychiater, dessen Wissenschaft der Aufgabe nach so universal ist, wie kaum eine andere“, schrieb Jaspers 1922 in einem offenen Brief an K. Birnbaum. Es fragt sich nur, inwieweit eine solche Sauberkeit im methodologischen Unterscheiden verschiedener Ebenen dem praktisch-psychotherapeutischen Zugang zum Patienten förderlich ist. Setzt diese „Sauberkeit“ nicht eine Distanz, die nur am Schreibtisch zu gewinnen ist, voraus? Uns, den Nachfahren, stellt sich angesichts dieses Rückbezuges von Jaspers auf Kierkegaard unvermeidlich die Frage: Wie sieht ein aus der Einheit von Theorie und Praxis erwachsenes mäeutisches Wirken, das den Menschen „auf sich selbst zurückwerfen und zur Selbstwirksamkeit anleiten will“, im Umgang mit in einer seelischen Krise befindlichen Menschen aus? Welche ganz konkreten Schritte sind zu gehen? Wie ist vor allem das rechte Maß zwischen Selbsterhellung, die stets auch Selbstverunsicherung mit sich bringt, und neuem Grundfassen zu bestimmen? Die von Jaspers sorgfältig gehütete Grenze zwischen therapeutischem Akte und existentieller Kommunikation (in Selbsterhellung wie in Fremderhellung) bleibt für uns letztlich ein Problem; vor allem dort, wo man nicht aus der Distanz „über“ klare begriffliche Unterscheidbarkeiten nachdenkt, sondern sich selbst im therapeutischen Prozess mit darinnen befindet.

Literatur

Apel K-O (1979) Die Erklären : Verstehen-Kontroverse in transzendentalpragmatischer Sicht. Suhrkamp, Frankfurt

Apel K-O, Manninen J, Tuomela R (Hrsg) (1978) Neue Versuche über Erklären und Verstehen. Suhrkamp, Frankfurt

Apel KO (1984) Diltheys Unterscheidung zwischen „Verstehen und Erklären" in der Sicht moderner Wissenschaftstheorie. Referat bei der Wissenschaftlichen Tagung der Deutschen Gesellschaft für phänomenologische Forschung in Trier (1983) In: Orth EW (Hrsg) Wilhelm Dilthey und die Phänomenologie. Alber, Freiburg München (im Druck)

Arbeitsgruppe Bielelelder Soziologen (1973) Alltagswissen, Interaktion und gesellschaftliche Wirklichkeit. Reader, Reinbek, Rowohlt

Avenarius R (1968) Die diagnostische Anfangssituation. Über die Bedeutung des Verstehens in der initialen diagnostischen Situation. Nervenarzt 39, 51-56

Baade W (1915) über die Vergegenwärtigung von psychischen Ereignissen durch Erleben, Einfühlung und Repräsentation, sowie über das Verhältnis der Jaspers'schen Phänomenologie zur darstellenden Psychologie. Z Gesamte Neurol Psychiatrie 29, 347-378

Baeyer W v (1953) Zur Psychopathologie der endogenen Psychosen. Nervenarzt 24, 316-325

Baeyer W v (1979) Wähnen und Wahn. Enke, Stuttgart

Baier H (1984) Max Weber und Dilthey. Der Streitpunkt der verstehenden Soziologie. Referat bei der Wissenschaftlichen Tagung der Deutschen Gesellschaft für Phänomenologische Forschung in Trier 6.-9.4.1983 In: Orth EW (Hrsg) Wilhelm Dilthev und die Phänomenologie. Alber, Freiburg, München (im Druck)

Benedetti G (1981) Beziehungsstörung in der Psychose und Beziehungsformen in deren Psychotherapie. Z Psychosom Med Psychoanal 4, 354-362

Bergmann JR (1980) Interaktion und Exploration. Konstanz. Diss.

Binswanger L (1913) Bemerkungen zu der Arbeit Jaspers': kausale und „verständliche" Zusammenhänge zwischen Schicksal und Psychose bei der Dementia praecox (Schizophrenie). Internationale Zeitschrift für ärztliche Psychoanalyse. 1, 383-390

Binswanger L (1927) Verstehen und Erklären in der Psychologie (schriftlich eingereichte Thesen und mündliche Erläuterungen zu einem gemeinsam mit Erismann, Ewald und Spranger am IX. Internationalen Psvchologen-Kongreß in Groningen (September 1926) erstatteten Referat). Z Gesamte Neurol Psychiatrie 107, 651-683

Binswanger L (1943) Karl Jaspers und die Psychiatrie. Schweiz Arch Neurol Psychiatrie 51, 1-13

Binswanger L (1922) Einführung in die Probleme der allgemeinen Psychologie. Springer, Heidelberg' Lizenz-Nachdruck (1965) Bonset, Amsterdam

Birnbaum K (1922) Von der Geistigkeit der Geisteskranken und ihrer psychiatrischen Erfassung. Offener Brief an Herrn Prof. Jaspers. Z Gesamte Neurol Psychiatrie 77, 509-514

Blankenburg W (1971) Der Verlust der natürlichen Selbstverständlichkeit. Ein Beitrag zur Psychopathologie symptomarmer Schizophrenien. Enke, Stuttgart

Blankenburg W (1978) Grundlagenprobleme der Psychopathologie. Nervenarzt 49, 140-146

Blankenburg W (1980) Phenomenology and Psychopathology. J Phen Psychol 11, 50-78

Blankenburg W (1981) Nomothetische und idiographische Methodik in der Psychiatrie. Schweiz Arch Neurol Neurochir Psychiatr 128, 13 20

Blankenburg W (1981) Wie weit reicht die dialektische Betrachtungsweise in der Psychiatrie? Z Klin Psychol Psychother 29, 45-66

Blankenburg W (1982) Zur Indikation hermeneutischer Methoden in der Psychotherapie. In: Helmchen H, Linden O, Rüger W (Hrsg) Psychotherapie in der Psychiatrie. Springer, Berlin Heidelberg New York, 41-46

Blankenburg W (1 982) Psychopathologie und psychiatrische Praxis. In: Janzarik W (Hrsg) Psychopathologische Konzepte der Gegenwart. Enke, Stuttgart

Blankenburg W (1983) Phänomenologie der Lebensweltbezogenheit und Psychopathologie. In: Grathoff R, Waldenfels B (Hrsg) Sozialität und Intersubjektivität. Fink, München

Blankenburg W (1984) Störungen von Auffassung und Sprache bei Schizophrenen. In: Bochnik H-J, Richtberg W (Hrsg) Sprache - Sprechen – Verstehen. Zur Phänomenologie sprachlicher Kommunikationsstörungen. Perimed, Erlangen

Boogert BM den (1983) Op Zook naar Existentiele Communicatie. Vortrag beim Karl Jaspers-Symposium der Erasmus-Universität Rotterdam am 25.01.1983

Bräutigam W (1961) Psychotherapie in anthropologischer Sicht. Enke, Stuttgart

Broekman JM (1965) Phänomenologisches Denken in der Philosophie und Psychiatrie. Confinia Psychiatr (Basel) 8, 167-187

Broekman JM, Müller-Suur H (1964) Psychiatrie und Phänomenologie. Philos Rundschau 11, 161-170

Bühler K-E (1983) Der Begriff des Bewußtseins bei Jaspers und das Verhältnis zur Psychopathologie. Z Klin Psychol Psychopathol Psychother 31, 240-246

Bumke O, Jaspers K (1914) Allgemeine Psychopathologie. (Rezension). Zentralbl Neurol Psychiatr 9, 50

Ciompi L (1982) Affektlogik. Klett, Stuttgart

Devereux G (1976) Angst und Methode in den Verhaltenswissenschaften. Ullstein, Frankfurt

Diemer A (1917) Die Trias Beschreiben, Erklären und Verstehen. In: Diemer A (Hrsg) Der Theorien- und Methodenpluralismus in den Wissenschaften. Hain, Meisenheim/Glan

Dilthey W (1922) Einleitung in die Geisteswissenschaften. Gesammelte Schriften, Bd I, Teubner, Leipzig Berlin

Dilthey W (1974) Ideen über eine beschreibende und zergliedernde Psychologie. In: Gesammelte Schriften, Bd V, 6. Aufl, Teubner, Stuttgart, 139-240

Dörr-Zegers O (1979) Der Einfluß der Heidelberger Psychiatrie auf den spanisch sprechenden Raum. In: Janzarik W (Hrsg) Psychopathologie als Grundlagenwissenschaft. Enke, Stuttgart

Droysen JG (1962) Grundriß der Historik. Möser, Berlin

Foudraine J (1976) Wie is van hout ... (1971); dt. Übers: Wer ist aus Holz? Neue Wege der Psychiatrie. dtv, München

Gadamer HG (1965) Wahrheit und Methode. 2. Aufl, Mohr, Tübingen

Garfinkel H (1967) Studies in ethnomethodology. Englewood Cliffs

Glatzel J (1978) Allgemeine Psychopathologie. Enke, Stuttgart

Glatzel J (1981) Spezielle Psychopathologie. Enke, Stuttgart

Glatzel J (1981) Psychopathologie als Wissenschaft. Z Klin Psychol Psvchother 29, 67-78 (b)

Glatzel J (1984) Die Psychopathologie Karl Jaspers' in der Kritik. Nervenarzt 55, 10-17

Grathoff R, Waldenfels B (Hrsg) (1983) Sozialität und Intersubjektivität. Fink, München

Graumann HM (1976) Das Verstehen. Versuch einer historisch-kritischen Einleitung in die Phänomenologie des Verstehens. In: Balmer H (Hrsg) Die Psychologie des 20. Jahrhunderts. Bd l, Kindler, Zürich, 159-271

Gruhle HW (1913) Die Bedeutung des Symptoms in der Psychiatrie. Z Gesamte Neurol Psychiatr 16, 465-486

Gruhle HW (1947) Karl Jaspers. Allgemeine Psychopathologie. 4. Aufl 1946. Nervenarzt 18, 380-383

Gruhle HW (1956) Verstehende Psychologie. 2. Aufl, Thieme, Stuttgart

Günther HRG (1934) Das Problem des Sichselbstverstehens. Junger & Dünnhaupt, Berlin

Habermas J (1984) Überlegungen zur Kommunikationspathologie. In: Vorstudien und Ergänzungen zur Theorie des Kommunikativen Handelns. Suhrkamp, Frankfurt/M

Häfner H (1963) Prozess und Entwicklung als Grundbegriffe der Psychopathologie. Fortschr Neurol Psychiatrie 31, 393-438

Heidegger M (1954) Wissenschaft und Besinnung. In: Vorträge und Aufsätze. Neske, Pfullingen

Heimann H (1950) Der Einfluß von Karl Jaspers auf die Psychopathologie. Monatsschr Psychiatr Neurol 120, 1-20

Heimann H (1979) Psychopathologie. In: Psychiatrie der Gegenwart. 2. Aufl, Bd I/1, Springer, Berlin Heidelberg New York, 1-42

Henrich D (1974) Kritik der Verständigungsverhältnisse. In: Habermas J, Henrich D (Hrsg) Zwei Reden. Aus Anlaß des Hegel-Preises. Suhrkamp, Frankfurt, 9-22

Henrich D (1983) Denken im Blick auf Max Weber. Vortrag im Rahmen des Symposiums zum 100. Geburtstag von Karl Jaspers.

Hoop JH van der (1921) Uber die kausalen und verständlichen Zusammenhänge nach Jaspers. Z Gesamte Neurol Psychiatr 68, 9-30

Huber G (1984) Die Bedeutung von Karl Jaspers für die Psychiatrie der Gegenwart. Nervenarzt 55, 1-9

Husserl E (1901) Logische Untersuchungen. Niemeyer, Halle a.S.

Husserl E (1950 ff) Husserliana, Bd I-IXX. Nijhoff, Den Haag

Janzarik W (1976) Die Krise der Psychopathologie. Nervenarzt 47,73-80

Janzarik W (1979) (Hrsg) Psychopathologie als Grundlagenwissenschaft. Enke, Stuttgart

Janzarik W (1982) (Hrsg) Psychopathologische Konzepte der Gegenwart. Enke, Stuttgart

Janzarik W (1984) Jaspers, Kurt Schneider und die Heidelberger Psychopathologie. Nervenarzt 55, 18-24

Jaspers K (1946) Allgemeine Psychopathologie. Ein Leitfaden für Studierende, Ärzte und Psychologen. Berlin: Springer 1913, 2. neu bearbeitete Aufl. ebd. 1920, 3. vermehrte und verbesserte Aufl. ebd. 1923, 4. völlig neu bearbeitete Aufl. Springer, Berlin Göttingen Heidelberg, 1946; weitere Aufl. unverändert

Jaspers K (1963) Gesammelte Schriften zur Psychopathologie (Heimweh und Verbrechen 1909; Eifersuchtswahn. Ein Beitrag zur Frage: „Entwicklung einer Persönlichkeit" oder „Prozess"? 1910; Die Methoden der Intelligenzprüfung und der Begriff der Demenz. Kritisches Referat. 1910; Zur Analyse der Trugwahrnehmungen (Leibhaftigkeit und Realitätsurteil) 1911; Die Trugwahrnehmungen 1912; Die phänomenologische Forschungsrichtung in der Psychopathologie, 1912; Kausale und „verständliche" Zusammenhänge zwischen Schicksal und Psychose bei der Dementia praecox (Schizophrenie) 1913; Über leibhaftige Bewußtheiten (Bewußtheitstäuschungen). Ein psychopathologisches Elementarsymptom 1913) Springer, Berlin Göttingen Heidelberg

Jaspers K (1960) Psychologie der Weltanschauungen. Springer, Berlin (1919) 5. Aufl, Springer, Berlin Göttingen Heidelberg

Jaspers K (1921) Kronfeld, Arthur, Das Wesen der psychiatrischen Erkenntnis. Beiträge zur allgemeinen Psychiatrie I. Berlin 1920 (Buchbesprechung). Zentralbl Neurol Psychiatr 23,13-15

Jaspers K (1977) Strindberg und van Gogh. Versuch einer pathographischen Analyse unter vergleichender Heranziehung von Swedenborg und Hölderlin. Bern 1922; 2. ergänzte Aufl, Springer, Berlin 1926; Neuaufl. Piper, München

Jaspers K (1936) Nietzsche. Einführung in das Verständnis seines Philosophierens. de Gruyter, Berlin

Jaspers K (1947) Vernunft und Existenz. (Groningen 1935) 2. Aufl, Johs. Storm, Bremen

Jaspers K (1974) Philosophie. 4. Aufl, Springer, Berlin Heidelberg New York

Jaspers K (1951) Rechenschaft und Ausblick. Reden und Aufsätze. Piper, München

Jaspers K (1951) Zur Kritik der Psychoanalyse. Der Nervenarzt 21, 465-468

Jaspers K (1977) Philosophische Autobiographie. Erweiterte Neuausgabe. Piper, München

Jaspers K (1922) Antwort auf vorstehenden offenen Brief (K. Birnbaum: Von der Geistigkeit der Geisteskranken und ihrer psychiatrischen Erfassung. Offener Brief an Herrn Prof. Jaspers. Z Gesamte Neurol Psychiatr 77, 509-517). Z Gesamte Neurol Psychiatr 77, 515-518

Kehrer FA (1921) Jaspers Karl, Allgemeine Psychopathologie ... (Bespr. der 2. neubearb. Aufl. (1920)) Zentralbl Neurol 23

Kehrer FA (1951) Das Verstehen und Begreifen in der Psychiatrie. Thieme, Stuttgart

Kierkegaard (1960 ff) Gesammelte Werke, übersetzt und mit Anmerkungen versehen von E. Hirsch, Düsseldorf: Diederichs 1950ff.; in neuer Übertragung und mit Kommentar von L Richter: Werke I-V. Rowohlt, Reinbek

Kimura B (1979) Heidelberger Psychiatrische Klinik und japanische Psychiatrie. In: Janzarik W (Hrsg) Psychopathologie als Grundlagenwissenschaft. Enke, Stuttgart

Kisker KP (1955) Zur Frage der Sinngesetzlichkeit. Schweiz Arch Neurol Psychiatr 76, 5-22

Kittel (1982) Psychiatrie und Wissenschaftstheorie. Vortrag in Marburg/L

Knauss G (1968) Die Dialektik des Grundwissens und der Existenzerhellung bei Jaspers. Stud Gen 21, 571-590

Kohut H (1975) Die Zukunft der Psychoanalyse. Suhrkamp, Frankfurt/M

Kretschmer W (1983) Karl Jaspers: Philosophie und Psychopathologie. Vortrag

Kunz H (1941) Die anthropologische Betrachtungsweise in der Psychopathologie. Z Gesamte Neurol Psychiatr 172, 145-180

Kunz H (1947/48) Karl Jaspers. Allgemeine Psychopathologie. 4. Aufl. Psyche I, 153-155

Kunz H (1975) Grundfragen der psychoanalytischen Anthropologie. Vandenhoeck & Ruprecht, Göttingen

Laing R (1965) The Divided Self. Tavistock Publ., Penguins Books, London

Lanteri-Laura G, Pistoia L del (1981) Les principales theories dans la psychiatrie contemporaine. Encycl. Méd Chir (Paris) 37006-10, 1-18

Marchais P (1974) Metapsychiatrie. Masson, Paris

Möller HJ (1976) Methodische Grundprobleme der Psychiatrie. Kohlhammer, Stuttgart Berlin Köln Mainz

Müller-Suur H (1980) Zum Schizophrenie-Problem. Hogrefe, Göttingen

Natanson M (1963) Philosophische Grundfragen der Psychiatrie. Philosophie und Psychiatrie. Bd I/2, Springer, Berlin Göttingen Heidelberg, 903-925

Peters UH (1973) Interpretation als psychopathologische Methode. Psychiatr Clin 6, 81-96

Pethö B (1974) Zur methodologischen Neubesinnung in der Psychiatrie. Fortschr Neurol Psychiatr 37, 405-447 und 42, 475-539

Pfister O (1952) Karl Jaspers als Sigmund Freud's Widersacher. Psyche 6, 241-275

Pauleikhoff B (1952) Eine Revision der Begriffe „Verstehen" und „Erklären". Arch Psychiatr Nervenkr 189, 355-372

Pauleikhoff B (1974) Erklären und Verstehen als Zugang zu psychopathologischen Phänomenen. In: Wieck HH (Hrsg) Psychopathologie musischer Gestaltungen. Schattauer, Stuttgart New York

Prini P (1983) Karl Jaspers y la filosofia como – espacio del encuentro - Psicopathologia 3, 319-322

Rickert H (1920) Psychologie der Weltanschauungen und Philosophie der Werte. Logos 9, 1-42

Rickert H (1921) Die Grenzen der naturwissenschaftlichen Begriffsbildung. Eine logische Einleitung in die historischen Wissenschaften. 3. und 4. Aufl. Mohr, Tübingen

Rolfenstein G (1926) Das Problem des psychologischen Verstehens. Püttmann, Stuttgart

Saner H (1916) Karl Jaspers in Selbstzeugnissen und Bilddokumenten. Rowohlt, Reinbek

Schäfer ML (1979) Reflexion, Ideation, Einfühlung, Explanation. Grundelemente eines psychiatrischen Wissensmodells. Fortschr Neurol Psychiatr 47, 144-157

Schäfer ML (1984) Verstehen. In: Battegay R, Glatzel J, Pöldinger W, Rauchfleisch R (Hrsg) Handwörterbuch der Psychiatrie

Schäfer ML (1984) Prozeß. In: Battegay R, Glatzel J, Pöldinger W, Rauchfleisch R (Hrsg) Handwörterbuch der Psychiatrie

Schäfer ML (1984) Phänomenologische Methode. In: Battegay R, Glatzel J, Pöldinger W, Rauchfleisch R (Hrsg) Handwörterbuch der Psychiatrie

Scharfetter C (1981) Allgemeine Psychopathologie. Eine Einführung. 2. Aufl, Thieme, Stuttgart

Scharfetter C (1981) Die interaktionale Abhängigkeit der Psychopathologie in ihrer Bedeutung für Untersuchungsgespräch, Diagnostik und Therapie. Vortrag in der Psychiatrischen Klinik der Univ. Marburg am 5.2.1981

Schipperges H (1975) Psychiatrische Konzepte und Einrichtungen in ihrer geschichtlichen Entwicklung. In: Kisker KP et al. (Hrsg) Psychiatrie der Gegenwart. 2. Aufl, Bd. III, Springer, Berlin Heidelberg New York

Schleiffer R (1980) Zur Methodologie von Psychopathologie und Historik. Nervenarzt 51, 17-21

Schmitt W (1979) Karl Jaspers und die Methodenfrage in der Psychiatrie. In: Janzarik W (Hrsg) Psychopathologie als Grundlagenwissenschaft. Enke, Stuttgart

Schmitt W (1980) Die Psychopathologie von Karl Jaspers in der modernen Psychiatrie. In: Peters UH (Hrsg) Die Psychologie des 20. Jahrhunderts, Bd X. Kindler, Zürich, S 46-62

Schmitt W (1980) Psychiatrische Wahrheit und psychiatrische Menschlichkeit - Bemerkungen zur Psychotherapie bei Karl Jaspers. Vortrag beim Kongreß der DGPN, Berlin

Schneider K (1922) Versuch über die Arten der Verständlichkeit. Z Gesamte Neurol Psychiat 75, 323-327

Schneider K (1926) Die phänomenologische Richtung in der Psychiatrie. Philos Anzeiger 4, 382-404

Schneider K (1938) 25 Jahre „Allgemeine Psychopathologie" von Karl Jaspers. Nervenarzt 11, 281-283

Schneider K (1955) Klinische Psychopathologie. 4. Aufl, Thieme, Stuttgart

Schultz-Hencke H (1951) Zur Verteidigung der Psychoanalyse. Der Monat 3, 438-440

Schütz A (1970/1972) Gesammelte Aufsätze, Bd I-III. Nijhoff, Den Haag

Schütze F, Meinefeld W, Springer W, Weymann A (1973) Grundlagentheoretische Voraussetzungen methodisch kontrollierten Fremdverstehens. In: Arbeitsgruppe Bielefelder Soziologen (Hrsg) Alltagswissen, Interaktion und gesellschaftliche Wirklichkeit. Rowohlt, Reinbek

Schweizer W (1924) Erklären und Verstehen in der Psychologie. Eine Kritik der Auffassung von Karl Jaspers. Haupt, Bern

Seelbach H (1932) Verstehende Psychologie und Individualpsychologie. Ein Vergleich der psychologischen Richtungen von Dilthey, Jaspers und Spranger mit der Individualpsychologie Alfred Adlers. Gräfenhainichen

Seidler E, Kindt H, Schau N (1978) Jaspers und Freud. Sudhoffs Archiv 62, 36-63

Simmel G (1892) Die Probleme der Geschichtsphilosophie. Duncker und Humblot, Leipzig

Spoerri T (1957) Die historische Betrachtung als Methode für die Psychiatrie. Bibl Psychiatr Neurol 100, 11-20

Spranger E (1925) Lebensformen. 5. Aufl. Niemeyer, Halle

Stierlin H (1952/53) Verstehen und wissenschaftliche Theorienbildung in der Psychoanalyse. Psyche 6, 389-400

Stierlin H (1974) Karl Jaspers' Psychiatry in the light of his basic philosophical position. J Behav Sci 10, 213-226

Stierlin H (1981) Der Therapeut als Dialogspartner und Dialogsermöglicher. In: Battegay R (Hrsg) Herausforderung und Begegnung in der Psychiatrie. Huber, Bern Stuttgart Wien

Storch A (1965) Wege zur Welt und Existenz des Geisteskranken. In: v Baeyer W, Bräutigam W (Hrsg) Hippokrates, Stuttgart

Straus E (1963) Philosophische Grundfragen der Psychiatrie II. Psychiatrie und Philosophie. In: Gruhle HW et al. (Hrsg) Psychiatrie der Gegenwart, Bd I/2, 1. Aufl, Springer, Berlin Göttingen Heidelberg

Sullivan HS (1953) The interpersonal theory of psychiatry. Norton, New York

Tatossian A (1979) Phénoménologie des psychoses. Masson, Paris New York Barcelona Mailand

Tatossian A, Giudicelli S (1973) De la phénoménologie de Jaspers au „retour à Husserl". Confrontations Psychiatriques 11, 127-161

Tellenbach H (1971) Hermeneutische Akte in der klinischen Psychiatrie. In: Hermeneutik als Weg heutiger Wissenschaft. (Salzburger Studien zur Philosophie Bd 9) Salzburg München, 139-144

Tellenbach H (1975) Die Begründung psychiatrischer Erfahrung und psychiatrischer Methoden in philosophischen Konzeptionen vom Wesen des Menschen. In: Gadamer HG, Vogler P (Hrsg) Neue Anthropologie Bd VI. Thieme, Stuttgart, 138-181

Theunissen M, Greve W (Hrsg u Einl) (1979) Materialien zur Philosophie Sören Kierkegaards. Einleitung: III. Kap. Zur Wirkungsgeschichte, 3b Existenzphilosophie. Suhrkamp, Frankfurt, 62-75

Wach J (1926-1933) Das Verstehen. Grundzüge einer Geschichte der hermeneutischen Theorie im 19. Jahrhundert. 3 Bände. Mohr, Tübingen

Waldenfels B (1980) Verstehen und Verständigung. In: Der Spielraum des Verhaltens. Suhrkamp, Frankfurt

Warsitz P (1984) Das zweifache Selbstmißverständnis der Psychoanalyse. Die Psychoanalysekritik von Karl Jaspers in vollständiger und immanenter Darstellung. Inaug. Diss. Marburg

Weber M (1913) Uber einige Kategorien der verstehenden Soziologie. Logos 4, 253-294

Weber M (1922) Gesammelte Aufsätze zur Wissenschaftslehre. Tübingen

Weingarten E, Sack F, Schenkein J (Hrsg) (1976) Ethnomethodologie. Beiträge zu einer Soziologie des Alltagshandelns. Suhrkamp, Frankfurt

Wieder DL, Zimmerman DH (1976) Regeln im Erklärungsprozeß. Wissenschaftliche und ethnowissenschaftliche Soziologie. In: Weingarten E, Sack F, Scheinkein J (Hrsg) Ethnomethodologie. Beiträge zu einer Soziologie des Alltagshandelns. Suhrkamp, Frankfurt

Wiesenhütter E (1979) Die Begegnung zwischen Philosophie und Tiefenpsychologie. Wissenschaftliche Buchgesellschaft, Darmstadt

Windelband W (1921) Präludien, 7. und 8. Aufl. Mohr, Tübingen

Winkler WTh (1981) Plädoyer für die Entwicklung einer dynamischen Psychopathologie. In: Battegay R (Hrsg) Herausforderung und Begegnung in der Psychiatrie. Zu Ehren von G Benedetti. Huber, Bern Stuttgart Wien

Witter H (1963) Methodologische Probleme der Psychiatrie. Fortschr Neurol Psychiat 31, 491-521

Wyrsch J (1957) Über Geschichte der Psychiatrie. Bibl Psychiatr Neurol 100, 21-41

Zeh W (1971) Die Psychiatrie und Methodenfrage. Studium Generale 24, 440-461

3 Die Wirklichkeit des Unverständlichen in der Begegnung mit dem psychotischen Menschen

Michael Schmidt-Degenhard

Zu den Aufbaufaktoren psychiatrisch-psychotherapeutischer Praxis, aber auch der forensisch-psychiatrischen Begutachtungssituation, gehört jener zwischenmenschliche und auf Wechselseitigkeit beruhende Vorgang des Eingehens auf einen Anderen, den wir mit dem schillernden und eine Fülle grundsätzlicher Probleme aufwerfenden Begriff des *Verstehens* bezeichnen.

Seit seinen frühen Studien, beginnend mit der Dissertation über „Heimweh und Verbrechen" (1909) und der ersten Auflage der „Allgemeine(n) Psychopathologie" von 1913 steht für Karl Jaspers die Verstehensfrage im Zentrum aller Psychopathologie und der das Gesamtwerk durchziehenden Überlegungen zum Selbstverständnis und Werthintergrund der Psychiatrie als Seelenheilkunde.

In der psychiatrischen Situation erfahren wir uns gegenüber einem psychotisch gewordenen Mitmenschen, der uns etwa seine wahnhaften und halluzinatorischen Erlebnisse, seine abgründige Angst oder seine melancholische Versteinerung mitzuteilen versucht oder aber in mutistischer Verschlossenheit den dialogischen Zugang erschwert. Im explorativen und psychotherapeutischen Gespräch versuchen wir im Betrachten des Verhaltens unseres Gegenüber, im Erspüren des sich nicht-sprachlich zwischen uns Abspielenden und vor allem im Erfragen und Zuhören des Mitgeteilten die Erlebnisdimension des Kranken und damit die Abwandlung seines Selbst- und Welterlebens zu erfassen. Unweigerlich lassen wir uns dabei auch vom Anderen irgendwie betreffen und bewegen. In der vierten, wesentlich erweiterten und durch die eigene Existenzphilosophie geprägten, später nicht mehr veränderten Neuauflage der „Allgemeine(n) Psychopathologie" findet Jaspers beeindruckende Sätze für dieses zwischenmenschliche Geschehen:

> *Die Erkenntnis des Psychopathologen erwachse „ihm im Umgang mit Menschen. Was er hier erfährt, ist abhängig davon, wie er in der Situation sich dem Menschen gibt und wie er therapeutisch mitwirkt an dem Geschehen, indem er zugleich sich selbst und den anderen erhellt. Es vollzieht sich nicht nur ein indifferentes Wahrnehmen, wie beim Ablesen eines Maßes, sondern das ergreifende Verstehen im Erblicken der Seele." (Jaspers 1965, 19).*

Ein solches „ergreifendes Verstehen" verweist aber auf ein spezifisches Betroffensein auf Seiten des Verstehenden, der ja irgendwie vom Erleben des Anderen „ergriffen" wird. Das konkrete Verstehen, etwa in der Explorationssituation, stellt einen wesenhaft sozialen Akt dar, der als ein Prozess der Verständigung zwischen einem Verstehen-Wollenden und einem zu Verstehenden, Verständnissuchenden Anderen oder aber eben dieses Verstehen Zurückweisenden zu beschreiben ist. Allem Verstehen ist eigentümlich, dass es nicht erzwungen werden kann; es setzt den uns zugewandten Horizont eines Anderen voraus, dessen Fremdheit die Möglichkeit eines Anders-Sein-Könnens, das als unverstehbar imponieren mag, aufscheinen lässt: Eine genuin psychiatrische Erfahrung. Verstehen meint aber auch eine spezifische, wissenschaftstheoretisch als hermeneutisch zu qualifizierende Erkenntnismethode: Der Begriff „Verstehen" oszilliert demnach zwischen den Ebenen lebensweltlicher Praxis, psychopathologischer Erkenntnis und methodologischer Reflexion, die sich in der konkreten Situation zwischen dem Psychiater und seinem Patienten untrennbar miteinander verschränken; diese schwer zu bestimmende Position mag sicherlich auch die geläufigen Abwertungen des Verstehens als vor- und unwissenschaftlich begünstigen.

In einer allgemeinen Bedeutung stellt Verstehen eine Weise des Sinn-Erfassens dar. Als Gegenstand und Ziel eines solchen hermeneutischen Vorgehens gelten die Auslegung des Sinnes und der Bedeutung von sprachlichen Ausdrücken, Handlungen und menschlichen Kulturschöpfungen. Dabei muss allerdings die zirkuläre Struktur eines solchen Erkenntnisweges beachtet werden, der ständig zwischen dem Vorverständnis, dem Vor-Urteil eines Gesamtzusammenhanges und dem konkreten Verstehensobjekt, also zwischen dem Sinnganzen und dem Bedeutungselement, kritisch vermitteln muss (Gadamer 1972). Verstehen lässt sich als ein letztlich nie zum Abschluss kommender, offener Erkenntnisprozess beschreiben, der sich stets seiner Grenzen bewusst bleiben muss. Bereits Schleiermacher verwarf die Möglichkeit eines bruchlosen, harmonisierenden Verstehens in seinem Diktum *„das das Nichtverstehen sich niemals gänzlich auflösen will"* (zit. nach Jauß 1994, 18). Alles Verstehen ist in Folge der ihm wesenseigenen subjektiven Relativität und Begrenztheit einem mehr oder weniger großen Risiko des Missglückens ausgesetzt, so dass die Verstehensintention ungünstigen falls ein Nicht- oder Missverstehen des Anderen zur Folge haben kann. Wie kaum ein anderer Philosoph und Psychopathologe hat Karl Jaspers in seinem Werk die Grenzen des Verstehens auf eine ganz eigentümliche Weise festgeschrieben, dann aber doch immer wieder tiefer ausgelotet und erweitert. Hierauf wird im

Zusammenhang mit dem Unverständlichkeitsproblem des Psychotischen näher einzugehen sein.

Die Weite und Tiefe der im Verstehen erschließbaren Erlebniswelt des Anderen verdankt sich wesentlich auch der ursprünglich in der Kommunikation mit dem Patienten hergestellten Atmosphäre, die eine konstitutive Voraussetzung gelungener Verständigung darstellt. Der Tübinger Psychiater Hans Heimann hat dies in seiner Abschiedsvorlesung von 1991 treffend umschrieben: *„Deshalb bestimmen Lebenserfahrung, Weite des Horizontes, Interessen und menschliche Kommunikationsfähigkeit des Psychiaters das, was in der Situation mit seinem Patienten auffällt und thematisiert werden muss."* (Heimann 1991, 395).

Das beschreibende Erfassen des Erlebens eines psychotischen Anderen, das Jaspers als die anschauliche Vergegenwärtigung im Sinne des statischen Verstehens, also als die eigentliche deskriptive Phänomenologie bezeichnet, setzt auf Seiten des Therapeuten eine Bereitschaft zum Sich-Beeindrucken-Lassen durch das Gegenüber voraus; diese kann sich dann in der Begegnung als Partizipation und vorübergehende partielle Identifikation konkretisieren. Die einem solchen – nach Jaspers statischen – Verstehen zugrundeliegenden Gefühlsbewegungen lassen sich mit Max Scheler in ein nachfühlendes Verstehen und das Mitfühlen unterscheiden. Im letzteren ist die Schranke zwischen Ich und Du durchbrochen, hier kommt es zu einem unmittelbaren Berührtwerden durch das Gefühlserleben des Anderen; in der psychiatrischen Situation etwa zum Mitleiden mit der seelischen Not eines Patienten. Somit ist zu folgern, dass wir bei dem Versuch, einen psychotischen Patienten zu verstehen, einen wesenhaft auch pathische Aspekte einschließenden Erkenntnisweg beschreiten, der unser konkretes Umgehen mit dem Kranken nachhaltig prägt. Karl Jaspers wusste sehr wohl um diese pathische Dimension allen Verstehens.

Die hier nur anzudeutende psychodynamische Dimension des Verstehens umfasst die Problemfelder von Empathie und Identifikation. Vom Psychiater ist daher ein fortdauernder, sein ganzes Berufsleben begleitender Lern- und Wachstumsprozess der Verstehensfähigkeit gefordert; dieser beinhaltet zum einen, sich vom anderen klar abgrenzen zu können, dabei sich aber andererseits eine hohe Transparenz der eigenen Ich-Grenzen zu erwerben.

In diesem Zusammenhang stellt sich das so komplexe Problem der Einfühlung, *„als Erfahrung von fremden Subjekten und ihrem Erleben"* (Edith Stein 1917, 1980).

Gemeint ist also jener innere Vorgang des imaginativen Sich-Hinein-Versetzens in den Erlebniszusammenhang eines Anderen, der aber nie die originäre Fremdheit und Distanz des Gegenüber aufzuheben vermag: *„Verstehen ist nicht das sich Identifizieren mit dem Anderen, wobei die Distanz zu ihm verschwindet, sondern das Vertrautwerden in der Distanz, die das Andere als das Andere und Fremde zugleich sehen lässt"* (Plessner 1953, 215).

Der intersubjektive Vorgang des Verstehens, der sich immer in einem dynamischen Feld zwischen psychopathologischer Erkenntnis und einer diese übersteigenden Annäherung an die Person des Patienten vollzieht, gründet sich als ein geistiges Geschehen also auf emotionale Voraussetzungen, auf Gefühlsvorgänge und Gefühlszustände; ebenso aber auch auf die angedeuteten Werthaltungen, hierbei vor allem auf die Anerkennung des Anderen in seinem Eigensein. Dieses Eigensein zeigt sich in seiner Leiblichkeit und Lebensgegenwart, in den Entwicklungen und Verstrickungen seiner inneren Lebensgeschichte aber auch im Erspüren und Erahnen des pathogenetisch bedeutsamen „ungelebten Lebens“ im Sinne von V. v. Weizsäcker. Bei einem solchen Verstehen erweist sich der Psychiater – so Janzarik – als Menschenkundler.

Zu der hier aufscheinenden Grundproblematik der Erkenntnis des Individuellen schreibt Jaspers bereits auf den ersten Seiten der „Allgemeine(n) Psychopathologie“ von 1913:

> *Die Grenze des Psychopathologen liegt darin, „dass er, wenn er dem einzelnen Menschen gegenübertritt, diesen niemals ganz in seine psychologischen Begriffe auflösen kann. Je mehr er auf Begriffe bringt, als typisch, als regelmäßig erkennt und charakterisiert, desto mehr erkennt er, daß sich ihm etwas Unerkennbares verbirgt, das er erfassen, fühlen, ahnen, das er aber nicht greifen und einfangen kann. Für ihn als Psychopathologen ist es genug, wenn er von der Unendlichkeit jedes Individuums weiß, die er nicht ausschöpfen kann; als Mensch mag er, davon unabhängig, noch mehr sehen.“ (Jaspers 1913, 1f.).*

Eine für die therapeutische und psychopathologische Entwicklung der Psychiatrie hinderliche und nachteilige Hypothese der „klassischen“ Psychopathologie Heidelberger Provenienz, die man auch als eine Folgelast bezeichnen könnte, stellt das – oft mit dem Namen von Karl Jaspers verbundene – Unverständlichkeitstheorem des Psychotischen dar, insbesondere in Gestalt des schizophrenen Erlebens und Verhaltens. Diese von Walter von Baeyer als Jaspers-Theorem bezeichnete Annahme der Unmöglichkeit einer *„einfühlenden Verständlichkeit“* (1979, 5) des Wahnerlebens, die dann vor allem von H. W. Gruhle und Kurt Schneider expliziert wurde, erwies sich als Ausgangspunkt einflussreicher, auch heute noch wirksamer Denk- und Forschungsbewegungen in der Psychiatrie: Diese unterschoben in einem erkenntnistheoretischem Kurzschluss, der einen nicht zulässigen Kategorienwechsel impliziert, der inkommensurablen Dimension im psychotischen Erleben als einem Nicht-Verstehbaren und damit Sinn-Losen eine somatische Genese und reduzierten sie somit auf ein morbogenes Symptom. Diese Reduktion der qualitativen Eigenart, als des Phänomencharakters des psychotischen Erlebens auf seinen Symptomaspekt (zur Unterscheidung von Symptom und Phänomen vgl. Hofer 1956) hatte für die klinische Praxis nicht selten eine mangelnde Auseinandersetzung des Psychiaters mit den Erlebnisinhalten seiner Patienten zur Folge. An die Stelle der von Jaspers als statisches Verstehen bezeichneten anschaulichen Vergegenwärtigung der in der Selbstschilderung des Kranken mitgeteilten Erlebnisgehalte tritt vorschnell ihre abstrahierende Subsumierung unter diagnostisch intendierte Symptom- und Merkmalsbegriffe. Diese Vernachlässigung einer wertvollen Verstehensbrücke als einem therapeutischen Medium ist beklagenswert. Seit mehr als drei Jahrzehnten als Psychiater tätig, berühren mich bis heute schmerzlich die m. E. (zumeist außerhalb der Klinik, etwa im Psychoseseminar hervorgebrachten) berechtigten Klagen unserer Patienten über die von ihnen oft als Ablehnung erfahrene, vielleicht auch missverstandene Vernachlässigung der Erlebnisinhalte in ihrem psychotischen

Kranksein durch die psychiatrischen Therapeuten: Eine Beobachtung, die unabhängig ist von den gerade dominierenden Ideologiebildungen in unserem Fach, seien diese nun sozialpsychiatrischer oder neurobiologischer Herkunft.

Diese so folgenreiche epistemische Reduktion des Unverständlichen lässt sich nun aber nicht mit dem Rekurs auf die Ausführungen von Karl Jaspers begründen, die sich als wesentlich differenzierter erweisen. Nur in gewisser Hinsicht kann man bei Jaspers von einer sich auf den frühen Dilthey berufenden Einengung des Verstehens auf das unmittelbare Sich-Einfühlen-Können in fremdseelische Zusammenhänge sprechen; diese mag nicht zuletzt aus der mangelnden Beachtung der aufgezeigten emotionalen Dynamik zwischen den Verstehenspartnern resultieren (Schmidt-Degenhard 2004, 2009).

In einer wichtigen Studie (2012) hat nun Klaus Brücher diese Verkürzung des Verstehensproblems bei Jaspers auf einen „Psychologismus des Nacherlebens" heftig kritisiert und für eine Revision der tradierten Lesarten der „Allgemeine(n) Psychopathologie" plädiert, in deren Folge sich dann die Rede vom sog. Jaspers-Theorem entwickeln konnte. Nach Brücher vollzieht Jaspers mit dem Erscheinen der völlig neu bearbeiteten 4. Auflage von 1946 einen wichtigen Schritt von einem quasi-naiven Verstehensbegriff, der in den ersten drei Auflagen anzutreffen sei, hin zu einer reflektierten komplexeren Verstehenskonzeption. Es kann bezweifelt werden, ob eine solche völlige Revision des Verstehensproblems bei Karl Jaspers gerechtfertigt ist. Wohl sind aber eine Relektüre und eine darauf aufbauende Rekonstruktion der Ausführungen zum Verstehensproblem in den unterschiedlichen Auflagen der „Allgemeine(n) Psychopathologie" geboten, die hier nur in ersten Ansätzen gegeben werden kann. Eine solche Textanalyse hat die Veränderungen und Kontinuitäten zwischen der ersten bis dritten und der vierten Auflage aufzuzeigen; mir imponierte beim Wiederlesen insbesondere, wie sehr bereits die erste Auflage von 1913 implizit und in nuce die späteren Erweiterungen des Problemfeldes „Verstehen", aber auch Grundgedanken der originären Existenzphilosophie von Karl Jaspers antizipiert. Eigentliche „Brüche" hat es m. E. im Leben und Denken von Karl Jaspers nicht gegeben, wohl aber immer wieder erstaunliche Horizonterweiterungen und geradezu kühne, gänzlich unakademisch formulierte Einsichten in die Höhen und Abgründe menschlicher Existenz, diese nicht zuletzt im Hinblick auf das Erleben des Menschen in der Psychose. Eine besondere Schwierigkeit der Lektüre der „Allgemeine(n) Psychopathologie" in allen Auflagen liegt nun darin, dass Jaspers keine systematisch-zusammenhängende, als kohärentes Kapitel zu lesende Erörterung des Verstehensproblemes vorlegt; vielmehr wird dieses in unterschiedlichen Zusammenhängen thematisiert, was mitunter zu Redundanzen, aber auch zu auf begrifflichen Ungenauigkeiten fußenden Widersprüchen führt. Neben dem „methodologischen Ordnungsgeschäft" (Tellenbach 1987) finden sich wiederum jene für Jaspers typischen Tiefenblicke des Verstehens, welche die selbstgezogenen Grenzmarkierungen überschreiten. Solches lässt sich bereits in den frühen psychopathologischen Texten und der Erstauflage von 1913 belegen, vor allem aber dann in den als „existentielles" oder „metaphysisches" Verstehen bezeichneten anthropologischen Einsichten in das Psychose-Problem der späteren Auflagen ab 1946.

In der Zusammenschau zeigt sich bei Jaspers eine beeindruckende Komplexität in der Behandlung des Verstehensproblems: So werden bereits 1913 unterschiedliche Dimensionen und Facetten des Verstehens unterschieden, die zueinander in nicht immer als solchen explizierten Fundierungs- und Verschränkungsverhältnissen stehen. Eine angemessene wissenschaftstheoretische und erkenntniskritische Reflexion erfahren diese Relationen hinsichtlich ihrer Evidenz allerdings erst – hier ist Brücher zuzustimmen – in der 4. Auflage. Neben dem bereits erwähnten statischen Verstehen, das ja eigentlich ein deskriptiv-phänomenologisches Vorgehen darstellt, bedeutet für Jaspers das sog. genetische Verstehen *„des Auseinanderhervorgehens von Seelischem aus Seelischem"* (1913, 146) das eigentliche Verstehen, also die via regia der Psychopathologie. Innerhalb des genetischen Verstehens vollzieht Jaspers nun eine *„prinzipielle Scheidung"* in das rationale Verstehen, das er 1946 zum *„geistigen Verstehen"* erweitert, und das *„einfühlende Verstehen in seelische Zusammenhänge selbst"* (1913, 147). Der Horizont des eigenen geistigen Verstehens, *„das Zuhausesein in diesen Gehalten"* der seelisch-geistigen Welt ist „Grenze und Bedingung" der Verstehensfähigkeit des Psychopathologen. Denn *„die Seele ist nur zugänglich in dem Maße als verstanden wird, in welchen Gehalten sie lebt, welche sie als Inhalte vor Augen hat, welche sie kennt und in sich wirksam werden lässt"* (Jaspers 1965, 256).

So formuliert Jaspers 1913: *„Das einfühlende Verstehen ist das eigentlich psychologische Verstehen des Seelischen selbst"* (1913, 147). Es muss unbedingt hervorgehoben werden, dass er diesen Satz unverändert in die späteren Auflagen seit 1946 übernimmt. Da dieses sog. psychologische Verstehen für Jaspers aber beim psychotischen Erleben an seine Grenzen stößt, werden demnach alle dennoch unternommenen Versuche seines Verstehens, wie sie etwa in der phänomenologisch-anthropologischen Psychiatrie intendiert wurden, über das Einfühlungsparadigma hinausgehen und einen anderen hermeneutischen Erkenntnisweg beschreiben müssen. Aber Jaspers selbst hatte schon 1913 gefordert, dass die verstehende Psychopathologie *„unser Verständnis auf ganz ungewöhnliche, uns ganz fernliegende und auf den ersten Blick vielleicht unbegreifliche Zusammenhänge ausdehnen"* müsse (l. c., 152). Wenige Seiten zuvor räumt Jaspers erkenntniskritisch ein, dass wir einen seelischen Zusammenhang *„losgelöst von aller konkreten Wirklichkeit"* durchaus *„evident verständlich finden"* können, um dann auszuführen, *„dass wir die Realität dieses verständlichen Zusammenhangs nur in dem Maße behaupten"* können, *„als die objektiven Daten"* gegeben sind. Unter diesen sog. „objektiven Daten" nennt Jaspers *„Ausdrucksbewegungen, Handlungen, sprachliche Äußerungen, Selbstschilderungen usw."* (l. c., 147), also quasi – objektive Sachverhalte, die adäquater als subjektgebundene Materialien des Verstehens zu beschreiben und gemäß den Prinzipien hermeneutischer Erkenntnis zu untersuchen sind. Hieraus ist aber nun zu folgern, dass sich das Verstehen des Anderen immer auch auf das Sich-Selbst-Verstehen dieses Anderen beziehen muss, das in Zuständen seelischen Krankseins, etwa in der Psychose, häufig ein leidvolles Sich-selbst-nichtmehr-Verstehen-Können beinhaltet.

Einen wichtigen Schritt innerhalb der psychiatrischen Verstehensdebatte markiert Kurt Schneiders 1922 erschienener „Versuch über die Arten der Verständlichkeit", in dem er eine differenzierende Explikation des genetischen Verstehens vorlegt, das er mit Jaspers als *„das subjektive evidente Erfassen der seelischen Zusammenhänge von Innen"* umschreibt. Allerdings – so Schneider – gestalteten sich *„die ganzen Verhältnisse (im Problemfeld des Verstehens, Anm. des Autors) komplizierter...als sie Jaspers gesehen hat"* (Schneider 1922, 323).

Karl Jaspers selbst dankt Kurt Schneider im Vorwort der Auflage von 1946 für seine „scharfe Kritik", aber auch „seine bejahende, fordernde Haltung" und charakterisiert über den Anlass hinaus damit den Geist einer lebenslangen Verbundenheit. In einer wichtigen Studie skizziert Janzarik (1984) anhand des im Deutschen Literaturarchiv in Marbach aufbewahrten Briefwechsels die in mitmenschlicher wie in intellektueller Hinsicht besondere Beziehung zwischen Karl Jaspers und Kurt Schneider. Aus Janzariks Ausführungen ergibt sich der Eindruck eines auf geistiger Ebenbürtigkeit und wechselseitiger Kritikbereitschaft beruhenden wissenschaftlichen Dialogs. Die im Rahmen der Edition der Briefe von Karl Jaspers geplante Veröffentlichung dieses Briefwechsels ermöglicht seine wissenschaftliche Bearbeitung, die wichtige Aufschlüsse zur Ideen- und Problemgeschichte der Psychiatrie und Psychopathologie im 20. Jahrhundert ergeben dürfte.

Nach Kurt Schneider liegt ein erhebliches Missverständnis der Ausführungen zum Verstehen bei Jaspers darin begründet, dass „verständlich" oft – auch bei Jaspers selbst – im Sinne des für den Beobachter genetisch Nacherlebbaren, also der unmittelbaren Einfühlung gebraucht werde. Hiervon müsse aber das Verstehen von letzten Wesens- bzw. Sinnzusammenhängen unterschieden werden. In der Dichotomie von Erklären und Verstehen, die ja das methodologische Fundament der „Allgemeine(n) Psychopathologie" darstellt, sind daher Kausalzusammenhänge und Sinnzusammenhänge als wesensverschiedene Erkenntnisregionen, die eines je eigenen methodischen Zuganges bedürfen, einander gegenüberzustellen.

Das verstehende Erkennen von Sinnzusammenhängen, die immer Inhalte miteinander verbinden, zielt auf anderes als das genetische Nacherleben des subjektiven Krankseins bei einem individuellen Patienten. Kurt Schneider betont zurecht, dass nicht alle verstehbaren Sinnzusammenhänge auch tatsächlich nacherlebt werden können: *„So kann eine schizophrene Psychose durchgehend verständliche Zusammenhänge haben (im Sinn der Sinnzusammenhänge) und doch können diese Zusammenhänge vielleicht tatsächlich von keinem Menschen verstanden werden (im Sinne des genetisch Nacherlebbaren)."* Wichtig ist dann der Hinweis, dass sich Verstehen im Sinne des genetischen Nacherlebens nicht nur auf die Inhalte, sondern auch auf die Beziehungen von Formen zu Inhalten erstrecken kann (I. c., 324). An dieser Stelle seines Textes führt Kurt Schneider nun eine für das Psychoseproblem folgenreiche, implizit bereits bei Jaspers anklingende, Unterscheidung ein: *„Wir gliedern eine Psychose in das bloße Dasein und in ihr Sosein, und das Sosein wieder in das Sosein als Inhalt, und das Sosein als jeweilige Form, als Daseinsweise"* (I. c., 324). Apodiktisch heißt es dann weiter, dass das schlichte Dasein, also die Faktizität der Psychose, niemals – weder qua Sinnzusammenhänge noch im Sinne des Nacherlebbaren – verstanden werden könne.

Diese Unterscheidung von Dasein und Sosein wirft ein eindrucksvolles Schlaglicht auf die ideengeschichtlichen Zusammenhänge zwischen Psychopathologie und Philosophie in den ersten Jahrzehnten des vergangenen Jahrhunderts: Zum einen verweist sie auf den heute zu Unrecht vergessenen Nicolai Hartmann, der neben Max Scheler zu den philosophischen Lehrmeistern Kurt Schneiders gehörte. In seiner „Grundlegung der Ontologie" (explizit 1935, aber bereits auch in lange vorher gehaltenen Vorlesungen) widmet Hartmann dem *„Verhältnis von Dasein und Sosein", „der Aporetik des dass und was"* eine tiefschürfende Analyse, bei der die polarisierende Trennung beider Modalitäten (des Daseins und des Soseins) aufgehoben wird und daher Soseinsurteile in Daseinsurteile überführt werden können: Ein Gedanke, vor dem Kurt Schneider allerdings angesichts des Daseins einer Psychose zurückschreckte. So führt er am Beispiel des Beziehungswahns aus, dass hier zwar die Sinnzusammenhänge der Inhalte und Themen durchaus nacherlebbar sein können; die qualitative Form des Wahns aber, in der sich diese Inhalte artikulieren, könne der Untersucher weder genetisch nacherleben noch aus seinen Inhalten ableiten, d. h. verstehen: Das Unverständliche manifestiert sich also hier bereits im Raum des Soseins der Psychose.

Ganz ähnlich hatte Jaspers bereits 1919 in seiner Rezension von E. Kretschmers epochaler Monographie „Der sensitive Beziehungswahn" bezweifelt, dass der die Umsetzung der prämorbid-abnormen Charakterzüge in den paranoischen Wahn bedingende „Mechanismus" mit dem Charakter des Kranken in einem notwendigen, also verstehbaren Zusammenhang stehe: *„Daß in dem Mechanismus der paranoischen Umsetzung etwas psychologisch ganz Unverständliches vorliegt, muß doch festgehalten werden. Das Verstehen leistet viel, aber hier hat es seine Grenze"* (Jaspers 1919, 124).

Das für Kurt Schneider demnach grundsätzlich nicht verstehbare Dasein einer Psychose verweist auf eine gänzlich andere philosophische Spur, die sich mit Martin Heidegger verbindet: In den zeitlichen Kontext von Kurt Schneiders Studie fallen Heideggers frühe Vorlesungen zur „Hermeneutik der Faktizität" (erschienen 1988, GA Bd. 63), in denen in erster Linie die konkrete persönliche Geschichte eines Menschen thematisiert wird (Grondin 1994). Es ist daher in ideengeschichtlicher Hinsicht nur folgerichtig, dass sich die späteren psychopathologischen und psychotherapeutischen Bemühungen um eine Verstehbarkeit des Daseins, also der Faktizität einer Psychose, vor allem in der Daseinsanalyse Ludwig Binswangers, auf Heidegger berufen – wenn auch primär auf dessen Hauptwerk „Sein und Zeit" von 1927. Einem solchen erweiterten Verstehen, das man auch als ein rekonstruktives Verstehen bezeichnen könnte, geht es um die Aufdeckung verständlicher Zusammenhänge zwischen Wahn und mitmenschlich – interaktional geprägter Situation, zwischen Wahn und biographischem Schicksal, aber auch um verstehbare Zusammenhänge innerhalb des Soseins der Psychose in ihrem Aufbau und Verlauf. Für die Begegnung mit dem Patienten ist daraus zu folgern, dass wir mit dem unverständlich Anmutenden in der diagnostischen Anfangssituation (Avenarius 1968) etwas anderes meinen und erfahren als das vordergründig Unverständliche, um dessen Erhellung wir uns in der psychotherapeutischen Arbeit mit dem psychotischen Patienten bemühen. (Schmidt-Degenhard 1993).

In vielen seiner Arbeiten, so auch in dem eben referierten Text, erwähnt Kurt Schneider seine philosophischen Quellen nicht; ähnlich wie Karl Jaspers, der bei der Benennung seiner ideengeschichtlichen Wurzeln sehr selektiv vorgeht und Wilhelm Diltheys Hermeneutik und Max Webers Denkfigur des Idealtypus hervorhebt, aber den Einfluss des Neukantianers und Heidelberger philosophischen Kollegen Heinrich Rickert auf die „Allgemeine Psychopathologie" übergeht, den Brücher überzeugend nachgewiesen hat. Gerade Rickert ist eine komplexe und hoch differenzierte Theorie des historischen Verstehens als einem rekonstruktiven Erkenntnisprozess zu verdanken.

Auch Rickert geht es in seinem zwischen 1902 bis 1929 in fünf Auflagen erschienenen Hauptwerk „Die Grenzen der naturwissenschaftlichen Begriffsbildung. Eine logische Einleitung in die historischen Wissenschaften" um das Problem des *„nacherlebenden Verstehens"*. Hinsichtlich seiner Erkenntnismöglichkeiten unterscheidet Rickert den irrealen Sinn (bzw. das Sinngebilde) eines verstehbaren Zusammenhanges von dem „fremden" Seelenleben eines anderen Menschen, in dem dieser irreale Sinn *„wirklich lebendig ist"* bzw. die fremde Seele *„in ihm wirklich lebt"* (Rickert 1929, 576).

> *Bei unserem „Hineinversetzen" in die Seele, also das Erleben eines Anderen, benutzten wir „die Kenntnisse, die wir von dem verstandenen irrealen Sinn der fremden Worte einerseits und von unserem eigenen realen Seelenleben, dem einzigen, das wir unmittelbar kennen, andererseits haben, um aus beiden zusammen ein fremdes Seelenleben aufzubauen, in dem der Sinn der fremden Worte, der in unserem eigenen Seelenleben nicht wirklich lebendig geworden ist, wirklich lebt" (I. c., 577).*

Rickert betont den hypothetischen Charakter eines solchen „aufbauenden" Verstehens und distanziert sich damit deutlich von einem naiven, auf Identifikationsbemühungen mit dem Anderen zielenden Einfühlungsparadigma. Wir können das im Verstehensvorgang „aufgebaute" also rekonstruierte fremde Seelenleben des Anderen somit *„nie wirklich, also auch nicht unmittelbar" erleben, wir lernen es immer nur als „nacherlebbares Ineinander von irrealem Sinn und realem Seelenleben mittelbar kennen"* (I. c., 578).

Bei allen Versuchen des rekonstruktiven Verstehens im psychiatrischen Erfahrungsraum muss bedacht werden, dass die sprachlichen Äußerungen und Selbstschilderungen psychotischer Menschen immer und vor allem auch einen Versuch der Selbstauslegung, der Selbstexplikation (H. Kunz, 1931) ihres fundamentalen Anders-Gewordenseins repräsentieren. Die sich hierauf beziehende interpretative Forschung in der Psychopathologie (Schmidt-Degenhard u. Feldmann, 2003) bedarf als Voraussetzung einer Einstellung und inneren Haltung, die das psychopathologische Syndrom als ein komplex konstituiertes seelisch-geistiges Sinngebilde (vgl. Rickert) anerkennt, das keinesfalls nur unter rein defizitären Gesichtspunkten betrachtet werden darf. Auf der kommunikativen Ebene entspricht dieser Erkenntnisintention eine Grundhaltung des unbedingten Ernstnehmens der Person des Patienten, die man in ethischer Hinsicht als Ehrfurcht vor dem Menschen in der Psychose umschreiben könnte (Schmidt-Degenhard 1993).

Alles einfühlende und rekonstruktive Verstehen des Anderen und seiner seelisch-geistigen Objektivationen bleibt stets eine nie zum Abschluss kommende Annäherung, die sich ihres hypothetischen Charakters bewusst bleiben muss. Verstehen als ein offenes Fragen weiß um die prinzipielle Unergründbarkeit der seelisch-geistigen Welt, es eröffnet aber in der Anerkennung dieses Unergründlichen die Möglichkeit, *„so etwas wie geistige Welt und Geschichte als eine nie ausschöpfbare und doch faßliche Lebenswirklichkeit in den Blick zu bekommen"* (Plessner 1981, 180f.). Auch Karl Jaspers betont in diesem Zusammenhang zunächst *„Das Verstehen ist unabschließbar"* und kommt dann aber zu einer beeindruckenden Folgerung, die gerade für unser Umgehen mit psychotischen Patienten von großer Bedeutung sein könnte: *„So ist das Verstehen auch im Stoßen an die Grenzen des Unverständlichen unabschließbar, weil das Verstandene selber durch seine Bewegung seinen Raum verwandelnd erweitert"* (Jaspers 1965, 298). Von hier aus ergibt sich nun abschließend eine vielleicht überraschende Perspektive auf das Unverstehbarkeitstheorem des Psychotischen, die mit einer positiven Bestimmung des Unverständlichen in der schizophrenen Wahndynamik verbunden ist. Diese Affirmation des Unverständlichen, das sich als unhintergehbar erweist, eröffnet aber quasi-paradoxal einen erweiterten Raum für das Verstehen der psychotischen Erlebniswelt.

Hierbei greife ich auf eigene Untersuchungen über die *„Wandlungen des Unverständlichen in der schizophrenen Wahndynamik"* (2009) zurück, deren erste Ansätze 1997 gemeinsam mit meinem Freund Harald Feldmann, dem letzten Leiter der heute nicht mehr existierenden Psychopathologischen Forschungsstelle der Universität Göttingen, zum 85. Geburtstag unseres Lehrers Hemmo Müller-Suur publiziert wurden. Hemmo Müller-Suur gehörte zweifellos zu den großen Gestalten der psychopathologischen Tradition in der Nachfolge von Karl Jaspers. Der Titel seiner Monographie von 1980 „Das Sinn-Problem in der Psychose", die den wohl anspruchsvollsten Versuch einer hermeneutisch-kritischen Annäherung an die Existenzform des Menschen in der Psychose darstellt, umschreibt das Motto seines wissenschaftlichen Lebenswerkes.

Den Ausgangspunkt bilden Karl Jaspers` Ausführungen zum Wahnproblem in der ersten Auflage der „Allgemeine(n) Psychopathologie" von 1913. Bereits in der „Einführung" thematisiert er die Grenzen des genetischen Verstehens, dem es ja um das evidente Hervorgehen von Seelischem aus Seelischem geht. Gerade im Erfahrungsraum der Psychopathologie zeige sich nun aber eine andere Phänomenqualität: *„Seelisches taucht als etwas Neues in uns gänzlich unverständlicher Weise auf, Seelisches folgt auf Seelisches in einer für uns unverständlichen Art. Es folgt aufeinander, es geht nicht auseinander hervor"* (Jaspers 1913, Seite 13). Als den Prototypus einer solchermaßen neuen Erlebnisqualität erkennt Jaspers den Wahn: Bekanntlich stellt er dabei den aus *„Affekten und anderen Erlebnissen wie Trugwahrnehmungen"* verständlich hervorgegangenen wahnhaften, d. h. eigentlich wahnähnlichen Ideen, die sog. echten Wahnideen gegenüber: Diese seien „psychologisch nicht weiter zurückzuverfolgen" und daher *„phänomenologisch etwas Letztes"* (I. c., 45). Jaspers gibt an dieser Stelle aber nun einem erweiterten rekonstruktiven Verstehen die künftigen Zielrichtungen des psychopathologischen Erkennens vor: Angesichts der „echten Wahnideen" müsse versucht werden, *„dem eigentlichen Tatbestand des Wahn***erlebnisses** *näher zu kommen, wenn es auch nicht gelingt, uns dies so fremde Geschehen klar und anschaulich zu vergegenwärtigen"* (l. c., 45; fette Hervorhebungen von Jaspers).

Wir stoßen hier bereits am Ursprung aller späteren Wahnforschung implizit auf die zentrale Unterscheidung zwischen einem genuinen Bereich des primären, vorprädikativen Erlebens einerseits und der dieses Primärerleben auslegenden und plausibilisierenden Selbstschilderung durch den Kranken in dessen Wahnaussagen andererseits, die damit als Urteilssätze fungieren. Wenn Jaspers weiter betont, dass dieses Primärerleben nicht mittels eines deskriptiv-phänomenologischen Vorgehens erfasst werden könne, so bahnt er damit den Weg für eine rekonstruktive hermeneutische Perspektive, in der dieser genuin-primäre Erlebensbereich zwar nicht unmittelbar, aber indirekt aufscheinen kann. In diese Richtung bewegen sich nun die folgenden Überlegungen:

Die Erfahrung des verstehenden Umgangs mit schizophrenen Menschen lässt uns zwei unterschiedliche Erlebens- und damit auch Wirklichkeitsbereiche erkennen, die für die Gestaltungsdynamik der psychotischen Erlebniswelt bestimmend sind: Dem unmittelbaren einbruchhaft erfahrenen originär-psychotischen Erleben, welches das eigentliche *Psychotisch-Unverständliche* darstellt, ist das gestaltete Wahnerleben gegenüberzustellen, das in der Untersuchungssituation zunächst auch durchaus unverstehbar anmuten kann. Mit dem Begriff des *Psychotisch-Unverständlichen* ist die spezifische Qualität der *psychotischen Eigenerfahrung* des Betroffenen gemeint: Das angstvoll erlittene Infragegestelltwerden seiner Selbst und aller bisherigen Welterfahrung bedeutet ein Erleben der Selbstentmächtigung, ja der „Weltverwandlung" (Jaspers 1965, 237), dem sich der Kranke ausgeliefert weiß, das er aber nicht begreifen und verstehen kann. Dieses Erleben eines Unverständlichen ist aber kein kommunikativ begründetes Nichtverstehen, das ja prinzipiell auflösbar wäre. Der Kranke trifft hier vielmehr auf etwas Unverständliches, das ihn und sein Selbst- und Weltverständnis in spezifischer, nämlich psychotischer Weise radikal verunsichert und *„in beginnenden Psychosen zur vernichtenden Katastrophe"* werden kann (l. c., 237).

Für Jaspers wird der Geltungsraum des Verstehbaren von zwei Sphären des Unverständlichen umkreist: Zum einen dem Unverständlichen, das in den kausalen Gegebenheiten des Somatisch-Organismischen begründet ist und auf einen quasi unbegrenzten Erkenntnishorizont des fortschreitenden *kausalanalytischen* Erklärens verweist; auf der anderen Seite liegt der Bereich der individuellen Existenz, des Rätsels der menschlichen Freiheit als dem unverfügbaren Ursprung des personalen Sich-Entwerfens, der als ein *prinzipiell Unerklärlich-Unverständliches* anzunehmen ist. Somit ist zu fragen, ob das aufgezeigte Psychotisch-Unverständliche vielleicht als ein solches Unerklärlich-Unverständliches i. S. von Jaspers zu betrachten ist.

Dieses primäre *Psychotisch-Unverständliche* wird nun in der Sinngestalt des konkreten Wahns in eine Sphäre der Bedeutungshaftigkeit überführt, die für den Kranken eine gewisse Einsichtigkeit und kognitive Sicherheit verbürgt und die jetzt auch sprachlich mitteilbar wird. Müller-Suur spricht hier von einer Kommensurabilisierung des Inkommensurablen im psychotischen Primärerleben. Zwischen diesen beiden Erlebnisebenen, der originär-psychotischen Erfahrung einerseits und der konkreten Wahngestaltung andererseits, besteht offenbar eine auf bestimmten *strukturalen*, formal und inhaltlich bestimmten, *Affinitäten* beruhende Verknüpfungs- und Verbindungsdynamik, die sich als eine *Dynamik der Sinngebung* charakterisieren lässt. Hierbei lässt sich im schizophrenen Bedeutungs- und Symbolerleben die Wirksamkeit von allgemeinen, d. h. überindividuellen (irrational-transzendenten, transzendental-formalen und mythisch-archetypischen) Sinnhorizonten aufzeigen, die als Strukturmomente des Wahnerlebens der Sinnauflösungsbedrohung durch den psychotischen Einbruch den Versuch eines Sinnerhaltes entgegensetzen (Müller-Suur 1954, Feldmann 1989, Feldmann & Schmidt-Degenhard 1997).

In diesem Gestaltungsprozess spielen die *imaginativen Potenzen* des Menschen eine zentrale Rolle. In einer solchen Perspektive kann der konkrete Wahn als eine spezifische Manifestationsform des Imaginären verstanden werden. Diese gewinnt in der psychotischen Abwandlung gegenüber der intersubjektiv verbindlichen Realität an Prävalenz. Dabei wird aber diese Wahnwelt vom erlebenden Subjekt nicht mehr als etwas Fiktional-Irreales aufgefasst, vielmehr wird sie als eine unbezweifelbare Erlebniswirklichkeit erfahren. Müller-Suur spricht hier von einem „Nicht-als-wahr-begreiflichen-Wirklichen" im Wahnerleben, das als ein Imaginäres zu begreifen ist, und wirft damit die Frage nach der Art von Wirklichkeit auf, die im Wahn mimetisch „abgebildet" wird (Feldmann 1991).

Die materialen Bedeutungsgehalte und biographischen Hintergründe des Wahnerlebens erschließen sich bei der therapeutischen Annäherung an die Person des Kranken einem tiefenpsychologischen und daseinsanalytischen Verständnis. Die hier aufgezeigte hermeneutische Perspektive bemüht sich darüber hinaus aber um eine *interpretative Rekonstruktion des Ursprünglich-Psychotischen*: Dieses stellt die entscheidende Voraussetzung der verstehbaren Wahndynamik dar, als solches bleibt es aber immer als ein *„bestimmtes Unverständliches"* (Müller-Suur) anzuerkennen. Es geht bei diesem Verstehen also nicht um eine – letztlich vergebliche – Aufhebung des psychotisch Unverständlichen, wohl aber um die verdeutlichende Erhellung seiner Struktur. So vermag diese hermeneutische Perspektive einen kommunikativen Zugang zum Erleben und Leiden des Patienten in der Not der akuten Psychose zu eröffnen.

Die vorstehenden Überlegungen zu einem erweiterten Verstehen des psychotischen Erlebens setzen eine positive Bestimmung, ja eine Affirmation des Unverständlichen voraus. Dieses markiert nicht nur eine einschränkende Grenze des Erkennens, sondern dient darüber hinaus als Anregung zu einem kreativen Verstehen, das jetzt eine andere und neue Wegrichtung beschreiten kann. Dieses erweiterte Verstehen, das um seine im Phänomenbereich des Psychotischen selbst gegebenen Grenzen weiß, bleibt letztlich mit Jaspers ein *kritisches* Verstehen im Gegensatz zu einem spekulativen Deutungsanspruch, den Jaspers in seinem zeitgeschichtlichen Kontext prototypisch bei Viktor von Weizsäcker und seinem Kreis ablehnend kritisiert (Bormuth 2013). Jaspers ist hier ganz geprägt durch die Erkenntniskritik Kants, der sich auch seine Psychopathologie von Beginn an verpflichtet weiß.

Auch aus unserer Perspektive bleibt aber die Frage einer verstehenden Annäherung an das Dasein, also die Faktizität der Psychose offen. Vielleicht, so könnte man in Übereinstimmung mit dem Philosophen Karl Jaspers sagen, verbirgt sich hinter dieser offenen Frage ein zwar nicht abweisbares, in seinem Grunde jedoch prinzipiell unlösbares, also metaphysisches Problem.

Zu fragen ist nun zuletzt noch nach der Relevanz eines solchen Fragens und Forschens für die so grundlegend gewandelte Psychiatrie der Gegenwart, die sich einmal wieder intensiv (so in der ICD 11) mit der nosographischen Neuverortung der seit Eugen Bleuler schizophren genannten Syndrom- und Verlaufsgestalten beschäftigt und unvermindert fasziniert ihre Forschungsanstrengungen auf die neuro- und molekularbiologischen Grundlagen der psychiatrischen Krankheitsbilder richtet. Dazu bleibt zu bedenken, dass diese derzeit dominierende Wissenschaftsausrichtung immer nur *einen* wichtigen Aspekt des psychiatrischen Erfahrungsraums zu erklären vermag. Die ärztlich-therapeutische und wissenschaftliche Offenheit für die von Karl Jaspers erstmals vor 100 Jahren gestellten Fragen und Probleme, die m. E. bis heute unausgeschöpft sind, bedarf einer inneren Haltung und wertfundierten Einstellung, die Jaspers unvermindert gültig in bewegenden Sätzen (erstmals 1946) formuliert hat:

> *„Wir verwundern uns vor der Tatsache der Psychosen. Es sind Rätsel des Menschseins selber. Ihre Tatsächlichkeit geht jeden Menschen an. Daß es das gibt, daß Welt- und Menschsein derart ist, daß dieses möglich und notwendig ist, läßt uns nicht nur staunen, sondern schaudern. Diese Betroffenheit ist einer der Ursprünge für das Wissenwollen in der Psychopathologie" (Jaspers 1965, 650).*

Literatur

Avenarius R (1968) Die diagnostische Anfangssituation. Über die Bedeutung des Verstehens in der initialen diagnostischen Situation. Nervenarzt 39: 51-56

Baeyer W v (1979) Wähnen und Wahn. Ausgewählte Aufsätze. Enke, Stuttgart

Binswanger L (1957) Schizophrenie. Neske, Pfullingen

Bormuth M (2013) Freiheit und Ressentiment – Zur Ideengeschichte der Allgemeinen Psychopathologie. Eingereicht zur Publikation in „Psychopathology"

Bormuth M (2002) Lebensführung in der Moderne. Karl Jaspers und die Psychoanalyse. Fromman-Holzboog, Stuttgart Bad Canstatt

Brücher K (2012) Jaspers und das Problem des Verstehens: Plädoyer für eine Revision. Fortschr Neurol Psychiat 80: 213–220

Dilthey W (1982) Ideen über eine beschreibende und zergliedernde Psychologie (1894). In: Gesammelte Schriften, Band V, 7. Auflage. Teubner, Stuttgart

Feldmann H (1989) Aspekte der Wahndynamik. Fortschr Neurol Psychiat 57: 14-21

Feldmann H, Schmidt-Degenhard M (1997) Strukturale Affinitäten des Unverständlichen im schizophrenen Wahn. Nervenarzt 68: 226-230

Gadamer H-G (1972) Wahrheit und Methode. Grundzüge einer philosophischen Hermeneutik. 3. erweiterte Auflage. Mohr Siebeck, Tübingen

Grondin J (1994) Der Sinn für Hermeneutik. Wissenschaftliche Buchgesellschaft, Darmstadt

Hartmann N (1935) Zur Grundlegung der Ontologie. de Gruyter, Berlin Leipzig

Heidegger M (1988) Hermeneutik der Faktizität (Vorlesungen 1923). Gesamtausgabe, Band 63. Klostermann, Frankfurt am Main

Heimann H (1991) Die Stimme der Psychiatrie im Konzert der Medizinischen Fächer. Nervenarzt 62: 391-397
Hofer G (1956) Phänomen und Symptom. Nervenarzt 25: 342–344
Janzarik W (1988) Strukturdynamische Grundlagen der Psychiatrie. Enke, Stuttgart
Janzarik W (1984) Jaspers, Kurt Schneider und die Heidelberger Psychopathologie. Nervenarzt 55: 18-24
Jaspers K (1965) Allgemeine Psychopathologie. 8. unveränderte Auflage. Springer, Berlin Göttingen Heidelberg
Jaspers K (1963) Gesammelte Schriften zur Psychopathologie. Springer, Berlin Göttingen Heidelberg
Jaspers K (1946) Allgemeine Psychopathologie. 4. veränderte und erweiterte Auflage. Springer, Berlin Heidelberg
Jaspers K (1919) Rezension von: Kretschmer, Ernst. Der sensitive Beziehungswahn. Z g Neurol Psychiat (Referate und Ergebnisse) 18: 123-124
Jaspers K (1913) Allgemeine Psychopathologie. Springer, Berlin
Jauß H R (1994) Wege des Verstehens. Fink, München
Kunz H (1931) Die Grenze der psychopathologischen Wahninterpretationen Z g Neurol Psychiat 135: 671–715
Müller-Suur H (1954) Die Wirksamkeit allgemeiner Sinnhorizonte im schizophrenen im schizophrenen Wahnerleben. Fortschr Neurol Psychiat 22: 38-44
Müller-Suur H (1980) Das Sinn-Problem in der Psychose. Gedanken zur Interpretation des sprachlichen Ausdrucks psychotischen Erlebens. Verlag für Psychologie Hogrefe, Göttingen Toronto Zürich
Plessner H (1981) Macht und menschliche Natur. Ein Versuch zur Anthropologie der geschichtlichen Weltansicht (1931) In: Gesammelte Schriften, Band V. Suhrkamp, Frankfurt am Main
Plessner H (1953) Mit anderen Augen. In: Zwischen Philosophie und Gesellschaft, 204–217. Francke, Bern
Rickert H (1929) Die Grenzen der naturwissenschaftlichen Begriffsbildung. Eine logische Einleitung in die historischen Wissenschaften. 5. Auflage. Mohr Siebeck, Tübingen
Scheler M (1973) Wesen und Formen der Sympathie. Gesammelte Werke, Band 7. Francke, Bern München
Schmidt-Degenhard M (2009) Wandlungen des Unverständlichen in der schizophrenen Wahndynamik. Ein anthropologischer Beitrag zum Wahnproblem. In: Schulz R, Bonanni G, Bormuth M (Hrsg) Wahrheit ist, was uns verbindet. Karl Jaspers` Kunst zu philosophieren. Wallstein, Göttingen
Schmidt-Degenhard M (2004) Verstehen als Methode und klinische Praxis. Überlegungen zur Situation der Psychiatrie. Schweiz Archiv Neurol. Psychiat 155: 5–15
Schmidt-Degenhard M (1995) Wahn und Imagination. Fortschr Neurol Psychiat 63: 350-357
Schmidt-Degenhard M (1993) Aspekte des Verstehens psychotischer Menschen. Fundamenta Psychiatrica 7: 13–20
Schneider K (1922) Versuch über die Arten der Verständlichkeit. Z g Neurol Psychiat 75: 323–327
Stein E (2010) Zum Problem der Einfühlung. (1917), Gesamtausgabe, Band 5. Herder, Freiburg Basel Wien
Tellenbach H (1987) Karl Jaspers` Konzeption einer geistigen Psychiatrie. Ein Nachwort zum 7. Jahrzehnt „Allgemeine Psychopathologie“. Nervenarzt 58: 743–747
Weber M (1951) Gesammelte Aufsätze zur Wissenschaftslehre. 2. Auflage. Mohr-Siebeck, Tübingen
Weizsäcker V v (2005) Pathosophie. Gesammelte Schriften, Band 10. Suhrkamp, Frankfurt am Main

4 Der Wahn aus Sicht der Heidelberger Schule von Jaspers bis Janzarik

Thomas Stompe und Hans Schanda

„Der Wahn galt durch alle Zeiten hindurch als das Grundphänomen der Verrücktheit, wahnsinnig und geisteskrank als dasselbe. Was der Wahn sei, ist in der Tat eine Grundfrage der Psychopathologie“ (Karl Jaspers 1946)

4.1 Einleitung – Jaspers und die Heidelberger Schule

2013 jährte sich zum hundertsten Mal die Veröffentlichung der Allgemeinen Psychopathologie von Karl Jaspers – noch immer eines der einflussreichsten Werke der modernen Psychiatriegeschichte. Ob willentlich, unbeabsichtigt oder unbewusst bezog sich seither jeder, wirklich jeder Psychiater auf die ein oder andere Weise auf das Werk des genialen Psychopathologen und Phänomenologen, der sich bald nach der Veröffentlichung der Allgemeinen Psychopathologie von der Psychiatrie abwandte, um sich ganz der Existentialphilosophie zu widmen. Der Einfluss seines Werks auf die Gegenwartspsychiatrie lässt sich vermutlich am deutlichsten an der Thematik erkennen, die es in Folge abzuhandeln gilt, dem Wahn.

Bevor aber näher auf das eigentliche Thema eingegangen wird, soll daran erinnert werden, dass die Allgemeine Psychiatrie und die Überlegungen zum Wahn in einer Tradition stehen und ihrerseits wieder traditionsbildend waren. Der Psychopathologe Karl Jaspers ist ohne seine Vorgänger wie etwa Emil Kraepelin, dem Vorstand Heidelberger Klinik von 1891-1903, nicht denkbar. Oder Robert

Gaupp. Die Liste der Altersgenossen, die zeitgleich mit Jaspers in Heidelberg arbeiteten und forschten, liest sich wie das Who is who der deutschen Psychiatrie zu Anfang des 20. Jahrhunderts. Da waren Hans Walter Gruhle, Wilhelm Mayer-Gross oder Arthur Kornfeld, Kollegen und Konkurrenten, Männer jedenfalls mit scharfem Intellekt und brillantem Fachwissen. An ihnen konnte sich Karl Jaspers messen, von ihnen wollte er sich absetzen. Das gelang ihm mit seinem großen Wurf, dessen Bedeutung sehr rasch erkannt wurde und dessen Nachwirkungen bis in die Gegenwart reichen.

Die Heidelberger Schule baute, gerade was den Wahn betrifft, auf Jaspers auf und entwickelte seine Überlegungen zum Wahn weiter. Zu nennen wären Kurt Schneider, Leiter der Klinik von 1945-1955, Gerd Huber, später Ordinarius in Bonn, Karl Peter Kisker, Wolfgang Blankenburg, Hubertus von Tellenbach, in seiner Nachfolge Alfred Kraus – und dann natürlich Werner Janzarik, Ordinarius in Heidelberg von 1973-1988. Diese Aufzählung, die keinesfalls den Anspruch auf Vollständigkeit erheben will und kann, soll lediglich Zeugnis für das reichhaltige und dichte intellektuelle Klima der Heidelberger Klinik im 20. Jahrhundert ablegen. Wohl wissend, dass wir damit vielen Exponenten der Heidelberger Schule nicht gerecht werden, werden in der Folge mit Karl Jaspers, Kurt Schneider und Werner Janzarik drei Nervenärzte hervorgehoben, die Außerordentliches für unser Verständnis des Wahns geleistet haben.

4.2 Verständnisweisen des Wahns nach Jaspers

Die differenzierten und weitreichenden Überlegungen Jaspers' zum Wahn erfuhren ein eigenartiges Rezeptionsschicksal. Wenn man den durchschnittlichen gebildeten Akademiker nach Karl Jaspers befragt, so kommt wenig bis gar nichts. Mancher wird sich erinnern können, dass er/sie den Namen Jaspers im Philosophieunterricht gehört hat aber seit langem nicht mehr. Es stimmt wohl, Jaspers als Philosoph hatte schon bessere Zeiten erlebt. Bis in die 1970er-Jahre wurde er in einem Atemzug mit Eduard Husserl, Martin Heidegger und Max Scheler genannt, zeitweise war er wohl einer der populärsten deutschen Philosophen, der sich in der Zeit des Kalten Krieges auch zu tagespolitischen Themen wie der Atombombe äußerte. Dem höher gebildeten Akademiker wird wohl die Philosophie der Weltanschauungen und seine Werke zur Philosophiegeschichte ein Begriff sein, Jaspers als Psychiater, als Psychopathologe wohl kaum. Strebsame Medizinstudenten, und damit kommen wir unserem eigentlichen Thema wieder näher, werden beim Psychiatrierigorosum, gefragt, was denn ein Wahn sei, wohl regelmäßig die Jaspers'schen Wahnkriterien reproduzieren, die von ihrem Schöpfer eigentlich als vorläufige Beschreibungen nicht des Wesen des Wahns angesehen wurden, sondern lediglich als einige durchaus wichtige Eigenschaften. Und gerade dieser Abschnitt der Allgemeinen Psychopathologie, der nur wenig mehr als eine Seite umfasst, fand in alle Klassifikationssysteme Eingang, Legionen von Psychopathologen arbeiteten sich an dieser Passage ab. Im Vergleich dazu geriet vieles, was Jaspers vermutlich als wichtiger empfunden hatte, in Vergessenheit. Da die Wahnkriterien wohl das bekannteste Theoriestück des Abschnitts zum

Wahn sind, ist es angezeigt hier anzusetzen und zu erläutern, was Jaspers darunter verstanden hat. Somit:

- die außergewöhnliche Überzeugung
- die Unbeeinflussbarkeit durch Erfahrung und zwingende Schlüsse
- die Unmöglichkeit des Inhalts

Unter außergewöhnlich meint Jaspers, dass der Kranke auch bei völlig intaktem formalem Denken an einer als unmöglich kenntlichen Überzeugung festhält. Die Basis dafür liegt in den sich dem Verstehen entziehenden primären Wahnerlebnissen. Darunter versteht Jaspers Wahnwahrnehmungen (Bedeutungs- und Beziehungsideen), Wahnvorstellungen (Wahneinfälle, Wahnerinnerungen) und Wahnbewusstheiten. Im Gegensatz zu Kurt Schneider sind für Jaspers primäre Wahnerlebnisse immer zweigliedrig. Die Unkorrigierbarkeit des Wahns kontrastiert Jaspers mit dem Irrtum des Gesunden. Das Besondere daran ist der Versuch, den Irrtum als kollektives Phänomen zu deuten, während der Wahn individualistisch ist. Das Irren der Gesunden ist somit gemeinschaftliches Irren. Das Wahnhafte Einzelner hebt sich nach Jaspers hingegen von dem ab, was alle glauben. Das führt allerdings zu dem problematischen Schluss, dass ein Einzelner nicht irren kann, zumindest sind die Bedingungen, unter denen man von einem individuellen Irrtum sprechen kann, unterdefiniert. Auf der anderen Seite haben die Ereignisse des 20. Jahrhunderts gezeigt, dass große Massen ideologisierter Menschen Überzeugungen anhängen können, die allen drei Wahnkriterien entsprechen. Besonders problematisiert wurde das dritte Wahnkriterium, die Unmöglichkeit des Inhalts. Es sei ungeeignet, zwischen kulturgebundenen Überzeugungen und Wahnideen zu unterscheiden und damit vor allem für die kulturvergleichende Wahnforschung unbrauchbar (Stompe 2010). Bei teilweiser berechtigter Kritik wird hier Jaspers allerdings oft missverstanden. Ähnlich wie bei der Erklärung des ersten Wahnkriteriums, liegt die eigentliche Erklärung der Unmöglichkeit im Faktum, dass der echte Wahn auf primären Wahnerlebnissen beruht, deren Inhalt sich im Letzten Erklärungsversuchen entzieht.

Eine weitere Annäherung an das Jaspers'sche Verständnis von Wahn kann über seine Theorie des Unverständlichen und der Verständnisgrenze erfolgen. Dazu gilt es, die Jaspers'sche Unterscheidung von Erklären und Verstehen in Erinnerung zu bringen: Ein Gutteil der Allgemeinen Psychopathologie orientiert sich an diesem Unterschied, und zwar derart, dass in einem ersten Schritt die subjektiven Erscheinungen von den objektiven Symptomen getrennt werden. Die subjektiven Erscheinungen werden dabei der Phänomenologie, die objektiven Symptome der deskriptiven Psychopathologie zugeschrieben. Im zweiten Schritt unterscheidet Jaspers zwischen verständlichen und kausalen Zusammenhängen des Seelenlebens; die ersten werden von ihm der verstehenden, die zweiten der erklärenden Psychopathologie zugeordnet.

Wie Kupke (2008) erläutert, finden sich bei Jaspers zwei Verstehensgrenzen, die für sein Verständnis des Wahns von Bedeutung sind. Die erste bezieht sich auf das *"Außerbewusste des Leibes"*, die zweite verweist auf das *"Unbedingte des Existenz"*. Im Wahn kommt noch eine dritte Verständnisgrenze zum Tragen. Der Wahn sei ein *"Urphänomen"*, er stellt daher eine abgewandelte oder gestörte Form der Beziehung von Ich- und Gegenstandsbewusstsein dar. Die Verbindung beider formt das Wirklichkeitserleben. Nach Jaspers ist das Wirklichkeitserleben weder abzuleiten, noch in eine Reihe mit anderen verwandten Phänomenen zu stellen, es lässt sich nur indirekt beschreiben.

Die Unverständlichkeit des Wahns konstituiert sich durch einen Zirkelschluss: Der Wahn ist biologisch fundiert und kann daher nicht verstanden werden, da er nicht verstanden werden kann, ist er biologisch fundiert. Alles, was verstanden werden kann, ist kein echter Wahn. Anhand dieser Linie erfolgt die Unterscheidung zwischen Wahn, wahnhaften und überwertigen Ideen. Der echte Wahn ist unkorrigierbar aufgrund einer Veränderung der Persönlichkeit. Der Ausdruck des echten Wahns sind nach Jaspers die primären Wahnerlebnisse, die in ihrer Unverständlichkeit auf eine biologische Fundierung verweisen.

Die Unterscheidung von primären Wahnerlebnissen und sekundär ableitbaren und damit verstehbaren Aufbauelementen (Berner 1982) war für den weiteren Verlauf der deutschsprachigen Wahnforschung folgenreich. Auf sie begründete sich die Differenzierung zwischen echten Wahnideen und wahnhaften Ideen:

> *„Nur diejenigen Wahnideen, die auf ein primäres pathologisches Erleben als Quelle zurückweisen oder zu ihrer Erklärung eine Umwandlung der Persönlichkeit als Voraussetzung fordern, nennen wir echte Wahnideen. ... Diejenigen Wahnideen dagegen, die uns verständlich aus anderen seelischen Vorgängen hervorgegangen sind, die wir also psychologisch zurückverfolgen können auf Affekte, auf Triebe, Wünsche und Befürchtungen, zu deren Erklärung wir keine Umwandlung der Persönlichkeit brauchen, ... nennen wir wahnhafte Ideen."* (Jaspers 1973, S. 89).

Damit werden alle affektiven und zykloiden Psychosen ausgeschlossen, die eben nicht mit einem Umbau der Persönlichkeit einhergehen. Im Bereich der endogenen Psychosen wird eine sehr enge Beziehung zwischen echten Wahnideen und der Schizophrenie hergestellt, eine Verknüpfung, die von Kurt Schneider und seinen Nachfolgern übernommen und erst von Hubertus von Tellenbach (1983) hinterfragt wurde. Allerdings ist Jaspers auch hier häufig von Kritikern und manchen seiner Nachfolger missverstanden worden. Hören wir näher auf das, was uns Jaspers hier tatsächlich sagt:

> *„So hat man fast alle abnormen Phänomene aus Gefühlen abgeleitet. Wenn man mit dem Wort ‚Gefühl' alles bezeichnet, was der Sprachgebrauch erlaubt, so ist allerdings immer etwas Richtiges daran. Aber dann besagt es auch wenig, wenn man z.B. Wahnideen auf Gefühle zurückführt. Kleinheits-, Versündigungs-, Verarmungsideen sollten rational verständlich aus einem depressiven Affekt entstehen; man nahm an, dass der depressive Kranke schliesst. dass er durch irgendetwas traurig sein muss. Oder man hat Verfolgungsideen auf den Akt des Misstrauens, Größenwahn auf euphoristische Stimmung zurückführen wollen, ohne zu bedenken, dass man auf diese Weise wohl Irrtümer, überwertige Ideen, aber nie Wahnideen verständlich machen kann, Oder man führt schreckhafte Halluzinationen im Schlaf, im Fieber und in Psychosen auf eine irgendwie sonst bedingte Angst zurück usw. In allen diesen Fällen liegen allerdings verständliche Zusammenhänge vor, jedoch lehren uns diese wohl eine Beziehung zwischen dem Inhalt*

des Wahns und den vorübergehenden Erlebnissen, sie lehren uns nie, wie überhaupt Wahnideen, Sinnestäuschungen usw. auftreten können." (Jaspers 1973, 340).

Deutlich wird hier erkennbar, dass Jaspers die Verstehbarkeit und Ableitbarkeit der Wahninhalte nicht in Abrede stellt, die Existenz des Wahns, der Halluzinationen selbst, entziehen sich nach seiner Ansicht allerdings unseren Verständnismöglichkeiten.

Wie daher nicht weiter verwunderlich, gibt Jaspers in der Allgemeinen Psychopathologie dem Versuch, das Wesen und die Bedingungen des Wahns viel Raum, während den inhaltlichen Aspekten des Wahns deutlich weniger Bedeutung beigemessen wird. Die Einteilung der Wahninhalte würde alle Lebensinteressen und geistigen Inhalte des Menschen betreffen. Jaspers unterscheidet zwischen *"persönlich relevanten"* Wahnideen wie Größenwahn, Kleinheitswahn, Verfolgungswahn, hypochondrischer Wahn und erotische Wahnideen und *„objektiven"* Wahnideen - vermeintlichen Kenntnissen über die Welt, Erfinderwahn etc. Der schizophrene Wahn kann nach Jaspers als phänomenologisches Einzelerleben (primäre Wahnerlebnisse) und als eine Störung des Denkvollzuges (schizophrenes Denken) verstanden werden.

In seiner Konzeption der Pathogenese des Wahns finden sich nochmals alle bisher beschriebenen Theoriebausteine (s. Abb. 1).

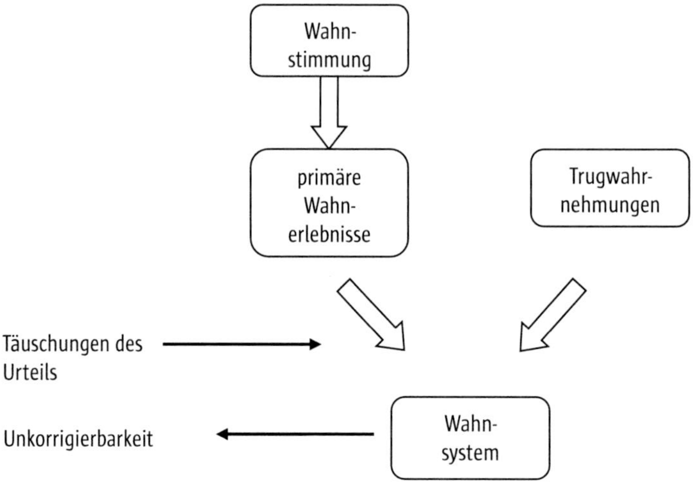

Abb. 1 Die Pathogenese des Wahns nach Jaspers

In der Wahnstimmung liegt bereits der Kern der späteren Wahnideen. Es gibt schon ein Etwas, das noch keine Konturen hat. Es liegt etwas in der Luft, der Kranke ist von einer unerträglichen Spannung erfüllt. Diese Unsicherheit sucht eine Ergänzung. Mit dem Auftauchen von primären Wahnerlebnissen und Trugwahrnehmungen tritt eine Erleichterung ein. Eine entscheidende Voraussetzung für die Entwicklung des Wahns ist eine Täuschung des Urteils, worin Jaspers mit Kraepelin (1899) übereinstimmt. Ist einmal ein Wahnsystem vorhanden, so ist eine Korrektur nicht mehr möglich.

4.3 Kurt Schneider (1887-1967)

Kurt Schneider studierte Medizin und Philosophie in Tübingen, wo er 1912 zum Doktor der Medizin. promovierte. In Köln habilitierte er sich bei Gustav Aschaffenburg 1919 und erwarb darüber hinaus 1921 den Doktortitel der Philosophie. 1922 wurde er außerordentlicher Professor und wechselte schließlich 1931 nach München an das Schwabinger Krankenhaus. Unter Walther Spielmeyer wurde Kurt Schneider Leiter der klinischen Abteilung der „Deutschen Forschungsanstalt für Psychiatrie", dem späteren Max-Planck-Institut für Psychiatrie. Nach dem Tod von Johannes Lange erfolgte die Berufung an den Lehrstuhl für Psychiatrie und Neurologie der Universität Breslau. Von 1946 bis 1955 war Kurt Schneider schließlich ordentlicher Professor und Direktor der Psychiatrischen Universitätsklinik Heidelberg.

4.3.1 Verständnisweisen des Wahns nach Kurt Schneider

In Schneiders „Klinischer Psychopathologie" von 1950 (1950a) und in seiner kurze Zeit darauf erschienen Arbeit zum Wahn (1952) ist der Einfluss Karl Jaspers' unverkennbar. Gleichwohl unterscheiden sich die Konzeptionen der beiden Psychopathologen in Teilen der Terminologie und in der Gewichtung der Bedeutung einzelner Symptome. Noch deutlicher als bei Jaspers streicht Kurt Schneider die enge Verbindung zwischen Wahn und Schizophrenie heraus. Als Scharnier dient hier die Wahnwahrnehmung, die für Schneider einerseits das Wahnphänomen schlechthin und andererseits eines der für die Schizophrenie pathognomischen Symptome ersten Ranges darstellt.

Was nun sind die besonderen Eigenschaften, die den besonderen Stellenwert der Wahnwahrnehmungen im Denken Kurt Schneiders begründen? Die primär unableitbare Wahnwahrnehmung gründet auf einem psychologisch nicht weiter fassbaren Prozess, der diesem Grund, Richtung und Zusammenhang gibt. Wahnwahrnehmungen werden sowohl von Jaspers als auch von Schneider als zweigliedrig angesehen. Das erste Glied reicht vom Wahrnehmenden zum wahrgenommenen Gegenstand einschließlich seiner von allen gemeinten Bedeutung (bei Symbolen: kollektive Bedeutung, kollektive Meinungen). Das zweite Glied reicht vom wahrgenommenen Gegenstand (mit seiner normalen Bedeutung) bis zur abnormen Deutung (= Wahnbedeutung, = Wahn Sinn). Als Spezialfall beschreibt Schneider die mnestische Wahnwahrnehmung: Hierbei bekommen vergangene Wahrnehmung eine besondere, abnorme Bedeutung. Mnestische Wahnwahrnehmungen zeichnen sich ähnlich wie wahrnehmungsgebundene Wahnwahrnehmungen zumeist durch eine Ich-Beziehung aus. Kurt Schneider macht die Unverständlichkeit des Wahns an der Unableitbarkeit und Unverständlichkeit dieses zweiten Gliedes fest. Gleichzeitig haben für Kurt Schneider Wahnwahrnehmungen als eines der Erstrangsymptome einen zentralen Stellenwert für die Schizophreniediagnose (s. Tab. 1).

Tab. 1 Schizophrenietypische Symptome ersten und zweiten Ranges nach Kurt Schneider

Symptome ersten Ranges	Symptome zweiten Ranges
Wahnwahrnehmungen	Wahneinfälle
Gedankenlautwerden	andere Sinnestäuschungen
kommentierende Stimmen	Ratlosigkeit
dialogisierende Stimmen	Affektverflachung
Gedankenausbreitung	
Gedankeneingabe	
Gedankenentzug	
Beeinflussungserlebnisse	

Wahneinfälle dagegen sind nach Schneider kein primäres Wahnerlebnis und daher für ihn kein Erstrangsymptom. Ähnlich wie bei den Wahnwahrnehmungen unterscheidet er zwischen aktuellen und mnestischen Wahneinfällen. Im Gegensatz zu Jaspers meint Schneider, dass die Wahnwahrnehmung das einzige Symptom ist, das einen zweigliedrigen Aufbau zeigt. Wahneinfälle hingegen wären eingliedrig. Inhaltlich kann es sich um Einfälle der religiösen oder politischen Berufung, der besonderen Fähigkeit, der Verfolgung, des Geliebtwerdens etc. handeln. Nach Schneider rechtfertigen Wahneinfälle allein nicht die Diagnose einer Schizophrenie, fehlende Belehrbarkeit und Korrigierbarkeit sind somit keine verlässlichen Kriterien.

Ähnlich wie Jaspers unterscheidet Schneider wahnähnliche Erlebnisreaktionen – bei Jaspers wahnhafte Ideen – vom Wahn im eigentlichen Sinn. Wahnhafte Erlebnisreaktionen entstehen dabei verständlich aus einem bestimmten Gefühlshintergrund.

Obwohl Kurt Schneider erst in einem späten Stadium seiner Karriere nach Heidelberg berufen wurde, beeinflusste er hier das Denken über den Wahn nachhaltig und fand hier bedeutende Schüler, wie Huber (Huber u. Gross 1977), von Baeyer (1985) oder Blankenburg (2007, 2012), die seine Thesen übernahmen und weiterentwickelten. In der Folge soll näher auf das Wahnkonzept von Werner Janzarik eingegangen werden, der, obgleich ebenfalls Schüler von Kurt Schneider mit der Strukturdynamik eine eigenständige Theorie entwickelte, die zu einer gewissen Annäherung zwischen der Heidelberger, der Zürcher und der Tübinger Schule führte.

4.4 Werner Janzarik (*1920)

Werner Janzarik begann seine Karriere als Psychopathologe in den 1950er-Jahren (Janzarik 1956, 1957a,b) . Als Schüler Kurt Schneiders erforschte und beschrieb er Ideenbildungen bei Depressionen, Phänomene also, die von Schneider als Aufdeckung der Urängste des Menschen bezeichnet hatte (Schneider 1950b). Dass Janzarik bereits in diesen frühen Jahren zu einer gewissen Eigenständigkeit gegenüber seinen großen Vorgängern gefunden hat, drückt sich in dem Titel der 1956 publizierten Arbeit „Der lebensgeschichtliche und persönlichkeitseigene Hintergrund des cyclothymen Verarmungswahns" aus, da Jaspers und Schneider in Abrede gestellt hatten, dass sich bei depressiven Menschen ein echter Wahn entwickeln könnte. Jaspers sprach hier von wahnhaften Ideen, Schneider von wahnähnlichen Erlebnisreaktionen.

In den darauf folgenden Jahren entwickelte Janzarik die zentralen Bausteine der strukturdynamischen Theorie (Janzarik 1959), eine Theorie, die er in den folgenden drei Jahrzehnten kontinuierlich ausbaute (Janzarik 1988) und in einer späteren Arbeit zur Beschreibung der Pathogenese des Wahns einsetzte (Janzarik 1999).

4.4.1 Strukturdynamik

Bevor auf die Überlegungen Janzariks zum Wahn eingegangen wird, gilt es, sich die zentralen Begrifflichkeiten der strukturdynamischen Theorie zu vergegenwärtigen.

Unter *Dynamik* versteht Janzarik den emotional-antriebshaften Aspekt der menschlichen Psyche. Er umfasst Lebenskraft, Lebensfülle, Verlangen, Trieb, Neigung, Wollen, Mut, Befindlichkeiten, Empfindungen und Gefühle. Während die Dynamik im Wesentlichen konturlos ist, sind Repräsentationen, die in ihrer Gesamtheit die *Struktur* bilden, gestaltet. Repräsentationen umfassen Wertehaltungen, Erinnerungen und Vorstellungen. Die Struktur ist ein dispositionelles Ganzes von relativer Beständigkeit. Struktur und Dynamik stehen bei gesunden Menschen in einem engen Zusammenhang. Janzarik spricht hier von strukturdynamischer Kohärenz: Die Dynamik ist dabei in unterschiedlichem Maße repräsentativ bezeichnet, die Repräsentationen dynamisch befrachtet (Janzarik 1988,50). Die *Autopraxis* ist als umfassend bewegendes Prinzip Produkt der dynamischen Befrachtung der repräsentativen Bestände. Das wache Bewusstsein, in der Terminologie Janzariks das *psychische Feld*, wird durch die für gewöhnlich automatisch und unbewusst ablaufende *Desaktualisierung* elektiv gegen situative Eindrücke, aber auch gegen die Aktualisierung von bereitliegenden Imaginationen, Kognitionen und Handlungsentwürfen abgeschirmt. Durch diese Abschirmung gegen konkurrierende Bestrebungen lenkt die Desaktualisierung die autopraktische Bewegung. *Aktivierung* wird dagegen als zielgerichtete Anstrengung erlebt, die gegen einen Widerstand eine Gerichtetheit in Gang setzt oder in Gang hält.

4.4.2 Dynamische Entgleisungen, dynamische Insuffizienz und Psychose

Die autopraktische Aktualisierung repräsentativer Bestände sowie die Desaktualisierung äußerer Reize und andrängender Imaginationen sind also nach Janzarik entscheidende Grundlage unseres normalen Erlebens. Abhängig von günstigen oder ungünstigen Faktoren kann der daraus resultierende Gleichgewichtszustand mehr oder weniger stabil sein. Janzarik (1988) beschreibt eine ganze Reihe von Faktoren, die zu einer dauerhaften oder einer akuten Prädisposition für psychotische Zustände führen können. Hereditäre Faktoren oder intrauterine Schäden können über die Entwicklung von Persönlichkeitsstörungen, Intelligenzminderungen oder Hirnfunktionsstörungen zu eingeschränkten Desaktualisierungsleistungen führen. Durch die genannten biologischen Faktoren können aber auch diskretere, häufig nicht beachtete kognitive Basissymptome auftreten, die in der Jugend und Adoleszenz zu einer Überlastung und schließlich zum akuten Zusammenbruch der Desaktualisierung führen können. Auch Substanzkonsum kann bei einer entsprechenden Prädisposition zur Entwicklung psychotischer Zustandsbilder beitragen. Durch das schrittweise Versagen der Desaktualisierung können biologisch vorgegebene Schwankungen der Dynamik nicht mehr kontrolliert werden. Die Phänomenologie der Psychose ist einerseits von den andrängenden repräsentativen Beständen, andererseits vom Typus der vorherrschenden dynamischen Entgleisung abhängig. Janzarik unterscheidet drei Formen dynamischer Unstetigkeit. Die *dynamische Restriktion* erscheint exemplarisch in den gehemmten vitalen Depressionen. Durch die vitale Verstimmung bekommen Verlangsamung, Antriebslosigkeit, Interesselosigkeit, Freudlosigkeit oder auch Traurigkeit einen lastenden, einengenden Charakter und oft eine als neuartig und fremdartig erlebte Note. Die begegnende Welt verliert ihre Farbe, den Aufforderungscharakter, ihre Anmutungen und Bedeutsamkeiten, soweit sie nicht den besonderen Tönungen des depressiven Herabgestimmtseins entsprechen.

Die Grundkonstellation der *dynamischen Expansion* ist am besten aus der Manie bekannt. Die Expansion ist das Spiegelbild der Restriktion mit Gehobenheit, Antriebsüberschuss und einer Ausdehnung des psychischen Feldes. *Dynamische Unstetigkeit* ist ein Terminus, der zumeist synonym mit Wahnstimmung bei *akuten Psychosen* verwendet wird. Charakteristisch für die fluktuierende dynamische Unstetigkeit sind Einbrüche von elementarer Angst, von Versunkenheit und Verdüsterung, zumeist uncharakteristische depressive Verstimmungszustände vornehmlich dysphorischer Färbung, die unvermittelt in Gehobenheit und Gefühlsüberschwang umschlagen können, weiters kurzwellige, aber unregelmäßige bipolare Stimmungsschwankungen, euphorische Aufwallungen, Unbeherrschtheit, Unberechenbarkeit und Theatralik und forcierte Gefühlsäußerungen. Gefärbt durch die Grundgestimmtheit strömt unter der Vorherrschaft des *impressiven Wahrnehmungsmodus* ein Übermaß an Eindrücken und Aktualisierungen In das psychische Feld ein. Im Gegensatz zu diesen akuten Entgleisungen der Dynamik ist die *dynamische Insuffizienz* ein dauerhaftes oder zumindest längerfristiges Versagen. Deren Schwerpunkt liegt bei Einbußen im Bereich von Emotionalität und Antrieb und ist typisch für schizophrene Prozesspsychosen, bei denen der Kranke hinter sein Ausgangsniveau zurückfällt.

4.4.3 Die Konzeption des Wahns bei Werner Janzarik

Das Erkenntnisinteresse Janzariks am Wahn unterscheidet sich grundlegend von dem von Karl Jaspers und Kurt Schneider. Nicht Definition und Wesen des

Wahns, sondern der psychopathologische Kontext und die Pathogenese des Wahns stehen bei ihm im Vordergrund. Pragmatisch versteht Janzarik unter Wahn intersubjektiv befremdende Überzeugungen, in der Sprache der Strukturdynamik neue zentrale Gerichtetheiten. In der Phase der Wahnstimmung besetzen nicht mehr desaktualisierbare Imaginationen das psychische Feld und werden durch die Wahnarbeit mit anderen Strukturanteilen verknüpft (s. Abb. 2).

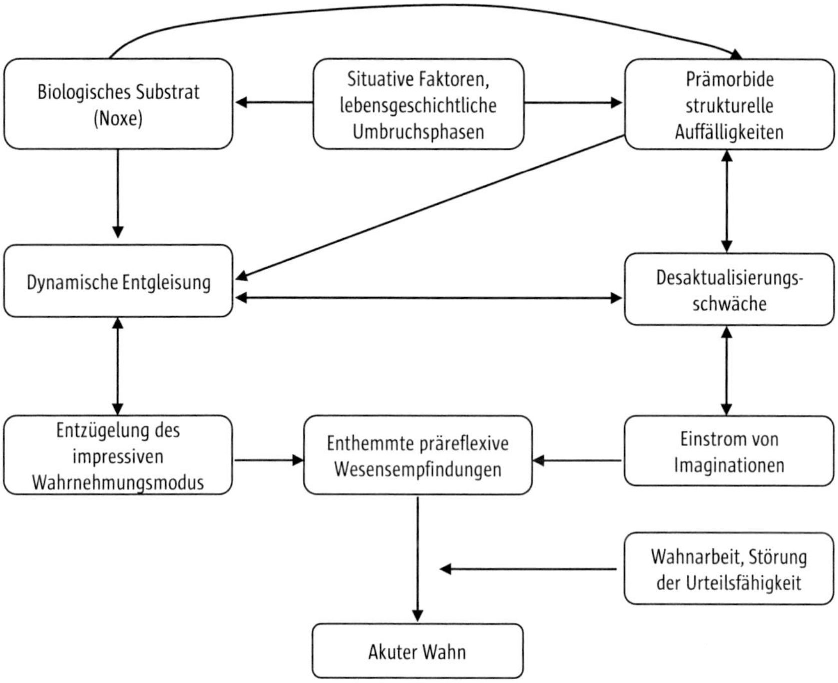

Abb. 2 Die Pathogenese des akuten Wahns nach Janzarik

Abhängig von der Art der dynamischen Entgleisung finden sich im akuten Wahn unterschiedliche Inhalte, bei Vorherrschen der dynamischen Restriktion sind dies Hypochondrie, Schuld- oder Verarmung, bei der dynamischen Expansion wahnhafte Größe, bei der dynamischen Unstetigkeit zumeist Beeinträchtigung und Verfolgung.

Ob ein Wahn chronifiziert, hängt nach Janzarik im Wesentlichen von der prämorbiden Struktur ab. Spannungsvolle, aber nicht brüchige Strukturen, wie man sie etwa beim Tellenbachschen Typus melancholicus findet, können nach Abklingen der dynamischen Entgleisung andrängende Imaginationen wieder desaktualisieren und im Feld vorhandene Wahnphänomene tilgen (s. Abb. 3).

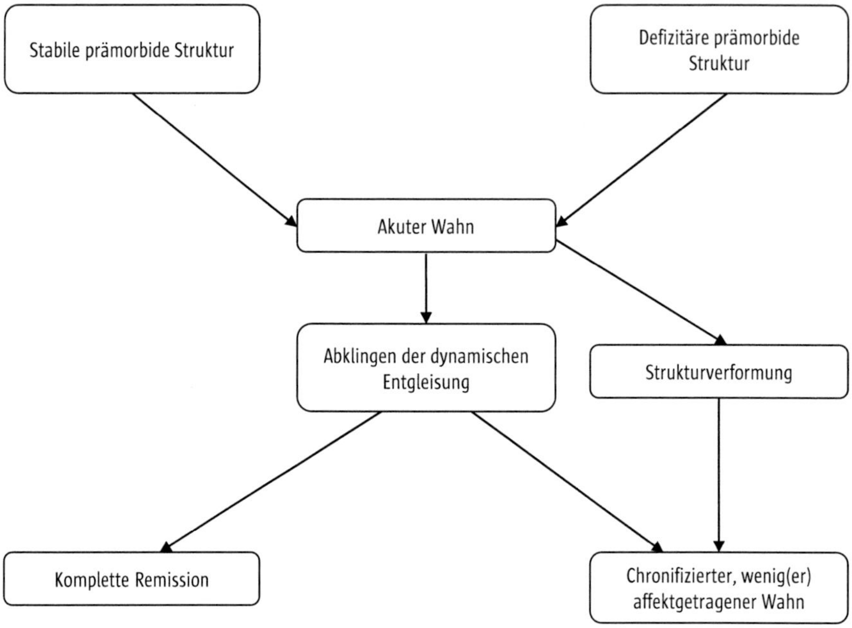

Abb. 3 Rückbildung oder Chronifizierung des Wahns nach Janzarik

Ist dagegen die prämorbide Struktur brüchig – was sich anamnestisch durch verschrobenes Verhalten, seltsame nichtpsychotische Denkinhalte, Beziehungsstörungen und Leistungsdefizite zeigt – kann der akute Wahn nicht desaktualisiert werden. Abhängig vom ausreichenden Vorhandensein intakter Strukturanteile wird der akute Wahn organisiert, wodurch die Struktur weiter verformt wird. Es entsteht ein chronischer Wahn, der psychopharmakologisch kaum mehr beeinflussbar ist.

4.5 Zusammenfassung

- Der Wahn nahm spätestens seit Karl Jaspers in der Heidelberger Schule eine zentrale Stellung in der Allgemeinen Psychopathologie ein.
- Entgegen der vielfach herrschenden Meinung, welche die Tübinger und die Züricher Schule den Heidelbergern gegenüberstellte, betonten Jaspers und auch Kurt Schneider immer wieder, dass der Wahn über weite Strecken inhaltlich nachvollziehbar ist.
- Über das Scharnier der Wahnwahrnehmungen wurde der Wahn eng mit der Schizophrenie verbunden, andere psychotische und nichtpsychotische Symptome fanden vergleichsweise weniger Beachtung.
- Der zentrale Stellenwert, den der Wahn in der Heidelberger Schule für Schizophreniediagnostik hat(te), floss in die aktuellen Klassifikationen der Weltge-

sundheitsorganisation und der American Psychiatric Association ein (Saß et al. 2003, Dilling et al 2013).

- Andere Schulen, wie die Zürcher (Bleuler 1911), die Wiener (Berner 1982) und die Wernicke-Kleist-Leonhard Schule (Leonhard 2002), die die nosologische Unspezifität des Wahns betonten, konnten sich dagegen nicht durchsetzen.
- Die Konzepte des Wahns der Heidelberger Schule besitzen bei aller Kritik nach wie vor Aktualität und sind auch heute noch ein zentraler Bestandteil unseres psychiatrischen Denkens.

Literatur

Baeyer v. P. Wähnen und Wahn. Stuttgart, Enke 1985.

Berner P. Psychiatrische Systematik, Bern, Stuttgart, Wien, Hans Huber 1982

Blankenburg W. Psychopathologie des Unscheinbaren. Berlin, Parodos Verlag 2007.

Blankenburg W. Der Verlust der natürlichen Selbstverständlichkeit. Berlin, Parodos Verlag 2012.

Bleuler E. Dementia präcox oder die Gruppe der Schizophrenien. Leipzig-Wien, Deuticke 1911.

Dilling H, Mombour W, Schmidt MH. Internationale Klassifikation psychischer Störungen: ICD-10 Kapitel V (F). Klinisch-diagnostische Leitlinien. Bern, Huber 2013.

Huber G, Gross G. Wahn. Eine deskriptiv-phänomenologische Untersuchung schizophrenen Wahns. Stuttgart, Enke 1977.

Janzarik W. Der lebensgeschichtliche und persönlichkeitseigene Hintergrund des cyclothymen Verarmungswahns. Arch Psychiat Nervenkr 1956,195:219-234.

Janzarik W. Die hypochondrischen Inhalte der cyclothymen Depression in ihren Beziehungen zum Krankheitstyp und zur Persönlichkeit. Arch Psychiat Nervenkr 1957a,195:351-372.

Janzarik W. Der Zyklothyme Schuldwahn und das individuelle Wertgefüge. Schweiz Arch Neurol Neurochir Pychiat 1957b;80:173-208.

Janzarik W. Dynamische Grundkostellationen in endogenen Psychosen. Berlin-Göttingen, Springer 1959.

Janzarik W. Strukturdynamische Grundlagen der Psychiatrie. Stuttgart, Enke 1988.

Janzarik W. Wie ist Wahn nach psychopathologischem Verständnis möglich? Nervenarzt 1999;70:981-986.

Jaspers K. Allgemeine Psychopathologie. 1. Aufl. 1913. Berlin, Heidelberg, New York, Springer 9. Aufl. 1973.

Kraepelin E. Psychiatrie. Ein Lehrbuch für Studirende und Aerzte. 6. Aufl. Leipzig, Barth 1899.

Kupke C. Was ist so unverständlich am Wahn? Philosophisch-kritische Darstellung des Jaspers'schen Unverständlichkeitstheorems. Journal für Philosophie & Psychiatrie 2008; 1:1–12.

Leonhard K. Die Klassifikation der endogenen Psychosen und ihre differenzierte Ätiologie. Stuttgart, Thieme 2002.

Saß H, Wittchen H-U, Zaudig M. Diagnostisches und Statistisches Manual Psychischer Störungen. (DSM-IV-TR). Hogrefe 2003.

Schneider K. Klinische Psychopathologie. Stuttgart, Georg Thieme Verlag 1950a.

Schneider K. Die Aufdeckung des Daseins durch die Cyclothyme Depression. Nervenarzt 1950b;21:193-194.

Schneider K. Über den Wahn. Stuttgart, Georg Thieme Verlag 1952.

Stompe T. Problemstellungen und Ergebnisse der Transkulturellen Wahnforschung. Psychopraxis 2010;13:22-27.

Tellenbach v. H. Melancholie. Berlin-Heidelberg, Springer 1983.

5 Die formal-logische Struktur von Wahnerleben – zur Reklassifikation von Wahn als formale Denkstörung

Peter Schönknecht

5.1 Einleitung

Saß und Hoff beschreiben in ihrem Standardwerk zur deskriptiv-psychopathologischen Befunderhebung, dass die bislang verbreitete und in der Tradition durchaus übliche Trennung von Form und Inhalt eines psychopathologischen Symptoms zunehmend in Frage gestellt werde (Saß und Hoff 2000). Bislang sei diese jedoch wieder von Andreasen mit der Behauptung von formalen und inhaltlichen Denkstörungen vertreten worden (Andreasen 1986; siehe auch AMDP 2007). Sodann argumentieren die Autoren allerdings, dass aus pragmatischen Gesichtspunkten die klinische Diagnostik durch die Unterteilung in formale und inhaltliche Aspekte befördert wird. Sie deuten aber mit ihrer eingangs formulierten Kritik an, dass aus einer streng wissenschaftlichen Betrachtung die Unterscheidung von Form und Inhalt eines psychopathologischen Symptoms nicht durchgehalten werden kann. Dieser Argumentation schließt sich der vorliegende Beitrag an. Im Einzelnen soll im Sinne der Autoren versucht werden, Wahnerleben als formale Denkstörung zu reklassifizieren.

Das Saß und Hoff Vergleichbares im Sinn haben könnten, wird in einer „Fußnote" deutlich (Saß und Hoff 2000, 370 ff.). So verweisen sie darauf, dass sie in ihrem Lehrbuchkapitel vorerst die formalen Aspekte psychopathologischer Symptome behandeln wollen. Die inhaltlichen folgten dann in einem nachfolgenden Abschnitt zu Zwang und Wahn. Für letztgenannten beanspruchen sie im einführenden Absatz zu jenem Kapitel, dass dieser nicht immer als eine Fehlbeurteilung der Realität verstanden werden kann, auch wenn dies – hier vermutlich mit Bezug auf die sog. bizarren Wahnideen – doch sehr häufig der Fall ist. Damit ist nichts anderes gesagt, als dass auch die Wahndiagnose auf formale Kriterien zurückgeworfen ist, denn wie sollte es sonst möglich sei, Wahnerleben von gesundem Erleben zu differenzieren? Bei nicht als deutliche Fehlbeurteilung der Realität imponierenden Wahnideen werden sodann die hier als Jaspersssche Wahnkriterien eingeführten Aspekte der subjektiven Gewissheit und der Unkorrigierbarkeit erfüllt sein müssen. Wie im Folgenden jedoch darzustellen sein wird, reichen diese beiden Kriterien nicht aus, Wahn als Denkstörung verstehen zu können. Hierfür werden wir auf die Reklassifikation von Wahn als eine Störung des formalen Denkens angewiesen sein. Diesem Anliegen fühlt sich der folgende Beitrag verpflichtet. Sollte es gelingen, die hier entwickelte Reklassifikation von Wahn als formal-logische Denkstörung durchzuhalten, dann wäre zu prüfen, ob darüber auch die Behauptung von Saß und Hoff, dass die künstliche Trennung psychopathologischer Symptome in ihre formalen und inhaltlichen Aspekte unangemessen ist, bestätigt werden kann.

5.2 Die Reklassifikation von Wahnerleben als formale Denkstörung

Im Folgenden wird die These aufgestellt, dass Wahn im Sinne seiner präzisen begrifflichen Erfassung notwendigerweise als formale Denkstörung zu reklassifizieren ist.

Die Argumentation nimmt ihren Ausgang von der Behauptung der Ungenauigkeit der Jasperssschen Wahndefinition. Eine formal-logische und hierbei auch sprachphilosophisch begründete Analyse führt dann zur Behauptung von formalen Denkstörungen als umfassendes und maßgebliches Merkmal von Wahnerleben. Auf dem Hintergrund dieser Erkenntnis soll im Hinblick auf forensische Aspekte der Fragestellung der immer zugleich symptomatische und motivationale Charakter des schizophrenen Wahns hervorgehoben werden.

Validität erlangt die hier vorgeschlagene Reklassifikation von Wahnerleben als formale Denkstörung allerdings nur über die Hervorhebung der Grenzen einer Wahndiagnostik. Darauf sei abschließend eingegangen.

Der Gegenstand psychotischen Erlebens ist in der neueren Literatur wieder Thema geworden. Wegweisende Vertreter einer phänomenologisch-existenzialistischen Psychopathologie und Psychiatrie wie Parnas, Sass und Zahavi verwiesen jüngst auf die Notwendigkeit, eine systematische Erkenntnislehre des psychiatrischen Untersuchungsgegenstandes aufzusetzen. Sie formulierten dies unter dem wegweisenden Titel „Rediscovering Psychopathology“ (Parnas et al. 2012). Diese Wegweisung wurde erstaunlicherweise in einer neueren Arbeit von Hoff in Frage gestellt, der so weit ging, die Sinnhaftigkeit der Objektivierung des Wahns zu bezweifeln (Hoff 2016). Bei gewissenhafter Lektüre seiner Übersichtsarbeit wird jedoch deutlich, dass er eher auf eine ethische Dimension der Betrachtung des psychisch bzw. psychotisch kranken Menschen abhebt, wie sie insbesondere von der anthropologischen Psychiatrie vorgegeben wurde (vgl. Blankenburg 1982, Schönknecht 1999, Tellenbach 1975, Zutt 1963). Nichtsdestotrotz ist der hier verwandten Wortwahl – die Infragestellung der Sinnhaftigkeit einer Objektivierung des Wahns – Einhalt zu gebieten. Meines Erachtens erfordert ein ethischer Umgang mit Wahnerleben immer erst eine sichere und das heißt nichts anderes als objektive Diagnostik des Wahns. Objektivierung des Wahns steht damit jedem ethischen Umgang mit psychotisch kranken Menschen voran. Im Kontext der hier vorgetragenen Argumentation sei Hoff dahingehend ergänzt, dass für die psychopathologische Diagnostik die Objektivierung des Wahnerlebens nicht nur ein sinnvolles, sondern ein notwendiges Ziel ist.

Worauf beruhen Wahnkriterien? Die klinische Diagnostik orientiert sich noch heute in mehr oder weniger expliziter Form – jeweils in Abhängigkeit der verwandten Diagnosemanuale der ICD 10 oder des DSM V – an den Jasperschen Wahnkriterien. Diese umfassen bereits per definitionem zwei formale Wahnkriterien sowie ein Drittes, das wiederum in Übereinstimmung mit der hier zu prüfenden These in ungenauer Weise als inhaltliches Wahnkriterium bezeichnet wurde. Diese Behauptung ist darin begründet, dass jedwedes auf inhaltlichen Kriterien beruhende Wahnkriterium scheitern muss, da es sich immer einer Ideologiekritik und damit dem Subjektivismus ausgesetzt sehen wird.

Kommen wir aber zuvorderst auf die sog. formalen Wahnkriterien nach Jaspers zurück. Diese beinhalten zum einen die subjektive Gewissheit sowie zum anderen die Unkorrigierbarkeit der erlangten Überzeugung. Bereits bei bloßer Betrachtung besteht Übereinkunft mit der Angemessenheit der Kriterien, ebenso wie sich für die meisten Kliniker darin die Erfahrung wiederspiegelt, genau diese Aspekte in sämtlichen Wahnformen anzutreffen.

Nichtsdestotrotz sei bereits an dieser Stelle eine erste Kritik an den Jasperschen Wahnkriterien als hinreichende Wahnkriterien erlaubt. Die Frage der subjektiven Gewissheit ist im Hinblick auf das eigene Erleben nicht scharf genug definiert. Es ist hinlänglich bekannt, dass, um überhaupt denken zu können, für jedes Denken ein archimedischer Punkt gefunden werden muss, der in der Formulierung der Unhintergehbarkeit des eigenen Denkens begründet ist. Ohne eine solche Unhintergehbarkeit des eigenen Denkens wird überhaupt kein, einer vernünftigen Argumentation zugrundeliegendes Urteil gefällt werden können. Man könnte anders formulieren, an mindestens einem Punkt wird jedes Denken subjektiv gewiss sein müssen. Auf diesen Aspekt rekurriert auch die meist öffentlich vorgetragene Unzufriedenheit mit den Wahnkriterien, die sie in zu großer Nähe zum normalpsychologischen Denken und Handeln sieht.

Weniger kritisch erscheint die hier als Wahnkriterium formulierte Unkorrigierbarkeit der eigenen Überzeugung, allerdings ist in der Jasperschen Definition wiederum nicht scharf genug getrennt, inwieweit hiermit eine Meinung gemeint ist, die als eben nicht gewisse Behauptung zu verstehen ist, der man aber mit Gründen der Vorliebe oder Zuneigung bzw. Gewöhnung nachhängt, oder aber eine allgemeingültige Tatsachenfeststellung an der, und hier wird bereits auf die wegweisenden Argumentation dieses Beitrags verwiesen, ohne eine überzeugende logisch-analytische Begründung festgehalten wird.

Wir sehen an dieser Stelle, dass selbst die formalen Wahnkriterien nach Jaspers, so sehr sie uns befriedigen, genügend Mängel aufweisen, um eine schärfere und hier im Sinne einer logischen Analyse griffige Wahndiagnose zu fordern. Die größten Probleme bereitet aber das sog. dritte Wahnkriterium, das Kriterium der Unmöglichkeit des Inhalts des eigenen Denkens (vgl. Spitzer 1989). Die klinische Erfahrung lehrt, dass aufgrund der Defizite der beiden erstgenannten formalen Wahnkriterien jenes dritte oft zu Hilfe genommen werden muss, um die klinische Diagnose von Wahn zu stellen. Da nun aber gerade jenes dritte Wahnkriterium das Schwächste ist und nach anerkannter Lehrmeinung nur als Bestätigung – nicht aber hinreichende Begründung – einer sicheren Wahndiagnose betrachtet werden kann, soll die folgende Argumentation maßgeblich einer Kritik des dritten Wahnkriteriums gelten bzw. über diese Kritik eine Alternative entwickeln.

5.3 Die unauflösbare Widersprüchlichkeit des dritten Jasperschen Wahnkriteriums

Es besteht Übereinstimmung, dass das dritte Wahnkriterium lediglich als ein Anhaltspunkt für die Wahndiagnose gelten kann. Letztendlich wird darüber ausgedrückt, dass in offenkundiger Abhängigkeit von der in diesem Fall nicht zu objektivierenden Einschätzung des Diagnostikers ein Erleben als mehr oder weniger unmöglich beschrieben wird. Bereits an dieser Stelle wird die begriffliche Unschärfe offenkundig. Die Rede ist hier doch eher von einer Wahrscheinlichkeitsabschätzung, nicht aber von der prinzipiellen Unmöglichkeit eines Erlebens. Darüber sollte doch ohnehin nur spekuliert werden können. In Abhängigkeit vom Erfahrungsschatz des Einzelnen wird aber ein Erleben immer als mehr oder weniger wahrscheinlich zu betrachten sein. Damit steht fest, dass das dritte Wahnkriterium, das, wie eben ausgeführt, in anerkannter Sprachregelung ohnehin nur als Anhaltspunkt der Diagnose Wahn gilt, im Gegensatz zu den o. g. formalen Wahnkriterien den individuellen Erfahrungsschatz eines Diagnostikers reflektiert und damit als alleiniges Moment einer wissenschaftlichen Diagnose unzureichend ist.

Damit gelangen wir zu dem für die psychopathologische Diagnostik verhängnisvollen Fazit, dass der Prozess einer objektiven Wahndiagnose unter alleinigem Rückgriff auf die Jaspersschen Wahnkriterien nicht transparent gemacht werden kann: Zum einen gelten die ersten beiden formalen Wahnkriterien nach Jaspers nicht ausschließlich für Wahnerleben, sondern können auch bei gesundem Erleben festgestellt werden, zum anderen ist das dritte Jaspersche Wahnkriterium, das allein eine Wahrscheinlichkeitsabschätzung auf dem Hintergrund der individuellen Erfahrung darstellt, prinzipiell ungeeignet, Wahn sicher zu fassen.

Über diese scharfe Kritik der Wahndiagnostik sei nun die im folgenden Beitrag zu entwickelnde Argumentation vorgetragen, die sich zum Ziel setzt, prinzipiell von

Wahn als einer sog. inhaltlichen Denkstörung abzurücken und die Diagnose desselben allein über formale Kriterien, allerdings in schärferer begriffsanalytischer Fassung, zu stellen.

Diese Argumentation soll ihren Ausgang von der klinischen Praxis nehmen. Wegweisend hierfür ist die in heutiger Terminologie durchaus als Evidenzbasiert zu bezeichnende Schneidersche Psychosenlehre, in der nach ihrer Auftretenshäufigkeit im klinischen Kontext Symptome ersten und zweiten Ranges bei der schizophrenen Psychose unterschieden werden. Expliziert formulierte Kurt Schneider (vgl. Kurt Schneider 1965), dass für ihn die Reliabilität bei der Schizophrenie-Diagnose vor dem Verstehen des Prozesses Vorrang habe. Offenkundig ist getreu dem Motto „ohne Reliabilität keine Validität" damit der Prozess der Objektivierung der Schizophrenie- bzw. der Wahndiagnose angestoßen worden. Deshalb soll diese empirische Analyse am Anfang der Frage stehen, was es heißt, Wahn als wissenschaftlichen Begriff einzuführen. Nach Kurt Schneider finden sich unter den Symptomen ersten Ranges der Schizophrenie (neben akustischen Halluzinationen, Zönästhesien und Ich-Grenzstörungen) sog. Wahnwahrnehmungen. Damit sei folgendes Phänomen beschrieben: Legen wir die Häufigkeitsverteilung der Leitsymptome schizophrener Psychosen zugrunde, so finden wir unter den Symptomen ersten Ranges nach Kurt Schneider Wahn in Form der sog. Wahnwahrnehmung und ermöglichen damit eine Schizophrenie-Diagnose mit empirisch belegter hoher Reliabilität, ohne zuvor in einer über die Jasperschen Wahnkriterien hinausgehenden Art und Weise Wahn (respektive Wahnwahrnehmung) definiert zu haben.

Damit stellt sich für die heutige psychopathologische Diagnostik folgendes offenkundige Paradoxon dar: Unter den diagnostischen Kriterien findet sich mit der Wahnwahrnehmung ein klinisches Symptom, das aufgrund seiner bisherigen diagnostischen Unschärfe selbst nicht befriedigend operationalisiert werden kann. Beispielhaft sei hier auf das Versagen der standardisierten diagnostischen Interviews SKID und CIDI verwiesen, die trotz ihrer hohen Trefferquote für nahezu sämtliche psychiatrische Erkrankungen ihre ungenügende Reliabilität für die Diagnose psychotischer Störungen einräumen (Saß 1994).

Daraus folgt, dass, wenn die Operationalisierung des Wahnsyndroms nicht gelingt, über die darauf fußenden Diagnosen bzw. über das Syndrom selbst keine Verständigung möglich sein dürfte. Dieser Erwartung widerspricht aber die klinische Erfahrung, denn selbst in Ermangelung einer befriedigenden Kriteriologie des Wahnsyndroms ist bei einem ausreichend großen klinisch-psychiatrischen Erfahrungsschatz eine verlässliche Verständigung über das Wahnsyndrom unter Fachkollegen möglich.

> Die These des vorliegenden Beitrags beinhaltet, dass diese Verständigung klinisch erfahrener Diagnostiker sodann nicht mehr auf einer Wahndiagnose nach Jaspers beruht, die auf die Feststellung einer inhaltlichen Denkstörung abhebt, sondern auf der Feststellung einer formalen Denkstörung.

Daraus folgt, dass es sich auch bei dem Wahn nach Jaspers prinzipiell nur um eine formale Denkstörung handelt. Formale Denkstörungen sind dadurch gekennzeichnet, dass sie aufgrund ihrer inhaltsfreien Betrachtung im Gegensatz zu Wahn als inhaltliche Denkstörungen operationalisierbar sind. Darauf fußt auch die Beobachtung einer Verständigung über sie.

Geht man an dieser Stelle in die klinische Diagnostik des Wahnsyndroms zurück, so wird man nicht umhinkommen, mit einer einzelnen Überzeugung eines Patienten konfrontiert zu sein. Nur natürlich wäre dann die Verwunderung, dass eine solche Überzeugung nunmehr als formale Denkstörung bezeichnet werden kann. Eine Lösung dieses Dilemmas gelingt nur, wenn man die Struktur wahnhaften Denkens bzw. einer wahnhaften Überzeugung präzisiert.

Hier lautet die These, dass ein Denken erst dadurch zum Wahn wird, dass es einen Inhalt transportiert, der gewusst wird – und nicht geglaubt –, ohne für den Betreffenden nachvollziehbar beweisbar zu sein.

Damit ist die Schlüsselkategorie des vorliegenden Beitrags ausgesprochen: nichtwahnhaftes Denken sollte in jedem Fall und zu jedem Zeitpunkt dadurch gekennzeichnet sein, eine nachvollziehbare Beweisbarkeit zuzulassen. Dies ist meines Erachtens der einzige archimedische Punkt nicht-wahnhaften Denkens. Gleichzeitig soll diese These aber nicht als eine Wahndefinition ex negativo verstanden werden, denn es scheint mir unplausibel, nicht nachvollziehbar beweisbares Denken im Bereich des nicht Wahnhaften vorfinden zu können.

5.4 Wahn als Ausdruck einer dyssemantischen, dysexekutiven oder einer Störung des Perspektivenwechsels (Theory of Mind)

Die hier vorgetragene Hypothese hat zu berücksichtigen, wie formale Denkstörungen in der kognitiven Psychologie charakterisiert werden. Es ist festzustellen, dass formale Denkstörungen in der bisherigen Klassifikation kein einheitliches klinisches Phänomen darstellen, sondern in unterschiedlicher Weise Ausdruck einer dyssemantischen, dysexekutiven oder einer Störung des Perspektivenwechsels (Theory of Mind) sind. Autoren wie Kircher (2003) sprechen davon, dass es sich bei formalen Denkstörungen prinzipiell um eine kombinierte Störung des semantischen Systems, der Handlungsplanung, inhibitorischer Mechanismen und des Selbstmonitorings handelt. Damit ist jene eben als heterogen zu bezeichnende Symptomgruppe umschrieben.

Für die Argumentation der vorliegenden Arbeit ist es hilfreich, formale Denkstörungen im Sinne von Kirner et al. weiter zu differenzieren (Kirner et al. 2008). Es wird dann zu prüfen sein, ob sich Wahn, sofern er hier als formale Denkstörung verstanden werden soll, in diese Gruppe heterogener Erscheinungsbilder formaler Denkstörungen widerspruchsfrei einreihen lässt. Sollte dies möglich sein, so wäre ein weiteres Argument gegeben, Wahnerleben als formale Denkstörung zu reklassifizieren.

Auf Covington et al. geht die Überlegung zurück, unter den formalen Denkstörungen einerseits das Unvermögen eigene Sprachäußerungen widerspruchsfrei und zielgerichtet auszuführen sowie andererseits Wortneubildungen (Neologismen) hervorzubringen zu differenzieren (Covington et al. 2005). Das Vorbringen nicht zusammenpassender Inhalte, ein Abweichen vom Thema und die offenkundig widersprüchliche Aneinanderreihung von Begriffen würden so eine Störung der exekutiven Funktion andeuten, wohingegen ein ungewöhnlicher Gebrauch einzelner Begriffe in einem an sich logischen Sprachfluss eine umschriebene semantische Störung anzeigte.

Wegweisend ist es meines Erachtens, neben die dysexekutive und dyssemantische Symptombildung im Bereich der formalen Denkstörungen eine Störung der Fähigkeit des Perspektivenwechsels zu stellen. Diese schlichtweg als Theory of Mind (ToM) bezeichnete Fähigkeit ist nachweislich bei der Schizophrenie beeinträchtigt. Sie kann leicht experimentell überprüft werden. Feststellbar ist hier die Unfähigkeit oder schwere Beeinträchtigung, die Perspektive eines Gesprächs- oder allgemeiner Kommunikationspartners einzunehmen. Damit verbunden sind falsche Annahmen über die Überzeugungen des Gegenübers, woraus eine wiederum für diesen unerwartete Reaktion oder ein ungewöhnlicher Sprachgebrauch des Probanden resultiert.

Dem klinisch Erfahrenen wird es unmittelbar einleuchten, Wahnerleben in die Nähe zu einer Störung des Perspektivenwechsels (ToM) zu sehen: Es ist meines Erachtens gerechtfertigt, die sich in der Wahngewissheit ausdrückende Überzeugung als eine Fehlannahme über die Grundannahmen der Kommunikationspartner zu verstehen. Wie könnte sonst Gewissheit über einen Sachverhalt erlangt werden, wenn die damit bezeichnete Tatsache nicht Allgemeingültigkeit hätte? Allgemeingültigkeit eines Sachverhaltes bedeutet aber, dass er von der Sprecher- bzw. Kommunikationsgemeinschaft geteilt wird. Denkbar wäre also, Wahn neben die hier benannten Subtypen formaler Denkstörungen nach Kircher und Kirner als eine weitere Untergruppe in unmittelbarer Nähe zu einer Störung des Perspektivenwechsels zu stellen.

Es ist zu prüfen, ob Wahn nicht prinzipiell eine besondere Ausführung einer Störung der ToM darstellt, insofern er eine grundsätzliche Aufhebung der Befähigung, sich in Andere hineinzuversetzen, bedeutet. Dies wäre ohnehin über die Begriffe des schizophrenen Autismus und der Wahngewissheit gegeben. Eine derartige Reklassifikation würde auch insofern Sinn machen, als dass dann mit dem Aufkommen eines klinisch manifesten Wahnerlebens die Unfähigkeit des Patienten, in auch nicht vom Wahnthema betroffenen Denkinhalten verlässlich, und das heißt nichts anderes als logisch schlüssig, zu handeln, bezeichnet wäre. Oft stellt sich im klinischen Kontext die Frage, wie Patienten mit Schizophrenie unerwartete und zudem als unsinnig beschriebene Handlungen ausüben können, die jenseits eines klinisch bekannten Wahnthemas liegen und durch die Patienten selbst nicht erklärt werden können (siehe Lammel et al. 2011). Wahn wäre als eine derart reklassifizierte formale Denkstörung ein Indikator, zumindest für das Risiko in auch wahnfernen Themen irrationales Handeln auszuführen.

Jenseits dieser hier bewusst als explorative Fragestellung eingeführten Überlegung kann auf dem Hintergrund des bisher gesagten eine widerspruchsfreie Einbindung des Wahns als formale Denkstörung gelingen. Anders argumentiert könnte auch die Zustimmung, eine Störung der Fähigkeit des Perspektivenwechsels (ToM) zu den formalen Denkstörungen zu rechnen, die hier zu prüfende Hypothese, der Zugehörigkeit des Wahns zu dem Phänomenbereich der formalen Denkstörungen, unterstützen. Andererseits könnten über diese Argumentation auch die Kritiker einer derartigen Reklassifikation von Wahn als formale Denkstörung berücksichtigt werden: So zieht sich die vornehmliche Kritik einer Reklassifikation von Wahn als formale Denkstörung doch auf die weniger heterogene Unterscheidung von formalen Denkstörungen als entweder dysexekutive oder dyssemantische Phänomene zurück. Beides, weder der seltsame und ungewöhnliche Wortgebrauch, noch das unzusammenhängende Denken und Sprechen, lassen sich prima vista mit Wahnerleben vereinbaren, wohl aber die klinischen Phänomene einer Störung der Fähigkeit des Perspektivenwechsels.

Die These einer Reklassifikation von Wahnerleben nicht nur als formale Denkstörung, sondern als Subtyp einer den formalen Denkstörungen bereits zugehörigen Störung des Perspektivenwechsels (ToM) kann durch neuropsychologische Untersuchungen gestützt werden, die uns einen Eindruck vom Ausmaß der Störung der Befähigung zum Perspektivenwechsels bei schizophrenen Patienten geben. Kirner et al. (2008) verweisen zu Recht darauf, dass immer eine pragmatische Interpretation, d. h. eine kontextbezogene Bewertung der Wortbedeutung, für ein Sprachverständnis notwendig ist. Bazin et al. (2000) zeigten in ihrer Studie, dass Patienten mit Schizophrenie und formalen Denkstörungen dazu tendierten, die Aufgabe, mehrdeutige Aussagen zu interpretieren, deren richtige Deutung sich erst über die Kenntnis des Kontextes erschloss, ohne Berücksichtigung der kontextualen Informationen zu lösen. Diese Defizienz ist bereits in dem gleichermaßen traditionellen wie häufigen klinischen Symptom des schizophrenen Konkretismus ausgedrückt. Brüne (2005) schlussfolgerte, das eine Störung des Perspektivenwechsels (ToM) prinzipiell zur Entstehung von formalen Denkstörungen beiträgt. Formale Denkstörungen ähneln insofern einer Störung des Perspektivenwechsels (ToM), als dass sie immer auch Ausdruck unterschiedlicher Grundannahmen über die Umwelt, sprich den Gesprächskontext zwischen Patienten und Kontrollpersonen sind. Eben jene unterschiedlichen Grundannahmen sind Voraussetzung ein Wahnerleben zu etablieren. Wie bereits ausgeführt, erfordert ein solches die radikale Abkehr (der fehlende Zweifel) von einer anderen als der eigenen, unkorrigierbar-überzeugten Sichtweise. Dies kann nur bedeuten, dass auf die prinzipiell mit Unsicherheit verbundene Perspektive Anderer, die ja nie sicher gewusst werden kann, da sie nicht die eigene ist, nicht Bezug genommen wird.

5.5 Formale Denkstörungen in der Interpretation von Kirner und Kircher

In einer neueren Übersichtsarbeit beschreiben Kirner et al. (2008) das Phänomen der formalen Denkstörung bei Schizophrenie als komplexes Gesamtbild, das sich einem simplen Erklärungsmodell verweigert. Nichtsdestotrotz wagen sich die Autoren semantische von exekutiven Dysfunktionen bei formalen Denkstörungen zu unterscheiden. Während semantische Dysfunktionen z.B. auf eine Störung der Aktivierung von Wortassoziationsfeldern zurückzuführen sind, bedeutet eine Störung der Exekutivfunktionen, das eigene Denken nicht sicher steuern und nur unzureichend kontrollieren zu können. Kirner et al. (2008) gehen allerdings nicht so weit, eine Störung des Perspektivenwechsels als eine weitere Kategorie der formalen Denkstörung hervorzuheben, obgleich sie gewissenhaft die hierzu vorliegenden Befunde referieren. Vielmehr beschreiben sie eine solche Störung der Fähigkeit des Perspektivenwechsels als modulierenden Faktor.

Dies unterschätzt meines Erachtens die Bedeutung der Störung des Perspektivenwechsels bei der Genese von formalen Denkstörungen und mag mit dazu beitragen, dass auch das Wahnerleben bislang noch nicht als formale Denkstörung reklassifiziert werden konnte. Richtig ist allerdings, dass die sich bei einem Patienten zeigenden formalen Denkstörungen immer in Hinblick auf die Art der Denkstörung und ihren Schweregrad zu differenzieren sind. Meines Erachtens sollte hierbei aber mindestens die Dreiheit von dyssemantischer, dysexekutiver und einer Störung der Fähigkeit des Perspektivenwechsels Berücksichtigung finden. Damit wäre der Weg gebahnt, auch in der klinischen Praxis ein breiteres Verständnis für die Reklassifikation von Wahnerleben als formale Denkstörung – besser bezeichnet als radikalste Form einer Unfähigkeit zum Perspektivenwechsel – zu schaffen.

5.6 Exkurs: idiosynkratischer Sprachgebrauch

Auf Harrow und Quinlan (1985) geht der Begriff bizarr-idiosynkratische Sprache zurück. Damit wurde erstmals systematisch die als eigenartig bewertete Perspektive und der ungewöhnliche Begriffsgebrauch bezeichnet. Umgangssprachlich erscheint eine solche Sprechweise oft als skurril. Fachkundiger wird die Sprache bzw. das Denken hier als bizarr bezeichnet. Recht oberflächlich formulierten die Autoren noch, dass eine solche bizarre Sprache nicht den allgemeingültigen Gesetzen der Sprache entspreche. Damit war letztendlich der anerkannte Sprachgebrauch gemeint. Die Autoren entwarfen eine Skala für bizarr-idiosynkratisches Denken. Wegweisend für die Bewertung einer Sprache als bizarr sind hier insbesondere sog. Vermischungstendenzen. Beispielhaft sei hier erwähnt, einerseits im Antwortverhalten Themen einfließen zu lassen, die aus dem persönlichen, vergangenen oder derzeitigen Erleben des Patienten stammen, oder aber übermäßig und unangemessen komplizierte und/oder ausführliche Antworten auf einfache Fragen zu geben. Schon früh konnte (u. a. von Chaika

1974) gezeigt werden, dass formale Denkstörungen bei Schizophrenie keine Störung der Sprechmotorik oder des Sprachvermögens sind. Die Eigentümlichkeiten wurden vielmehr als Hinweise auf Störungen von Mechanismen gedeutet, die der Sprachproduktion vorgeschaltet sind. Damit kann nichts anderes, als das Denken gemeint sein.

5.7 Vernünftiges versus logisches Denken und seine Störung im Wahnerleben

Für die formalen Denkstörungen einen sog. „gemeinsamen formalen Faktor" zu finden, kennzeichnet die psychiatrisch-psychopathologische Forschung seit langem (Hess 1988). Für Hess stellte sich die Frage, ob es sich bei den formalen Denkstörungen, die, wie die folgende Diskussion zeigen wird, jeweils unterschiedlich konzeptuell gefasst wurden, um Ausdruck einer kognitiven Defizienz des geistigen Leistungsvermögens Schizophrener handelt oder aber eine jenseits kognitiver Funktionen zu verortende schwerwiegende Beeinträchtigung des logischen Denkens (Hess 1988).

Im Folgenden seien die Überlegungen von Hess sowohl vorgestellt, als auch zugleich im Kontext der hier vorgeschlagenen Reklassifikation von Wahn als formaler Denkstörung neu besprochen. Dabei lautet die These, dass der von Hess als gemeinsamer formaler Faktor behauptete Aspekt formaler schizophrener Denkstörungen zugleich die Struktur wahnhaften Erlebens abbildet.

Hess hebt an erster Stelle auf Bleulers Konzept der Assoziationsstörungen als schizophrenes Basissymptom ab (Hess 1988, S.98ff; Janzarik 1989, Jaspers 1913, Klosterkötter 1992, Mundt 1985, Schüttler et al. 1981). Deskriptiv fasste Bleuler hier z.B. sog. Gedankenabbrüche (Bleuler 1911). Hess formulierte aber weitreichender, dass es sich bei Assoziationsstörungen um den Verlust der Zielgerichtetheit des Denkens handelt. Verständlich wird seine Definition mit dem Verweis darauf, dass einzelne Begriffe oder Satzgruppen durchaus verständlich sein können, währenddessen die Aussage in der sie gebraucht werden, nicht mehr verstanden werden kann. Hess führt nun die Begrifflichkeit des logisch Exklusiven ein. Darüber versucht er die Assoziationsstörung nach Bleuler besser begreifbar zu machen. Wenn er beispielhaft auf Ereignisse des schizophrenen Konkretismus abhebt, so begründet er diese mit der Unfähigkeit eines Patienten, zum Ausschluss (Exklusion) einer nicht der Situation oder dem Kontext angemessener Wortbedeutung.

Hess geht weiter und sieht auch die Ambivalenz Schizophrener ein weiteres schizophrenes Basissymptom als Ausdruck einer Unfähigkeit, Alternativen ausschließen zu können. Unter Rückgriff auf Chapman (Chapmann 1973, S. 108) definiert er Ambivalenz als die augenblickliche Erfahrung sich wechselseitig ausschließender Kognitionen. Für die Lebenswirklichkeit ist der Begriff der Ambivalenz insofern bedeutsam, als das wir häufig ohne die Möglichkeit umfassender logisch-analytischer Deskription Entscheidungen treffen müssen, für deren Richtigkeit wir bislang keinen Beweis erbringen konnten. Bei schizophrenen

Patienten ist dieses Vermögen grundlegend gestört, sodass Ambivalenz im Handeln, hier sichtbar als Unentschiedenes oder gar pseudoneurotisches Verhalten, auftreten kann.

Für Hess stellt Bleulers Konzept der Assoziationsstörung die wegweisende Theorie zum Verständnis formaler Denkstörungen bei Schizophrenien dar. Er sieht dies auch in der Fortentwicklung (Anschlussfähigkeit) von Bleulers Konzept der Assoziationsstörungen belegt. Zu diesem Zweck diskutiert er die Overinklusions-Hypothese von Cameron, das Konzept von Chapman sowie die Hypothese von Irrtümern im logischen Schließen nach von Domarus (Hess 1988).

Im Hinblick auf Camerons Hypothese der Overinklusion sieht Hess eine Analogie zum Begriff der unzureichenden Exklusion. In seinem Experiment konnten Patienten außerhalb der Aufgabe liegende Reize nicht ausschließen. Heute wäre hier durchaus von einer Aufmerksamkeitsstörung zu sprechen. Für Hess ist das Konzept von Cameron jedoch geeignet, einen Übereinschluss bzw. mangelnden Ausschluss (Exklusion) belegt zu sehen. Gleichermaßen seien die Experimente von Chapman geeignet gewesen, den schizophrenen Konkretismus zu belegen. Hess argumentiert, dass Patienten nicht primär Probleme haben, einen richtigen Sinnzusammenhang zu identifizieren, sondern in ihrer Fähigkeit beeinträchtigt sind, unrichtige Zusammenhänge auszuschließen.

Meines Erachtens ist diese Hypothese möglich, lässt sich aber bereits argumentativ nicht in der von Hess vertretenen Stringenz bestätigen, denn denkbar ist bis auf Weiteres, dass eben jene sich in den Basissymptomen ausdrückende Grundstörung der Schizophrenie den einen logisch richtigen Schluss verunmöglicht – unabhängig von dem Vermögen oder Unvermögen Alternativen ausschließen zu können.

Beispielhaft erweitert Chapman seine Überlegungen auf das sog. von-Domarus-Prinzip, der 1944 die Hypothese vertrat, dass Patienten mit Schizophrenie nach „anderen Gesetzen der Logik" argumentieren als Gesunde (Hess 1988, S. 101). Beispielhaft verweist er darauf, dass aus Eigenschaften in Prämissen nicht auf die Identität geschlossen werden kann. Genau das passiere aber nach von Domarus bei der Schizophrenie und sei typisches schizophrenes Denken. Dieses bezeichnete er damit als paralogisch.

Abgesehen von den begrifflichen Schwierigkeiten, einerseits eine „andere" Logik anzunehmen, den fehlerhaften Gebrauch derselben dann aber als paralogisch zu bezeichnen, offenbart sich auch in den Überlegungen von von Domarus der schizophrene Konkretismus. Hess löst die nicht überzeugende Argumentation von von Domarus dahingehend auf, als dass er zeigt, dass die Wahrheit von Prämissen nicht durch die korrekte formal-logische Operation belegt ist, sondern durch die Richtigkeit der den Prämissen zugrundeliegenden Konzeptbildung. Hess formuliert, dass, wenn das Konzept gelte, dass alle Lebewesen, die schnell sind, Hirsche sind, dann sei auch der Schluss richtig, dass einige Indianer, die schnell sind, Hirsche seien. Wenn nun insbesondere die kognitive Psychologie belegen konnte, dass die Fähigkeit zum logischen Schließen im Sinne der Ausübung formal-logischer Operationen bei Schizophrenien nicht gestört ist, so erklärte Hess das Störungsbild über eine maßgebliche Beeinträchtigung der Konzeptbildung.

So ist es zu verstehen, dass syllogistische Schlüsse, die formal richtig sind, in Ihrer Schlussfolgerung unwahr werden können. Hess versuchte im Anschluss sein Konzept der fehlenden Exklusion auf jenes Defizit der Konzeptbildung bei Schizophrenen anzuwenden. Dies gelingt ihm, wenn er ausführt, dass jene fehlerhafte Konzeptbildung letztendlich auf eine Überbeanspruchung, die sich über den fehlenden Ausschluss oder den Übereinschluss von Ereignismöglichkeiten ergibt, zurückgeführt werden kann.

Fassen wir zusammen: Hess entwickelt auf dem Hintergrund des Konzepts schizophrener Assoziationsstörungen ein Störungsmodell der Schizophrenie, das über die Beeinträchtigung der Fähigkeit zum Ausschluss von Alternativen (in unmittelbarer Nähe zur Bleulerschen Ambivalenz) geeignet ist, verschiedene, hier auf neurokognitiven Defiziten beruhende Konzepte zusammenzuführen. Für maßgeblich erachte ich, dass es über die von Hess vorgeschlagene Fähigkeitsstörung des Ausschlusses von Alternativen möglich wird, die Störung der Konzeptbildung bei Schizophrenen selbst zu erklären. Damit ist meines Erachtens ein indirekter Beleg erbracht, schizophrenes Denken ausschließlich über eine Störung nicht der formal-logischen Operationen, sondern der wiederum nur formal fassbaren Kontextualisierung des Denkens zu begreifen.

Betrachtet man jene Kontextualisierung des Denkens als maßgeblich für die Selbstbewusstseinsbildung des Menschen, so rückt die Schizophrenie wieder einmal in unmittelbare Nähe zu den Kernmechanismen der menschlichen Persönlichkeit oder besser, der geistigen Person. Auf den ersten Blick fällt es schwer, Wahnerleben im Kontext einer beeinträchtigten Fähigkeit zum Ausschluss von Alternativen interpretieren zu können. *Betrachtet man aber die Beharrlichkeit, die einer jeden fehlerhaften Konzeptbildung bei der Schizophrenie anhaftet und stellt diese der Wahngewissheit zur Seite, so darf vermutet werden, dass für die Wahngewissheit gilt, was für eine Störung der Konzeptbildung bei Hess behauptet wurde: Nach Hess ist eine Störung der Konzeptbildung bei der Schizophrenie eben gerade auf jene beeinträchtigte Fähigkeit zum Ausschluss von Alternativen oder auch den hier als Übereinschluss genannten Prozess der Beibehaltung von unangemessenen Hypothesen gekennzeichnet. Jener Alternativreichtum beeinträchtigt dann ein im wahrsten Sinne des Wortes schlüssiges, d. h. überzeugendes weil nachvollziehbares Konzept. Somit kann gesagt werden, dass, wenn Wahngewissheit in unmittelbarer Nähe zu einer gestörten Konzeptbildung bei der Schizophrenie gesehen wird, auch für diese Erstgenannte eine Störung der Fähigkeit zum Ausschluss von Alternativen mitverantwortlich gemacht werden kann. So, wie schizophrene Patienten an falschen Konzepten festhalten, werden sie den im Wahn entwickelten Überzeugungen nachhängen.*

Nichtsdestotrotz vermag die Analyse formaler Denkstörungen bei der Schizophrenie nach Hess nicht das diagnostisch häufig maßgebliche, weil bizarre Wahnerleben unmittelbar zu erklären. Hierzu scheint die Reklassifikation von Wahnerleben als formaler Denkstörung auch nach der Lektüre von Hess wegweisend zu sein.

5.8 Fazit für eine Redefinition von Wahn als formale Denkstörung

Legt man obige Ausführungen einer modernen Wahndiagnostik zugrunde, hat man die Möglichkeit, die Logik des Denkens im Sinne einer logisch-analytischen Gedankenfolge zum Referenzsystem der Wahndiagnostik zu erklären. Sodann ist es unproblematisch zu behaupten, dass dieses Referenzsystem kein Wollen reflektiert, sondern einzig und allein ein Können – da man eben nur logisch denken kann oder gar nicht. Über diese logisch-analytische Perspektive des Denkens gelangt man zu der Einsicht, dass widerspruchsfreies Denken durch Authentizität, nicht aber primär durch Interpersonalität charakterisiert ist. Vergleichbar mit der Behauptung der Unhintergehbarkeit des eigenen Denkens als unverzichtbarem Ausgangspunkt eines jeden Urteils muss man doch zu anfangs den eigenen Gedankengang, d. h. die Wortbedeutung, nachvollziehen können, bevor ihn andere verstehen können. Damit wird deutlich, das Referenzsystem der Psychopathologie darf durchaus als ein Referenzsystem des eigenen Bewusstseins bezeichnet werden.

Wenn ich mein Denken nicht verstehe, und das heißt nichts anderes als nicht nachvollziehen kann, und über die Zeit, d. h. in der Wiederholung, einer Prüfung zu unterziehen vermag, wie gelänge dies einem Anderen? Diese Überzeugung soll die Grundlage eben jeder modernen, hier vorgestellten Wahndiagnostik sein. Damit ist die Grundlage für das psychopathologische Referenzsystem und die Wahndiagnose gelegt. Im Einzelnen lautet der diagnostische Auftrag hier, in dem sich die Kriteriologie des Wahns als formale Denkstörung zusammenfassen lässt, wie folgt:

> Die formale Struktur des Wahns erlaubt bzw. erfordert für ihre Diagnose die Feststellung, dass ein Denken nicht nachvollziehbar, d. h. nicht logisch-analytisch, erklärbar ist. Auf diesem Hintergrund lässt sich Wahnerleben auf die Formel bringen, im Wahn wird das, was im Gesunden geglaubt werden kann, gewusst. Die einzige verlässliche Möglichkeit, diese Unterscheidung in der Diagnostik zu machen, besteht darin, die Selbsterklärungskraft des Denkens einzufordern. Damit ist Wahn von jeder inhaltlichen Bestimmung befreit. So obliegt einem jeden zu denken, was er denken möchte. *Zum Wahn wird es erst dann, wenn es durch den Betroffenen nicht mehr nachvollziehbar erklärt, sondern einzig und allein behauptet wird, ohne als ein Glaubensbekenntnis qualifiziert worden zu sein.*

Ich erwähnte eingangs, dass es zwingend erforderlich ist, die Limitationen der hier vorgestellten Redefinition von Wahn zu berücksichtigen. Limitationen ergeben sich zum einen aus einer differenzialdiagnostisch-psychiatrischen Betrachtung formaler Denkstörungen sowie zum anderen aus der strengen Unterscheidung des Wahnerlebens in Wahnwahrnehmung und Wahneinfall, wie sie von Kurt Schneider eingeführt wurde (Schneider 1950). Die klinische Differenzialdiagnose formaler Denkstörungen, um mit dem ersten Punkt zu beginnen, beinhaltet prinzipiell drei Dimensionen formaler Denkstörungen. Diese können zum einen bei Delirien, zum anderen bei Demenzsyndromen sowie zum dritten bei der Schizophrenie auftreten. Jedes Syndrom kann von dem anderen klinisch sicher getrennt werden. Dies ist in der Spezifität des gemeinsamen Auftretens einzelner Symptome begründet. Insbesondere die Unterscheidung von Delir und Demenz gegenüber schizophrenen Symptomen ist für den Kliniker offenkundig (vgl. Möller u. Kapfhammer 2008).

Daher sei allein für die Schizophrenie-Diagnose hervorgehoben, dass Denkstörungen hier insbesondere darüber festgestellt werden können, dass sie bei erhaltenen kognitiven Vorfeldfunktionen auftreten. Nochmals sei das Spezifikum herausgestellt: Bei schizophrenen Denkstörungen wird gewusst, was im Gesunden nur geglaubt werden kann.

Die zweite Limitation nimmt nun auf dem Hintergrund der Schneiderschen Unterscheidung von Wahnwahrnehmung und Wahneinfall noch genauer auf die Quelle der Wahninhalte Bezug. Damit ist gemeint, prinzipiell zwischen den einer Sprechergemeinschaft zugänglichen Ereignissen, die im Wahnerleben auftreten, und den Meinungen oder Gefühlen einer einzigen Person zu unterscheiden. Genau darüber differenzierte Kurt Schneider Wahnwahrnehmung und Wahneinfall. Spitzer formulierte diese Unterscheidung in seiner Rede von äußeren und inneren mentalen Ereignissen (Spitzer 1989). So sehr diese sprachanalytisch limitiert ist, verweist sie doch auf den kategorialen Unterschied von Ereignissen, die in einer Sprechergemeinschaft bewertet bzw. durch diese überhaupt erst sinnhaft belegt werden können. Demgegenüber steht die Bedeutungsbelegung der Meinung eines Einzelnen zumindest im Hinblick auf ihre Allgemeingültigkeit immer in Frage. Die logisch-analytische Betrachtung wird deren private Sinngebung – hier bezugnehmend auf Wittgensteins Privatsprachenargument – als unmöglich erachtet (vgl. Stekeler-Weithofer 2005, Hubig 1985).

Damit sei nun in einem Exkurs auf die theoretischen Grundlagen der Schneiderschen Differenzierung von Wahnwahrnehmung und Wahneinfall verwiesen. Wichtig ist für unsere Re-Definition von Wahn darauf hinzuweisen, dass diese nur für Wahnwahrnehmungen, die wiederum nach Spitzer äußere mentale Ereignisse umfassen, gelten kann. Bedauerlicherweise ist die hier vorgeschlagene Wahndefinition, wie bislang viele vor ihr, für die Identifikation und d.h. sichere Objektivierung von Wahneinfällen, nicht geeignet. Nochmals sei hervorgehoben, dass mit Wahneinfällen nur gemeint sein kann, was einer von sich denkt, über sich meint bzw. sich an Fähigkeiten zuschreibt. An keiner Stelle des Wahnsyndroms tritt das gedankliche Meinen, wie schon von Schneider betont wurde, deutlicher hervor. Bis heute sind Wahneinfälle in der Diagnostik der Schizophrenie nie sicher zu diagnostizieren gewesen, sondern traten nur, ähnlich dem 3. Wahnkriterium, bei sicherer Feststellung von sogenannten schizophrenen Nachbar- oder Basissymptomen, unterstützend auf.

Dies ist darin begründet, dass ein gedankliches Meinen eben niemals Objektivität beanspruchen kann und damit per se eine Ideologie verkörpert. Was einer von sich meint, wird, sofern es nicht objektivierbar, und d.h. nichts anderes als nicht überprüfbar, ist, immer nur eine Ideologie bleiben.

5.9 Exkurs: Die Bedeutung der Re-Klassifikation von Wahn als formaler Denkstörung für die forensische Psychiatrie

Fassen wir zusammen: Wenn Wahn als Denkstörung reklassifiziert werden kann, kann er Ideologiefreiheit behaupten und wird damit gegenüber dem Vorwurf des Subjektivismus geschützt.

Die Begrenzung der Redefinition von Wahn als formaler Denkstörung auf Wahnwahrnehmungen macht diesen überprüfbar und operationalisierbar. Damit tritt die Motivstruktur für ein Wahnerleben, die, wie im Folgenden noch zu diskutieren sein wird, fast immer nachzuweisen ist, in den Hintergrund.

Aus der hier vorgestellten Redefinition von Wahn als formaler Denkstörung ergibt sich keine Erleichterung der Beurteilung der Schuldfähigkeit bei einer derartigen krankhaften seelischen Störung. Wie bisher wird zu prüfen sein, ob sich ein Wahnsyndrom im Zeitverlauf von einem Prodrom über z.B. eine Teilremission hin zu einer Restitutio ad integrum oder aber zu einem Residuum entwickelt. Gleichzeitig wird der Schweregrad des Wahnsyndroms zu beurteilen sein, da sich darüber vermittelt, wie bestimmend bzw. wie dominant das Wahnerleben für das Denken des Patienten ist. Die Beurteilung der Schuldfähigkeit wird deshalb wie bislang von einer präzisen psychopathologischen Diagnostik abhängen. Nur dann, wenn das „ganze Denken" bzw. umfänglich sämtliche straftatrelevanten Denkinhalte von der Denkstörung, d.h. dem Wahn, betroffen sind, wird Schuldunfähigkeit im Sinne des § 20 StGB folgen (vgl. Lammel et al. 2011).

Wenn stattdessen das Wahnerleben in seinem Einfluss auf das Denken begrenzt ist bzw. im Rahmen des Prodroms oder der Gesundung bzw. bei leichteren Verläufen durch gesundes, d.h. logisch nachvollziehbares Denken begrenzt werden kann, so wäre, der anerkannten Lehrmeinung folgend, allenfalls eine erhebliche Beeinträchtigung der Steuerungsfähigkeit zu diskutieren.

Erlauben Sie mir eine letzte Ausführung zum Zusammenhang zwischen Symptomatizität und motivationalem Charakter des Wahns. Auf dem Hintergrund des hier vorgestellten Konzepts wird offensichtlich, dass im Fall eines schizophrenen Wahnerlebens eine damit zusammenhängende Straftrat immer symptomatisch und gleichzeitig motivational begründet ist. Die Gleichzeitigkeit von symptomatischem und motivationalem Charakter des Handelns im Wahn ergibt sich aus der Tatsache, dass der Wahnkranke, sofern er alternativlos seinem wahnhaften Denken folgt, dieses ja eben gerade als sein Denken auch gewollt haben muss. Die Motivstruktur des Wahns ist damit im Fall der aufgehobenen Steuerungsfähigkeit niemals als ein Gegenargument des § 20 StGB zu werten.

Dies ist bei anderen differenzialdiagnostisch besprochenen Denkstörungen nicht immer der Fall. So ist es gut vorstellbar, dass im Delir der Symptomcharakter der Tat belegt ist, sich aber kein motivationaler Zusammenhang zu dem sich im Zustand der Bewusstseinsveränderung bzw. -fluktuation sowie vollständigen Orientierungslosigkeit verhaltenden Probanden gegeben ist. Im Gegensatz dazu sind auch Taten, z.B. chronisch schizophren Kranker, vorstellbar, die sich im

Sinne einer Fehlgewöhnung oder Habituation nur noch motivational charakterisieren lassen, da bei ihnen ein Symptomcharakter kaum noch nachzuweisen ist.

5.10 Zusammenfassung

Die hier vorgetragenen Überlegungen zu einer Re-Klassifikation von Wahn als formaler Denkstörung nehmen ihren Ausgang von der Ungenauigkeit der Jasperschen Wahndefinition. Die Ungenauigkeit der Jaspersschen Wahndefinition kann aber überwunden werden, wenn wir Wahn als formale Denkstörung redefinieren. Einschränkend gilt hier, dass ein derartiger Wahn nur im Fall von Wahnwahrnehmungen sicher festzustellen ist. Die Differenzialdiagnostik von Denkstörungen im Hinblick auf Delirien und Demenzen ist zu berücksichtigen. Im psychopathologischen Referenzsystem wird neben der Symptomatizität des Wahnerlebens der motivationale Charakter des Handelns zu erwarteten sein, ohne per se ein Gegenargument zu einer Aufhebung der Steuerungsfähigkeit im Sinne des § 20 StGB darzustellen.

Literatur

Andreasen NC, Grove WM (1986) Thought, language, and communication in schizophrenia: diagnosis and prognosis. Schizophr Bull 12 (3): 348-359

Arbeitsgemeinschaft für Methodik und Dokumentation in der Psychiatrie (AMDP) (2007) Das AMDP-System, 8. überarb. Aufl. Hogrefe, Göttingen

Blankenburg W (1972) Anthropologische Probleme des Wahns. In: Schulte W, Tölle R (Hrsg) Wahn. Thieme, Stuttgart, S. 30-38

Bleuler E (1911) Dementia praecox oder die Gruppe der Schizophrenien. Deuticke, Leipzig

Bleuler M (1983) Lehrbuch der Psychiatrie, 15. überarb. Aufl. Springer, Berlin Heidelberg New York

Brüne M (2005) «Theory of Mind" in Schizophrenia: a review of the literature. Schizophr Bull 31 (1): 21-42

Chapman LJ, Chapman, JP (1973) Disordered Thought in Schizophrenia. Prentice-Hall, Inc. Englewood Cliffs, New Jersey

Domarus E v (1944) The Specific Laws of Logic in Schizophrenia. In: Kasanin, JS (ed.) Language and Thought in Schizophrenia. Norton, New York, S. 104-114

Harrow M, Quinlan DM (1985) Disordered thinking and schizophrenic psychopathology. Amereon Press, New York

Hess R (1988) Dies und nicht das – dies mag das Problem sein: Formal-logische Betrachtungen der schizophrenen Denkstörungen. In: Spitzer M, Uehlein FA, Oepen G (Eds.) (1988) Psychopathology and Philosophy. Springer, Berlin Heidelberg New York, S. 96-104

Hoff P (2016) Ist Wahn ein sinnvoller wissenschaftlicher Begriff? Eine Reflexion über die Psychopathologie in der Psychiatrie des 21. Jahrhunderts. Nervenarzt 87: 69–73

Hubig C (1985) Rationalitätskriterien qualitativer Analyse. In: Jüttemann G (Hrsg) Qualitative Forschung in der Psychologie, Weinheim, S. 327-351

Janzarik W (1989) Die nosologische Differenzierung der idiopathischen Psychosyndrome – ein psychiatrischer Sisyphus-Mythos. Nervenarzt 60: 86-89

Jaspers K (1913) Allgemeine Psychopathologie. Springer, Berlin (9. Aufl. 1973)

Kircher T (2003) Neuronale Korrelate psychopathologischer Symptome. Denk- und Sprachprozesse bei Gesunden und Patienten mit Schizophrenie, Steinkopff, Darmstadt

Kirner A, Zellagui N, Kircher T (2008) Formale Denkstörungen – Psychologie. In: Kircher T, Gauggel S (Hrsg) Neuropsychologie der Schizophrenie. Springer, Berlin Heidelberg New York, S. 427-441

Klosterkötter (1992) Wie entsteht das schizophrene Kernsyndrom? Bonner Übergangsreihenstudie und angloamerikanische Modellvorstellungen – ein Vergleich. Nervenarzt 63: 522-530

Lammel M , Sutarski S, Lau S, Bauer M (Hrsg) (2011) Wahn und Schizophrenie - Psychopathologie und forensische Relevanz, Medizinisch Wissenschaftliche Verlagsgesellschaft, Berlin

Möller H-J, Kapfhammer HP (Hrsg) (2008) Psychiatrie und Psychotherapie, Springer, Berlin Heidelberg New York

Mundt Ch (1985) Das Apathiesyndrom der Schizophrenen. Eine psychopathologische und computertomographische Untersuchung. Springer, Berlin Heidelberg New York

Parnas J, Louis A, Sass, Dan Zahavi (2012) Rediscovering Psychopathology: The Epistemology and Phenomenology of the Psychiatric Object. Schizophr Bull (2012) doi: 10.1093/schbul/sbs153, First published online: December 23, 2012

Saß H, Hoff P (2008) Deskriptiv-psychopathologische Befunderhebung. In: Möller H-J et al. (Hrsg) Psychiatrie und Psychotherapie, Springer, Berlin Heidelberg New York

Saß H (1994) Zur Problematik der operationalen Diagnostik in der Psychiatrie. In: Dilling H, Schulte-Markwort E, Freyberger HJ (Hrsg) Von der ICD-9 zur ICD-10, Huber, Bonn, S. 149-156

Schneider K (1950) Allgemeine Psychopathologie, 3. Aufl. Thieme, Stuttgart (14. Aufl. 1992)

Schönknecht P (1999) Die Bedeutung der Verstehenden Anthropologie von Zutt J (1893 -1980) für Theorie und Praxis der Psychiatrie. Würzburg, Königshausen & Neumann. Beiträge zur Medizinischen Psychologie und Medizinischen Soziologie, 9

Schüttler R, Gross G, Huber G (1981) Reine Defektsyndrome und Basisstadien schizophrener Erkrankungen. Bedeutung für die nosologische und ätiologische Hypothesenbildung. In: Huber G (Hrsg) Schizophrenie: Stand und Entwicklungstendenzen der Forschung. Schattauer, Stuttgart, New York, S. 189-209

Spitzer M (1989) Was ist Wahn? Untersuchungen zum Wahnproblem. Springer, Berlin Heidelberg New York

Stekeler-Weithofer P (2005) Philosophie des Selbstbewusstseins. Hegels System als Formanalyse von Wissen und Autonomie, suhrkamp, Frankfurt am Main

Tellenbach H (1975) Die Begründung psychiatrischer Erfahrung und psychiatrischer Methoden in philosophischen Konzeptionen vom Wesen des Menschen. In: Gadamer H-G, Vogler, P (Hrsg) Neue Anthropologie, Bd. 6, Philosophische Anthropologie, Erster Teil. Thieme, Stuttgart, S. 138-181

Zutt J (1963) Auf dem Weg zu einer anthropologischen Psychiatrie. Gesammelte Aufsätze. Springer, Berlin Heidelberg

III Forensisch-psychiatrische Perspektiven

1 Heimweh und Verbrechen

Hans-Ludwig Kröber

Kaum einer medizinischen Doktorarbeit widerfährt es, dass sie von einem bekannten Regisseur auf die Bühne gebracht wird. Genau dies aber geschieht mit der Doktorarbeit von Karl Jaspers, geschrieben von dem 26-Jährigen im Jahre 1909 – sie wird 105 Jahre später von Christoph Marthaler auf der Bühne des Deutschen Schauspielhauses Hamburg inszeniert. Allerdings ist nicht die wissenschaftliche Deutung des Phänomens durch Jaspers Gegenstand des Schauspiels, sondern es werden einzelne Fallgeschichten, die Jaspers ausführlich erzählt hat, darstellerisch mit Leben erfüllt als eine Elegie auf das Leiden der Flüchtlinge und Migranten. Die Dissertation war eine Auseinandersetzung mit dem im 19. Jahrhundert offenbar nicht ganz seltenen Phänomen von Brandstiftungen und Kindsmorden durch sehr junge Dienstmägde, die (ob sie wollten oder nicht) von zu Hause weggeschickt worden waren, um in der Ferne fremden Familien zu dienen. In seiner Inszenierung lässt Marthaler die Schauspielerinnen einige der Kindsmordfälle nacherzählen. Sie behaupten, sie hätten so sehnlich zu ihren eigenen Müttern und in ihr Heimatdorf zurückgewollt, dass sie ohne alle Skrupel die ihnen anvertrauten Kleinen umgebracht hätten.

Bei Jaspers wird das im ersten Satz des Vorworts so formuliert:

> *„Schon lange haben die mit unglaublicher Grausamkeit und rücksichtsloser Brutalität ausgeführten Verbrechen (Mord und Brandstiftung) Interesse erregt, die man von zarten Geschöpfen, jungen und gutmütigen, noch ganz im Kindesalter befindlichen Mädchen ausgeführt sah. Der Widerspruch zwischen Tat und Motiv, die Motivlosigkeit oder unzureichende Motivierung, und darum das Rätselhafte und Unverständliche der Ereignisse erregten Mitgefühl oder Abscheu. Längst hat man einen Teil der Individuen als schwachsinnig oder moralisch idiotisch erkannt. Durch geringe Anlässe erregte Affekte*

oder blinde Impulse führen bei ihnen die Tat herbei. Vor mehr als hundert Jahren hat man daneben als eigene Ursache schon das Heimweh betrachtet.“ (Jaspers 1909, 1)

Jaspers verweist darauf, dass das Heimweh früher in der Auffassung der Ärzte eine viel größere Bedeutung gehabt habe als heutzutage, also 1909. Er bedankt sich dann in seinem Vorwort bei seinem Doktorvater Karl Wilmanns von der Heidelberger Psychiatrischen Universitätsklinik, der in solchen Fällen als Gutachter tätig geworden war. Zwischen dieser Doktorarbeit und Jaspers Habilitation mit der „Allgemeinen Psychopathologie“ vergehen übrigens nur 4 Jahre.

1.1 Psychologie des Heimwehs

Wie bei Dissertationen üblich, dienen sie zunächst einer eingehenden Sichtung der zum Thema bestehenden Literatur, Jaspers macht dies gründlich, befasst sich zunächst mit dem Begriff des „Heimwehs“. Dieser sei im schweizerischen Dialekt des 17. Jahrhunderts entstanden und erst in der Romantik in den allgemeinen deutschen Sprachgebrauch übergegangen. Im 17. Jahrhundert sei die Heimweh-Krankheit als Nostalgie entdeckt und ein beliebtes Thema der deutschen und französischen Literatur geworden. Den Schilderungen nach wurden nicht zuletzt depressive Zustände von Menschen, die in der Fremde lebten, als Heimweh erfasst.

Es gab dabei originelle Deutungen. Der Schweizer Arzt und Naturforscher Johann Jakob Scheuchzer (1672-1733) war vor allem durch seine Deutung von Fossilien als Überbleibsel der Sintflut bekannt geworden. Er schrieb aber auch eine Naturgeschichte des Schweizer Landes und erklärte darin, die eigentliche Ursache des Heimwehs sei eine Änderung des Luftdrucks. Die Schweizer lebten in den Bergen in feiner leichter Luft. Ihre Speisen und Getränke brächten auch in den Körper diese feine Luft hinein. Kämen sie nun in das Flachland, so würden die feinen Hautfäserchen zusammengedrückt, und das Blut werde gegen Herz und Hirn getrieben, sei im Umlauf verlangsamt. Und wenn die Widerstandskraft des Menschen den Schaden nicht überwinde, entstünden Angst und Heimweh. Dass besonders junge Leute mit feiner Haut und solche, die mit Milch genährt sind, erkranken, diente ihm als Stütze seiner Ansicht. Er empfahl Transport auf höhergelegene Berge und Darreichung von Stoffen, die zusammengepresste Luft enthalten, um von innen den Druck im Körper zu erhöhen, zum Beispiel jungen Wein. Anhangsweise sprach er vom Heimweh der Walfische, die in südlichen Gewässern ebenfalls infolge Druckänderungen am gleichen Übel des Heimwehs erkranken.

In einem späteren Artikel wandte sich Scheuchzer mit Spott gegen den Rostocker Professor Detharding, der in einer Disputation 1705 über die Rostocker Luft (De Aere Rostockiana) von der Schweizer Luft geschrieben hatte, dass diese durch ihre Ungesund- und Grobheit die Gemüter der Einwohner ganz dumm mache. Aus eben diesem Grunde bekämen die Schweizer das Heimweh, weil sie eine reinere und gesündere Luft nicht vertragen könnten, *„gleich denen Widhopfen, welche an den stinkenden Mist gewohnt, anderswo nicht leicht zu nehmen“*.

Jaspers referiert dann aber weiter die ernsthaftere Literatur der letzten 140 Jahre über ein Heimweh, das über das normale Zurücksehnen in gewohnte Lebensverhältnisse hinausgeht und krankhafte Züge gewinnt, im Wesentlichen in einem Zustandsbild, das wir heute als Depression oder depressive Verstimmung bezeichnen würden. Manche der Ärzte des 19. Jahrhunderts führten jedoch auch schwerwiegende körperliche Erkrankungen auf Heimweh zurück, nicht zuletzt Erkrankungen, welche die Soldaten auf den Feldzügen Napoleons ergriffen hatten, und die teilweise zu massiven körperlichen Symptomen und zum Tod der Soldaten geführt hatten. Aus heutiger Sicht ist natürlich sehr viel wahrscheinlicher, dass sie Infektionskrankheiten unterlagen, die auch eine psychische Symptomatik bedingten.

Relativ ungefiltert gibt es dazwischen dann aber auch immer wieder skurrile Erklärungen. So erklärte Joseph Zangerl (1840), als Vorbote des einfachen offenbaren Heimwehs könne Nachtwandeln auftreten.

> *„Tiroler sahen beim Nachtwandeln ihre Heimat und kamen drei Monate später mit Nostalgie ins Spital."*

Zangerl beschreibt die Symptome der Krankheit wie folgt:

> *„Der Kranke spricht gern von seiner Heimat und ist wortkarg, ernst, nachdenkend und traurig. Anfangs wagt er es kaum, sich selbst die Ursache seiner Leiden zu gestehen und bemüht sich ernsthaft, dieselben zu bekämpfen. Er glaubt die Stimmen geliebter Personen in den Stimmen der ihn umgebenden Menschen wiederzufinden. Der Schlaf flieht ihn. Tritt er doch ein, sieht er im Traume seine Familie und erlebt die glücklichen Tage der Vergangenheit, um beim Erwachen in ein umso tieferes Meer von Traurigkeit zu versinken. Er wird empfindlich, verdrießlich, unzufrieden, erträgt kleine Neckereien und Ungemächlichkeiten mit Unwillen. Er sucht die Einsamkeit auf, alles Übrige wird ihm gleichgültig. Seine Stille wird zuweilen von tiefem Atmen und Seufzen unterbrochen."*

Es komme zu verminderter Esslust, kachektischem Aussehen, schlechter Verdauung, beschleunigtem Herzschlag, Abmagerung, allgemeinem Sinken der Kräfte. Schließlich sterbe der Kranke durch hektisches Fieber, Abzehrung und Durchfall sowie Ödeme.

> *„Und noch im Tode denkt der Kranke an seine heiß ersehnte Heimat."*

Es gibt jedoch auch Abhilfe: vaterländische Musik.

> *„Bei den Schweizern ist es der Kuhreihen, bei den Tirolern das Jodeln und die Kuhglocken, bei den Steyrern der Wechselgesang über die Berge, bei den Schotten die Sackpfeife." (Zangerl 1840, 12)*

Man hätte Jaspers nicht ohne weiteres zugetraut, dass er in seiner Doktorarbeit so viel an stiller Komik in eine ernsthafte Literaturübersicht einschmuggelt.

Es gibt dann aber auch ernsthafte Deutungen. So erklärte der Direktor der „Irrenanstalt bei Schleswig", Peter Willers Jessen, 1841, eine Hauptursache des Heimwehs sei die Enge des Horizontes. Wer zu geistig freiem selbsttätigem Leben erwacht sei, vermöge überall auf der Welt seine eigene Existenz mit der Umgebung in Einklang zu setzen. Wer zu solcher Selbsttätigkeit nicht gelangt sei, bleibe gleichsam mit der ihn umgebenden Außenwelt verwachsen, alle Gefühle und Gedanken seien in ihr festgewurzelt und nur auf die nächste Umgebung, Wohnung, Garten, Gewerbe, Familie gerichtet. Entfernung aus der Heimat sei dann nicht nur mit einem Verlust von äußerlichen Dingen verbunden, sondern mit einem Losreißen von allem, worin der Mensch bisher gelebt hat. Mit seiner Heimat verliere ein solcher Mensch gleichsam die Hälfte seines Ich. Daher würden Kinder und junge Leute am schmerzlichsten durch die Entfernung aus der Heimat berührt und besonders solche, deren Erziehung und Unterricht vernachlässigt worden seien.

Zu bedenken ist allerdings, dass damals bereits eine Ortsveränderung um 100 km eine massive Abtrennung vom bisherigen Lebensfeld bewirkte, weil die Transporte aufwendig und träge waren, und praktisch, außer der langsamen Briefpost, welche wiederum die Fähigkeit zum Lesen und Schreiben voraussetzte (sofern man sich nicht helfen ließ), keine Kommunikationsmittel auf Distanz vorhanden waren. Während die Menschen heute medial im ständigen Kontakt bleiben können, selbst wenn sie auf zwei unterschiedlichen Hälften des Globus leben, war damals das Fortgehen aus dem Heimatdorf eine komplette Trennung, bis es irgendwann eine Rückkehr gab. Gleichwohl gab es nach den Angaben von Jaspers bereits in der zweiten Hälfte des 19. Jahrhunderts einen deutlichen Rückgang der Fälle von krankhaftem Heimweh, oder wie man wohl heute am ehesten sagen würde, von akuten Depressionen, die durch den kompletten Verlust des bisherigen Lebensumfeldes und insbesondere der bis dahin relevanten Bezugspersonen ausgelöst waren. Auch Jaspers selbst spricht nun deutend angesichts der Fallschilderungen, es habe sich vielleicht um eine *„durch Heimweh beförderte cyclothyme Depression“* gehandelt. Bei manchen dieser Fälle sei es auch nach Rückkehr nach Hause zu weiteren Krankheitsphasen einer Depression gekommen. Auch der „Selbstmord aus Heimweh“, der in der Literatur diskutiert wurde, war vermutlich ein Suizid infolge der depressiven Erkrankung.

1.2 Forensische Bedeutung des Heimwehs

Jaspers wendet sich dann der forensischen Bedeutung des Heimwehs zu. Er thematisiert zunächst Brandstiftungsdelikte von Jugendlichen; die fraglichen jungen Mädchen, die aus dem Elternhaus in fremde Dienste gegeben wurden, waren ja zumeist noch sehr jung, teilweise 12 Jahre, teilweise 14 Jahre alt, bis auf eine noch vor der Menarche. Jaspers sah die Neigung zum Brandlegen als Phänomen der Pubertätsentwicklung, referierte aber auch die Äußerungen von Mädchen und die Deutungen von Kollegen, dass das Feuerlegen oft bloß ein Mittel gewesen sei, um aus dem Dienst entlaufen und zu den Eltern zurückkehren zu können. Es werde Heimweh aber manchmal auch vorgeschutzt, wo Rachsucht und ähnliches der eigentliche Grund war. Der Direktor der Großherzoglichen Irrenanstalt Schwerin Carl Friedrich Flemming (1799-1880), nach dem die Klinik heute benannt ist, hielt in einer Arbeit von 1830 die Brandstiftung immer für ein Mittel, um nach Hause zurückkehren zu können, hervorgegangen aus der Überlegung, mit Zerstörung der häuslichen Verhältnisse der Dienstherrschaft werde auch das Dienstverhältnis aufgehoben.

Der bereits zitierte Peter W. Jessen erklärte 1860, die jugendlichen Brandstifter würden aus Rachsucht, Furcht, Unzufriedenheit oder Mutwillen handeln; dass die Tat aus Heimweh begangen worden sei, sei fragwürdig. Wenn eine Handlung aus Heimweh hervorgegangen sei, beweise dies weder die Gesundheit noch die Krankheit des Handelnden.

Jaspers fasst schließlich zusammen, die Geschichte des Heimwehs sei eher eine Geschichte von Irrtümern als die Geschichte haltbarer Anschauungen.

In einem weiteren Kapitel schildert Jaspers dann Fälle aus der Literatur, bei denen das Heimweh nicht zu Verbrechen geführt habe. Er verdeutlicht damit, dass keine zwangsläufige Verbindung zwischen einem solchen Leidenszustand und einem kriminellen Ausagieren besteht.

> *„Die wahrscheinlich zahllosen Fälle schweren Heimwehs, das die Befallenen unsagbar quält, bei denen auch manchmal verbrecherische oder doch unsittliche, mit dem Wesen des Kranken kontrastierende Impulse auftreten mögen, sind bisher der Öffentlichkeit entgangen. Es ist möglich, dass manches junge Wesen im Heimweh durch solche Impulse heftig erschreckt wird, sehr wahrscheinlich aber leiden viele unter der Abstumpfung des Gefühls für alles, was nicht die Heimat und das Elternhaus angeht. Die Worte 'Ich war ein totes Wesen, ich verachtete mich', erscheinen recht bezeichnend. Fast jeder hat einmal Heimweh, wenn auch in geringem Maße empfunden. Manche mussten es wie eine Krankheit durchmachen.“ (Jaspers 1909, 33)*

Abermals drängt sich der Gedanke auf, dass hier durch die Trennung von emotional wichtigen Bezugspersonen, durch die Trennung von der vertrauten, das Selbstbewusstsein stabilisierenden Umgebung ausgelöste Depressionen beschrieben werden.

1.3 Jaspers sieben Fallgeschichten

Jaspers kommt dann auf Seite 34 der 84 eng bedruckten Seiten seiner Dissertation zur Schilderung eigener Fälle, dargestellt werden sieben Fälle von kindlichem oder jugendlichem Heimweh.

- Es sind dies die 14-jährige, aber präpubertäre Apollonia, die ihre erste Stellung nach der Schulzeit bekommen hat und Heimweh ab dem ersten Tag hat. Sonntags darf sie immer heim zu ihren Eltern. Sie tötet nach vier Wochen das jüngste der drei ihr anvertrauten Kinder durch Ertränken im Fluss.
- Es ist dies die 13-jährige Eva, präpubertär, ebenfalls in ihrer ersten Stellung, die Tötungsversuche gegen die Kinder der Herrschaft nach neun und dreizehn Wochen unternimmt. Sie war von Karl Wilmanns begutachtet worden, der erklärt hatte, sie sei nicht zurechnungsfähig infolge Heimweh.

- Es ist dies die 13-jährige R., präpubertär, die ebenfalls als Kindermädchen eingestellt war, und nach wenigen Wochen das 2-jährige Kind der Herrschaft tötete, weitere, ältere Kinder blieben unversehrt.
- Beschrieben wird die 16-jährige Maria Katharina, die multipel körperlich stigmatisiert ist, noch keine Menarche hatte, fleißig und fromm war, und erstmalig Kindermädchen wurde. Sie hatte 1 und 6 Jahre alte Kinder zu betreuen, verfiel in Heimweh, wurde depressiv und tötete das Baby mit Vitriol.
- Beschrieben werden weiterhin die 14-jährige Juliane Wilhelmine, die mit Brandstiftung auffiel, die 13 ½ Jahre alte M. H., dreimalige Brandstiftung, und die 16-jährige Magdalene, die diverse Brände im Haus legte und einen fingierten Drohbrief schrieb.

In dieser Sammlung haben wir also viermal Kindermord, dreimal Brandstiftung, und zwar ausschließlich von jungen Mädchen, zu erheblichem Teil erst in der beginnenden Pubertät, keine männlichen Täter, aus Heimweh. Die Täterinnen waren meist schlichten Gemütes, aber nicht schwachsinnig. Sie waren arm, hatten aber einen guten Leumund. Beschrieben wird ein kindlicher Zustand des Seelenlebens, hinzu kommt ein „körperlicher Infantilismus“, der als Entwicklungshemmung verstanden wurde. Jaspers verwies darauf, dass es daneben reichlich vergleichbare Taten gebe und dass es das Heimweh-Motiv auch bei schwachsinnigen Tätern, psychotisch kranken und dissozial verwahrlosten Tätern gebe.

Jaspers interpretiert die Taten dieser Mädchen aus den beginnenden Turbulenzen der Pubertät.

> *„Die vorgerückte Stufe kindlichen Seelenlebens, in der die Heimweh-Verbrecherinnen leben, ist charakterisiert durch ein Überwiegen des Gemütslebens über das Verstandesleben. Zur Vertreibung von Unlustgefühlen werden leicht impulsive Taten begangen.“*

Dass hier Entwicklungshemmungen vorlagen, interpretiert er so:

> *„Enge soziale Verhältnisse, das Leben auf dem Lande, fern von dem Leben der Kulturzentren, lassen den kindlichen Seelenzustand wohl länger bestehen. Soweit Angaben darüber vorliegen, sind unsere Heimweh-Verbrecher Landmädchen, Kinder armer Eltern.“*

Seine konsistente Deutung lautet dann so:

> *„Das Kind ist, wie der Naturmensch, ganz eins mit der Umgebung. (...) Diese Umgebung (in erster Linie die Familie) ist noch durchaus zu seiner Persönlichkeit gehörig, es ist ganz unselbständig und haltlos, wenn man es aus derselben herausnimmt. (...) Wird nun ein Kind, das in diesem Entwicklungsstadium sich befindet, ohne Übergang plötzlich von den Eltern fort in Dienst bei fremden Leuten gebracht, so verliert es natürlicherweise allen Halt. Seine Angehörigen, das heimatliche Dorf, das ist seine Welt. Sein ganzes Leben beruht auf den Gefühlen, die diese Umwelt in ihnen wachruft. Es ist noch nichts in seine Seele getreten als die Liebe zu Eltern und Geschwistern, die anderen Menschen sind ihnen wie die fremde Umgebung ganz wertlos. Daher kann es, bei entsprechenden Impulsen, auch so leicht das Kind, das bei ihm keinerlei Gefühle zu erregen vermag, töten, das Haus, das ihm nichts ist, in Brand stecken.“ (Jaspers 1909, 69)*

„Bei der Fülle des Neuen und der vollkommenen Trennung vom Alten ist es nur ganz ratlos, aller Halt ist ihm geschwunden, alles Selbstbewusstsein, das in dem Zusammenhang mit der Umgebung seine Stütze hatte, ist ihm verloren gegangen. Das Neue weckt in dem jungen Wesen keine Gefühle, alles ist ihm gleichgültig. Es bemächtigt sich seiner, ein Gefühl, als ob es alles verloren hätte. Die Gleichgültigkeit gegen die Umgebung wird vermehrt, ihre Überwindung infolge der Depression ganz unmöglich." (Jaspers 1909, 70)

Es bleibt allerdings auch dann ein schwer erklärbarer Rest, wenn man wie hier einen depressiven Verlust der liebevollen Besetzung der Personen und Objekte der Umgebung annimmt. Dass einem die anvertrauten Kinder gleichgültig sind, wäre nachvollziehbar, dass man ein solches Kind tötet, damit noch keineswegs. Das aktive, zerstörerische Handeln ist etwas, was der unterstellten Entwurzelungs-Depression nicht zwangsläufig geschuldet ist. Allerdings wissen wir, auch wenn es in der entsprechenden Literatur selten und manchmal ungern vermerkt wird, dass depressive Krankheitszustände durchaus mit einer erheblichen Aggressivität, auch gegen Fremde, aufgeladen sein können, mit einem ressentimenthaften Zorn, nicht zuletzt auf jene, welche einen in diese Situation gebracht haben oder diese aufrecht erhalten. Der *„Zeiger der Schuld"* (Scheid 1934) zeigt nicht stets allein auf den depressiv Kranken, so dass hier möglicherweise eben doch ein – verschobenes – Rachemotiv zu erkennen wäre. Insofern wäre das Heimweh keineswegs die primäre Ursache des Verbrechens, sondern die durch die Migration ausgelöste Entwurzelung hatte einerseits zu depressiver Symptomatik, andererseits aber auch zu Rachegefühlen geführt, die dann destruktiv, durch Brandstiftung oder sogar Tötung, ausagiert werden. Anders gesagt: Das Problem, um das es geht, ist nicht das Heimweh, sondern der Zustand der Entwurzelung, der das Heimweh auslöst und mit ihm oder gleich ihm die depressive Reaktion, in manchen Fällen aber auch eine aggressive Reaktion.

Zum Schluss widmet sich Jaspers noch der Frage, inwieweit Schuldunfähigkeit anzunehmen sei. Er hält fest, dass die Einsicht in die Strafbarkeit der Handlung immer vorhanden sei; wenn eine Exkulpierung aufgrund einer kindlichen Stufe nicht nur des Verstandes, sondern auch des Gefühls- und Willenslebens möglich sei, sei dieser Weg vorzuziehen. Wenn ein noch kindliches Seelenleben vorliege, das dann zu einer psychopathologisch relevanten Verstimmung geführt habe, sei eine Exkulpierung begründbar. Wir würden heute weniger Probleme haben, weil Jugendstrafrecht anzuwenden wäre und differenzialdiagnostisch eben zwischen einer passageren tiefgreifenden Verstimmung einer noch kindlich entwickelten Persönlichkeit oder aber einer stärkergradigen jugendlichen Persönlichkeitsstörung zu unterscheiden wäre.

1.4 Heimweh nach der Promotion

Sicherlich konnte Karl Wilmanns die Arbeit von Jaspers guten Gewissens zur Annahme empfehlen. Gleichwohl hat das Werk, anders als andere Bücher von Jaspers, keine intensiveren Nachwirkungen gehabt, auch wenn man den Titel gerne zitiert (nicht zuletzt weil er paradox wirkt) und Marthaler ihn nun auf die

Bühne des Hamburger Schauspielhauses gehoben hat. Es dürfte dies vor allem daran liegen, dass schon im 20. Jahrhundert vergleichbare Fälle zu Raritäten wurden und keine größere forensische Aufmerksamkeit mehr fanden. Die Heimweh-Kranken wurden in der psychiatrischen Literatur abgelöst durch die Poriomanen, die jungen Männer, die von plötzlicher Unruhe befallen ihr Ränzlein packten und in die Ferne strebten, die zu Hause von der großen Langeweile überfallen davonzogen und alles hinter sich ließen. Ihre Fortsetzung fanden sie in den jugendlichen Trebegängern und anderen, die es immer wieder hinaus in die Ferne zog. Eine sozial etablierte Form der Poriomanie ermöglicht der Beruf des forensischen Psychiaters, der immer wieder durch die Lande reist, um ihm noch unbekannte Haftanstalten oder Maßregelvollzugskliniken aufzusuchen. Auch er ist eher von Fernweh als von Heimweh geplagt, nur dass er aufgrund seiner sozialen Herkunft nicht wie der Trucker einfach auf den Bock eines LKWs steigen und hinter dem Horizont verschwinden kann. Karl Jaspers hingegen scheint infolge seiner allseitigen Persönlichkeitsentwicklung von Heimweh nach Oldenburg in Oldenburg wenig geplagt gewesen zu sein und blieb von 1906 bis 1948 in Heidelberg, die letzten 21 Jahre seines Lebens dann in Basel, wo er hochbetagt 1967 auch noch Schweizer Staatsbürger wurde. Da er sich in Basel im niedrigsten Teil der Schweiz aufhielt, hat es offenbar für die „Schweizer Krankheit", das Heimweh, bei ihm nicht mehr gereicht.

Literatur

Jaspers K (1909) Heimweh und Verbrechen. In: Jaspers K (1963) Gesammelte Schriften zur Psychopathologie. 1-84. Springer Berlin Göttingen Heidelberg

Jessen PW (1841) Nostalgie. In: Enzyklopädisches Wörterbuch der medizinischen Wissenschaften, 25. Band. Veit et Comp Berlin

Scheid W (1934) Der Zeiger der Schuld in seiner Bedeutung für die Prognose involutiver Psychosen. Z ges Neurol Psychiatr 150, 528-555

Scheuchzer JJ (1706) Seltsame Naturgeschichten des Schweizerlandes wöchentliche Erzählung Nr. 15: Vom Heimweh. Geßner Zürich

Zangerl J (1840) Das Heimweh. 2. erw. Aufl. Beck Wien

2 Der Weg von Jaspers' „Allgemeiner Psychopathologie" über den „Agnostizismusstreit" zur Heuristik in der forensischen Psychopathologie

Matthias Lammel

2.1 Einleitung

Die forensische (gerichtliche) Psychiatrie als Teilgebiet der Psychiatrie hat die Anwendung der Erkenntnisse der Psychopathologie und Psychiatrie auf Rechtsfragen zum Gegenstand. Am Anfang der historischen Entwicklung des Faches stand die auch heute noch bedeutsame Aufgabe, im Individualfall des Strafverfahrens die möglicherweise vorliegende psychische Störung zu beschreiben und deren Auswirkung auf die Verantwortungsfähigkeit (früher: Zurechnungsfähigkeit, heute: Schuldfähigkeit) zu beurteilen. Ausgehend davon sind mit der Weiterentwicklung des Rechts gutachterliche Aufgaben aus anderen Rechtsgebieten hinzugekommen. Erst während der letzten 100 Jahre haben Diskussionen und gesetzliche Neuregelungen dazu geführt, dass neben dem traditionellen Aufgabenbereich der Begutachtung der Bereich der Behandlung und Resozialisierung von psychisch kranken Straftätern durch Maßregeln der Besserung und Sicherung immer größere Bedeutung erlangt hat. Da – ganz allgemein – die Begutachtung der Verantwortungsfähigkeit des Menschen an die Prämisse der freien Willensbestimmung geknüpft ist, die therapeutische und erzieherische Einflussnahme auf den Menschen aber an die Prämisse der Determinierbarkeit durch Maßnahmen, ergibt sich daraus, dass in beiden Bereichen ganz unterschiedliche

Fragen aufgeworfen werden, zu deren Beantwortung die forensische Psychiatrie – bei kritischer Reflexion darüber, was sie zu leisten imstande sein kann – einen Beitrag zu leisten bemüht ist.

Gegenstand der nachfolgenden Ausführungen ist der Einfluss der *„Allgemeinen Psychopathologie“* (1913, 1946) von Karl Jaspers (1883-1969) auf das grundsätzlich zweistufige *Beurteilungsverfahren im Rahmen der Schuldfähigkeitsbegutachtung*. Es wird zuerst auf die methodische Dichotomie *Verstehen und Erklären* eingegangen, deren Übertragung ins Sachliche mit den Alternativbegriffen *Entwicklung und Prozess* zum wesentlichsten, wenn auch nicht unproblematischen Ordnungsgesichtspunkt einer an Karl Jaspers orientierten Psychiatrie wurde. An zweiter Stelle werden die Diskussionen über den *Krankheitsbegriff* referiert, soweit daraus Konsequenzen für die forensische Psychiatrie bei der Suche nach einem Orientierungspunkt für die Schuldfähigkeitsbegutachtung resultieren. An dritter Stelle wird in Erinnerung an den *„Agnostizismusstreit“* ausgeführt, dass die sich gnostisch verstehende forensische Psychiatrie den Anspruch, mit dem sie angetreten ist, so wenig eingelöst hat, wie agnostisch gescholtene Positionsbestimmungen die Entwicklung von Lösungswegen in der Beurteilung der *Einsichts- und Steuerungsfähigkeit* verschlossen haben. An vierter Stelle wird auf die Notwendigkeit methodischer Reflexionen und der Arbeit an *heuristischen Ordnungsgesichtspunkten* hingewiesen.

Nach der hier vertretenen Auffassung sind die Arbeiten von Karl Jaspers und Kurt Schneider (1887-1967) nicht nur von historischem Interesse für die wissenschaftliche Fundierung der forensischen Psychopathologie. Die Rezeption ist notwendig für den Erwerb einer psychopathologischen Bildung, zu deren Funktionen gehört, den „Verlust der Freiheit“ durch „Krankheit“ mit der Folge der Exkulpation und bisweilen auch der Anwendung von „Zwang“ zu bestimmen sowie die Ergebnisse realwissenschaftlicher Forschung auf ihren entscheidungsrelevanten Stellenwert zu befragen.

2.2 Die Begründung der Psychopathologie als Wissenschaft durch Jaspers aufgrund methodologischer Besinnung und die sachlichen Konsequenzen

2.2.1 Die phänomenologische Methode

Durch Karl Jaspers ist die Psychopathologie als Wissenschaft mit eigenem *Forschungsgegenstand* und eigener *Methodik* sowie *Methodenbewusstsein* begründet worden (1912, 1913). *„Die kritische Konzentration auf die methodologische Besinnung bewahrte seine Psychopathologie vor drei Gefahren: der eines ‚geschlossenen Systems', der einer Anlehnung an ein philosophisches System und der einer kritiklosen Übertragung naturwissenschaftlicher Denkmethoden und Begriffe auf das seelische Gebiet“* (Huber 1984, 2). Es ist bekannt, dass eine Systematisierung aufgrund methodologischer Besinnung geschaffen wurde, wobei die die Psychopathologie *„tragende und formende Ordnung ... auf dem Aristotelischen Methodenideal des Unterscheidens“* (Tellenbach 1987, 743) fußte.

Als *Gegenstand der Psychopathologie* versteht Jaspers

> *„das wirkliche bewusste psychische Geschehen. Wir wollen wissen, was und wie Menschen erleben, wir wollen die Spannweite der seelischen Wirklichkeiten kennenlernen. Und nicht nur das Erleben der Menschen, sondern auch die Bedingungen und Ursachen, von denen es abhängt, die Beziehungen, in denen es steht, und die Weisen, wie es sich irgendwie objektiv äußert, wollen wir untersuchen. Aber doch nicht alles seelische Geschehen, sondern nur das ‚pathologische' ist unser Gegenstand" (1946, 2).*

Auf den *Zugangswegen zum pathologischen psychischen Geschehen* wird der Schilderung der Zusammenhänge des Seelenlebens eine *Beschreibung der Einzeltatbestände* vorangestellt. Dabei werden, einer Ordnung nach dem Prinzip der Wahrnehmbarkeit folgend, von Jaspers *vier Gruppen von Tatbeständen* unterschieden: *„Erlebte Phänomene; objektive Leistungen; körperliche Begleiterscheinungen; sinnhafte Objektivitäten (Ausdruck, Handlungen, Werke)"* (1946, 45). Auf das Erleben als subjektive Erscheinungsweise des krankhaften Seelenlebens zielt die *Phänomenologie*, die ein empirisches und allein durch die Mitteilungen des potenziellen Patienten in Gang gehaltenes Verfahren ist, mittels dessen deskriptiv erfasst wird, was im Erleben des Kranken vorgeht, ohne dass damit ein Begründungsanspruch verbunden ist (1946, 47). *„Die Phänomenologie Husserls, die er in seinen Anfängen deskriptive Psychologie nannte, übernahm ich als Methode und behielt sie bei unter Abwehr ihrer weiteren Entwicklung zur Wesensschau"* (Jaspers 1977, 24). Der von dem eher verleugneten Dilthey (Janzarik 1984) übernommene Verstehensbegriff wird erst einmal in der Form des *„statischen Verstehens"* zur Methode und Verfahrensweise, derer sich die Phänomenologie bedient. Somit ist eine erste Aufgabe der Psychopathologie, zu dem wirklichen Sein der psychopathologischen Tatbestände vorzudringen, die als subjektive Gegebenheiten zwar nicht unmittelbar wahrgenommen werden können, die aber aufgrund ihrer wirklichen Existenz für mittelbar erfahrbar durch den anderen gehalten werden. Mit dieser phänomenologischen Vergegenwärtigung des Seelischen ist, indem durch Beschreibung das in Selbstschilderungen und Ausdruck Begegnende festgehalten und gegeneinander abgegrenzt wird, eine analytische Differenzierung und Begriffsbildung verbunden. Glatzel (1978) hat auf die damit verbundene und sicher unter methodisch-pragmatischem Aspekt zu rechtfertigende Verkürzung hingewiesen, denn die von Jaspers ausgearbeitete phänomenologische Methode verkehrte die analytische Psychologie Diltheys in eine synthetische Forschungsrichtung, die die Abgrenzung einzelner psychopathologischer Tatbestände und deren Synthese zu Krankheitsbildern zum Ziel hatte. Damit verbunden war die Aufgabe der Begriffe Erlebnis und Strukturzusammenhang und der Kategorien Zeitlichkeit, Ganzheitlichkeit und Unmittelbarkeit.

Die registrierten und zu sichtenden verbalen und non-verbalen Mitteilungen ergänzen und relativieren einander oder stellen sich wechselseitig infrage. Aus der Phänomenologie ergibt sich als Befund der *subjektive psychopathologische Tatbestand*, der gleichrangig mit den sinnfremden (körperliche Begleiterscheinungen als Gegenstand der Somatopsychologie) und sinnhaften (Leistung, Ausdruck, Sichverhalten in der Welt und geistiges Hervorbringen als Gegenstand der Leistungs-, Ausdrucks-, Welt- und Werkpsychologie) *objektiven Erscheinungen* zu bewerten ist.

Jaspers ging davon aus, dass der Mensch durch die Medizin und hier besonders durch die Methoden der Psychopathologie *nicht als Ganzes* erfassbar, sondern nur perspektivisch und partikular erkennbar sei. Im Resultat allgemeiner Erörterungen über Sinn und Wert der Theorien in der Psychopathologie und der konkreten Auseinandersetzung mit der anatomisch-lokalisatorischen und der psychoanalytischen Theorie sowie unter dem Begriff der konstruktiv-genetischen Psychopathologie mit den Gedanken von Vertretern der Daseinsanalyse und der verstehenden Anthropologie kommt er zu dem Schluss, dass es in der Psychopathologie keine echten, dem Vorbild der Naturwissenschaften folgenden Theorien gibt. *„Sie versagen, sind täuschende Spekulationen über ein vermeintliches Sein in Formen, die ihre Analogie von den naturwissenschaftlichen Theorien holen, aber zumeist ohne logisch klare Methode“* (1946, 459).

Im Bewusstsein um die *Unvermeidbarkeit theoretischer Vorstellungen in der Psychopathologie* wurde deren Berechtigung in der Brauchbarkeit für die Schaffung von Ordnung, die Ableitung von Fragestellungen sowie ihrer Notwendigkeit für kausale Erkenntnis gesehen, damit das Partikulare und Pragmatische der Theorie betont und eine umfassende *„gültige Theorie der Seele“* (1946, 462) negiert. Die von ihm eingeführte phänomenologische Methode mit *Verzicht auf Theorie* ist eine schlüssige Konsequenz dieser Einstellung, steht aber nicht im Kontrast zur *Entwicklung heuristischer Modelle*, die auf eine Ordnung der klinischen Erfahrung zielen. Ausgehend von diesen Positionsbestimmungen gelangte Jaspers zum *genetischen Verstehen der seelischen Zusammenhänge*, die er *kausalen, naturwissenschaftlichen* gegenüberstellt.

2.2.2 Die Unterscheidung verständlicher und kausaler Zusammenhänge

In den zwei möglichen Arten der *Darstellung von Zusammenhängen* offenbart sich nun die das Werk von Jaspers kennzeichnende und die in der Klassifikation der Psychiatrie fortwirkende methodologische *Dichotomie von Verstehen und Erklären.*

> *„Dabei werden wir unter den Zusammenhängen eine ebenso prinzipielle Scheidung vornehmen müssen, wie die zwischen der subjektiven Psychopathologie (Phänomenologie) und der objektiven Psychopathologie es ist. 1. Durch Hineinversetzen in Seelisches verstehen wir genetisch, wie Seelisches aus Seelischem hervorgeht. 2. Durch objektive Verknüpfung mehrerer Tatbestände zu Regelmäßigkeiten auf Grund wiederholter Erfahrungen erklären wir kausal“ (Jaspers 1946, 250).*

Das *„genetische Verstehen“* in der Form des rational und einfühlend genetischen Verstehens, als die Methode und Verfahrensweise, derer sich die verstehende Psychologie bedient, dient der Vergegenwärtigung, *„wie Seelisches aus Seelischem mit Evidenz hervorgeht“* (1946, 24), zielt also auf die Erforschung der seelischen Zusammenhänge und beruht eben auf Evidenz. Die *Evidenz*, verstanden als das Erleben der Gewissheit, der handgreiflichen Gültigkeit, der Offensichtlichkeit, dass es sich mit einem Sachverhalt so und nicht anders verhält, beruht erst einmal auf der Tatsache, dass es ein Wissen gibt, dessen Wahrheit der Mensch unmittelbar mit den Sinnesorganen nachprüfen kann. Zum Wahrheitsbeweis eines solchen evidenten Urteils, das nicht an die Häufigkeit des Auftretens eines Zusammenhanges gebunden ist, bedarf es nicht der logischen Ableitung oder des Experiments. Die Zusammenhänge fremdseelischen Lebens werden nach Jaspers nur dann evident – und damit ist auf das Bezugssystem verwiesen – wenn in ihm potenziell eigenes Seelenleben wiedererkannt wird. Da die Evidenz des genetischen Verstehens, die als etwas Letztes, nicht weiter Rückführbares, ihre Überzeugung in sich selbst hat, die empirische Wahrheit nicht gewährleistet, müssen die sich auf Evidenz gründenden Aussagen auf ihre Stichhaltigkeit geprüft werden. Daraus resultiert *einerseits die Aufgabe*, neben der auf das genetische Verstehen gegründeten Methode die konkreten psychopathologischen Tatbestände und die klinische Gesamtsituation zu berücksichtigen, und *andererseits die Annahme* einer absoluten und interindividuell divergierenden Verstehensgrenze, die dann erreicht ist, wenn einzelne seelische Tatbestände nicht in einen evidenten Zusammenhang gebracht werden können. Das *rational genetische Verstehen* beruht auf dem Nachweis eines logisch zwingenden Zusammenhangs zwischen einzelnen seelischen Entäußerungen, während das *einfühlend genetische Verstehen* sich auf Äußerungen oder Handlungen bezieht, die erkennbar wahrnehmbaren Stimmungen, Wünschen oder Bedürfnissen erwachsen. Das in diesen beiden Formen mögliche genetische Verstehen ist also auf die Erfassung der Person in ihrem eigenen Wesenszusammenhang gerichtet und soll diese leisten. *„Das ergreifend Verstehbare pflegt konkrete Gestalt zu haben und in der Systematisierung verlorenzugehen"*, sodass *„ein System der Verstehbarkeiten eine Torheit wäre"* und allenfalls *„über die Prinzipien des Verstehens in den Gehalten des Verstehbaren"* eine methodische Ordnung anzustreben ist (1946, 261). Mit anderen Worten: *„Persönlichkeit nennen wir das individuell verschiedene und charakteristische Ganze der verständlichen Zusammenhänge des Seelenlebens"* (1946, 357).

Der vorgelegte Verstehensbegriff war auf *Einfühlung und Nacherleben* verkürzt und er war verbunden mit dem Postulat der *Verstehensgrenze.* Zwar wurde von Jaspers (1946) auf die Fehlerquellen in Form der Abhängigkeit des Verstehens vom soziokulturellen Kontext und der interindividuell differierenden Einfühlungsfähigkeit hingewiesen, aber eine grundlegende Analyse des Verstehensaktes ist nicht geleistet worden (Graumann 1976, Glatzel 1978, Schleiffer 1980, Gabler 1987). Bereits A. Kronfeld (1886 - 1941) begegnet Jaspers kritisch, indem er ihm vorwirft, dass in seiner Fassung des genetischen Verstehens nicht klar herausgestellt wird, ob verständlich oder evident eine besondere Qualität des Zusammenhanges oder eine besondere Qualität seiner Erkennbarkeit bedeutet. Im ersten Fall wäre die Phänomenologie verlassen, da *„ein notwendiger Zusammenhang seine Notwendigkeit erst durch sein Eingeordnetsein in die Form des allgemeinen Gesetzes, welches sich und damit auch das einzelne Phänomen, das ihm untersteht, über die Sphäre zufälliger Individualität heraushebt"* (Kronfeld 1920, 359). Im zweiten Fall fehle jedes Kriterium dafür, welche seelischen Zusammenhänge *„verständlich"* erkennbar sind und welche nicht, auch sei die Erkenntnis von Zusammenhängen, also zeitlichen Abfolgen überhaupt niemals eine anschaulich evidente, sondern werde denkend erkannt. *„In dieser letzten*

Konzeption zeigt sich bereits deutlich der Geist des intuitiven Dogmatismus in der Phänomenologie" (Kronfeld 1920, 359).

Die Ausführungen von Jaspers darüber, dass das Verstehen überall Grenzen finde, führten zu der oft pragmatisch verkürzten Rede von der sogenannten *Verstehensgrenze*. Diese ist insofern immer gegeben, als die verständlichen Zusammenhänge im Unverständlichen, das er als ein Biologisches zu begreifen sucht, gegründet sind. Am prägnantesten werden diese „*Grenzen aller verstehenden Psychologie*" innerhalb der Kritik der Psychoanalyse bestimmt. Das Verstehen höre auf „*erstens vor der Wirklichkeit des angeborenen empirischen Charakters*", „*zweitens vor der Wirklichkeit der organischen Krankheiten und Psychosen*", „*drittens vor der Wirklichkeit der Existenz, dessen was der Mensch eigentlich als er selbst ist*" (1946, 302). Die unzureichende Explikation des Verstehensbegriffes und das Postulat von der Verstehensgrenze führten einerseits zu Versuchen, die Grenze zwischen verständlichen und unverständlichen Zusammenhängen nach der einen oder anderen Seite zu verschieben und andererseits zu dem Vorwurf des Subjektivismus, indem die Verstehensgrenze zum Maß der Beschränkung subjektiver Fähigkeiten in Beziehung gesetzt wurde.

„*Das kausale Erkennen findet nirgends seine Grenze*" und „*jede Grenze des Verstehens ist ein neuer Anstoß zu kausaler Fragestellung*" (Jaspers 1946, 253). Voraussetzung der *Erklärung* war das analytische Vorgehen mit dem Ziel, Einzeltatbestände formulieren zu können, deren objektive Verknüpfung möglicherweise einzelne Kausalzusammenhänge, Regeln, u. U. Gesetze offenbaren konnte. Es ist also durch die Zerlegung des komplexen psychopathologischen Bildes in psychopathologische Einzeltatbestände die Voraussetzung zu schaffen, um die Zusammenhänge „*von außen als regelmäßiges oder gar notwendiges Miteinander und Nacheinander*" (1946, 375) erklären zu können. „*Im kausalen Denken verbinden wir jedesmal zwei Elemente, deren eines als Ursache, deren anderes als Wirkung angesehen wird. Um klare kausale Fragestellungen zu besitzen, müssen vor allem diese Elemente klar und nicht verschwommen sein*" (1946, 375). Die Tatsache, dass durch analytische Differenzierung psychopathologische Einzeltatbestände zu schaffen sind, deren Verknüpfung im Prozess der Erklärung letztlich zu Regeln und Gesetzen führen soll, impliziert, dass die psychopathologischen Einzeltatbestände im Sinne eines konstant bzw. zeitlich begrenzt nachweisbaren Anteils der Persönlichkeit quasi als Eigenschaft mit überindividueller Beschreibbarkeit aufzufassen sind.

Jaspers hat seine 1913 vorgelegte methodische Ausgangsposition auch in den späteren Auflagen vertreten, nicht also weiterentwickelt. Bestrebungen der Psychoanalyse, der Daseinsanalyse und der Psychologie, das seelische Ganze nicht bloß als Idee zu begreifen, sondern in weiteren Forschungsschritten zu überprüfende Modelle und Ausformungen dieses Ganzen in den heuristischen Zirkel des Verstehens einzubeziehen, widersprachen seiner philosophischen Grundhaltung.[29] Der Jasperssche Entwurf dominierte zumindest die theoretische Diskussi-

[29] Auf die Vorgeschichte (Lammel 2005) und die Weiterentwicklung des Verstehenskonzeptes in der klassischen Psychopathologie durch K. Schneider (1922) und durch H. W. Gruhle (1948), in der Daseinsanalyse durch L. Binswanger (1927) und durch W. Blankenburg (1984) sowie in der anthropologischen Psychiatrie durch M. Schmidt-Degenhard (s. Kap. II.3 mit weiteren Nachweisen) sowie weitere Beiträge zu diesem Thema (Brücher 2012) kann hier nicht eingegangen werden.

on und man wehrte sich gegen das „*Hineintragen bewusst unempirischer, absolut subjektiver, unklar spekulativer, bei alledem auch noch mit der diktatorischen Geste der Unfehlbarkeit auftretender Lehren und Methoden in die biologische und insonderheit in die medizinische Wissenschaft*" (Stransky 1925, 151).

Die Unterscheidung zwischen *verstehbaren und kausalen Zusammenhängen* wurde zur Grundlage für die Bestimmung der für die Jaspersche Psychopathologie bedeutsamen Alternativbegriffe *Entwicklung und Prozess*. Diese Übertragung der methodologischen Dichotomie ins Sachliche wurde in der Folgezeit zum wesentlichsten, wenn auch nicht unproblematischen Ordnungsgesichtspunkt einer an Jaspers orientierten Psychiatrie. Unzureichende Berücksichtigung im Rahmen dessen fand, dass Jaspers schon 1910 darauf hingewiesen hat, dass es sich hier um vorläufige, *heuristische Begriffe* handelt, diese Begriffe nicht einen Einzelfall wirklich erschöpfend bestimmen können und zwischen ihnen Übergänge bestehen.

2.3 Die Konzeption einer Nosologie der Psychiatrie auf Basis der Methodologie

Es sollte nun möglich sein, aufgrund der unterschiedlichen Erfassungsmodi zu einer nosologischen Einteilung zu kommen.

> *„In den Händen der klinisch tätigen Psychopathologen, zu denen Jaspers nach seinen Lehrjahren nicht mehr gehört, musste die deskriptive Psychopathologie als klinische Psychopathologie im Sinne K. Schneiders ihre nosologische Neutralität verlieren" (Janzarik 1976, 73).*

Die Erscheinungsweisen psychischer Abnormität, zu denen mittels des genetischen Verstehens Zugang gefunden werden konnte, wurden als quantitative psychische Abnormität den Erscheinungsweisen gegenübergestellt, deren Auftreten aufgrund der neuartigen Qualität im Wesen einer Erklärung zugänglich sei. Die von Jaspers vorgenommenen Differenzierungen, erstens in Form der Anerkennung von Übergängen zwischen Prozess und Entwicklung (1946, 593), zweitens der Unterscheidung von zwei Prozessformen (1946, 581f.) und drittens der Erweiterung des für die Diagnostik notwendigen Blickwinkels über die Frage nach der Verstehbarkeit hinaus auf die sich aus Anamnese und Klinik ergebende Gesamtkonstellation (1946, 563ff.), gingen in verkürzten Darstellungen oft verloren. In bisweilen dogmatischer Weise wurden die Begriffe *Verstehen, Entwicklung, Neurose, quantitative Abnormität* gleichgesetzt und den Begriffen *Erklären, Prozess, Psychose, qualitative Abnormität* gegenübergestellt. Diese Polarisierung begünstigte die Kritik am *Unverständlichkeitstheorem*, wodurch ja erst einmal nur, aber diagnostisch richtungsweisend zum Ausdruck gebracht werden sollte, dass die Unmöglichkeit eine verständliche Beziehung zwischen Inhalt des Erlebens einerseits und formaler Gestaltung andererseits herzustellen, den Blick auf das mögliche Vorliegen eines Prozesses zu lenken hat, *sich qualitative psychische Abnormität also durch diese Diskrepanz im Sinne uneinfühlbarer Entsprechung zwischen Inhalt und Form des Erlebens* offenbart.

Die aus der speziellen Psychopathologie resultierende *Synthese der Krankheitsbilder* impliziert ein nosologisches System, welches insofern die Grundzüge des dann von K. Schneider entworfenen triadischen Systems trägt, als Jaspers aufgrund der unterschiedlichen Ordnungsgesichtspunkte, da *„der einzige und einigende übergeordnete"* (1946, 511) fehlt, zu unterschiedlichen *Krankheitsbegriffen* gelangt.

> *„Die Krankheit wird bestimmt 1. als somatischer Prozess, 2. als schweres, neu in ein bis dahin gesundes Leben einbrechendes, seelenveränderndes Geschehen, bei dem somatische Grundlage vermutet wird, aber nicht bekannt ist, 3. als Variation des Menschseins in weiterem Abstand vom Durchschnitt, und zwar als irgendwie unerwünscht für den Betroffenen oder seine Umgebung, daher behandlungsbedürftig" (1946, 660).*

Über diese Festlegungen hinaus wurden in der klinischen Praxis Übergänge zugelassen. Die wesentliche Bedeutung dieser *Krankheitsbegriffe* liegt zum einen in der Überwindung der Kahlbaum-Kraepelinschen Krankheitseinheit, denn *„jedesmal bleibt in der einzelnen Gruppe die Idee der Krankheitseinheit unerfüllt zugunsten eines partikularen Gesichtspunktes, der maßgebend wurde"* (1946, 511) und zum anderen in der damit einhergehenden Ablösung vom streng medizinischen Krankheitsbegriff, letztlich eine Konsequenz des Bestrebens, die Psychopathologie *„frei von der Knechtschaft"* zu machen, *„in der sich die psychopathologische Begriffsbildung, Untersuchungs- und Anschauungsweise ... gegenüber der Neurologie und Medizin befand"* (1946, 4). Somit gewinnt die Psychopathologie von Jaspers Sinn und Nutzen für eine Diagnostik, wenn diese im eigentlichen und strengen Sinne auch nur bei Psychosen auf der Grundlage von Hirnerkrankungen für möglich erachtet wurde, während bei symptomatischen Psychosen und noch mehr bei endogenen Psychosen Einschränkungen zu treffen waren und im Bereich der Variationen seelischen Lebens keine Diagnose, sondern allenfalls die Heraushebung von Typen durch Deskription und genetisch verstehende Analysen angestrebt werden konnte (1946, 512).

Betrachtet man die Wirkungen der Psychopathologie von Jaspers, so sind die Auseinandersetzungen auf akademischer Ebene (Birnbaum 1922, Schneider 1938, Binswanger 1943, Gruhle 1947, Heimann 1950, 1979, Pauleikhoff 1952, Häfner 1963, Schumacher 1963, v. Baeyer 1969, Glatzel 1984, Huber 1984, Janzarik 1984) von den praktischen Konsequenzen zu unterscheiden. Einerseits erfolgte über Jahrzehnte hinweg die Bewahrung in strenger Observanz und ungebrochener Tradition durch H. W. Gruhle (1880-1958), K. Schneider, H. J. Weitbrecht (1909-1975), H. H. Wieck (1918-1980) bis hin zu G. Huber (1921-2012), andererseits ist nicht zu übersehen, dass dieser Entwurf eben nicht „Schule machte", sodass K. Schneider (1938) bedauern musste, dass die *„Allgemeine Psychopathologie"* nicht in dem Maße auf die Psychiatrie gewirkt hat, wie es hätte sein sollen. Die Gründe dafür wurden zum einen – unter theoretischem Aspekt – in der leichteren Handhabbarkeit eines sich auf die Elementenpsychologie gründenden psychiatrischen Konzeptes und zum anderen – unter praktischem Aspekt – in der Hinwendung zu somatotherapeutischer und sozialpsychiatrischer Pragmatik gesehen; alles Gründe, die auch bis in die Gegenwart die Rezeption der einerseits durch Jaspers ermöglichten, andererseits über Jaspers hinausreichenden Konzeptionen erschwert haben.

2.4 Karl Bonhoeffer, Kurt Schneider und der Krankheitsbegriff

Der *Krankheitsbegriff* als Einheit im Sinne der biologisch orientierten Medizin, für dessen Anwendung Jaspers den Nachweis eines somatischen Prozesses als Voraussetzung gefordert hatte, war bis zu K. Bonhoeffer (1868-1948) immerhin auf die organischen und symptomatischen Psychosen anwendbar. Diese Auffassung wurde durch die *Lehre von den exogenen Reaktionstypen* (Bonhoeffer 1912) in Zweifel gezogen. Die Konsequenz der Aussage Bonhoeffers über die *Noxenunspezifität* organischer Psychosen war, dass einerseits kein Rückschluss vom Erscheinungsbild auf die Ursache und andererseits kein Schluss auf die Wirkung einer bestimmten Noxe gezogen werden konnte.

> *„Der Mannigfaltigkeit der Grunderkrankungen steht eine Gleichförmigkeit der psychischen Bilder gegenüber. Es ergibt sich die Auffassung, dass wir es mit typischen psychischen Reaktionsformen zu tun haben, die von der speziellen Form der Noxe sich verhältnismäßig unabhängig zeigen"* (Bonhoeffer 1912, 106).

Mit Ausnahme der symptomatischen Zyklothymie, die durch Specht (1913) und Weitbrecht (1952, 1953) ergänzt wurde, aber bereits mit Erwähnung der von Wieck (1956, 1957) später präziser bestimmten rückbildungsfähigen organisch bedingten psychopathologischen Syndrome ohne Bewusstseinstrübung, war der Katalog möglicher *„Prädilektionstypen"* von Bonhoeffer bereits vorgegeben worden. Die bis dahin geltende Überzeugung, dass man innerhalb der Gruppe der exogenen Psychosen die Erscheinungsbilder symptomatologisch voneinander trennen könne, wurde durch Bonhoeffer (1912) bestritten und durch die Auffassung ersetzt, dass die exogen bedingten psychotischen Syndrome auf der psychopathologisch-deskriptiven Ebene zwar nicht voneinander, aber immerhin noch von den endogen bedingten Psychosen abzugrenzen seien.

Damit orientierte sich die Rede von den noxenunspezifischen organischen Psychosen zuerst einmal auf die Phänomenologie und nicht auf die Ätiopathogenese. Die Bemühungen, einerseits bei organischen Psychosen eine Beziehung zwischen mutmaßlicher Ursache und Erscheinungsbild herzustellen und anderseits die endogenen psychotischen Syndrome an eine Substratveränderung zu binden, spiegeln sich in der *Quantitätshypothese von Specht* (1913) wider. Er ging davon aus, dass die psychopathologische Ausgestaltung des Syndroms in Beziehung zur Intensität der Einwirkung der Noxe stehe und somit – im Gegensatz zur Grundkonzeption Bonhoeffers – *ein prinzipieller Unterschied zwischen exogen und endogen verursachten Syndromen nicht anzunehmen sei.* Die phänomenale Eigenständigkeit und Heterogenität der exogen und endogen bedingten psychotischen Störungen wurde in der Zukunft mehrheitlich in Abrede gestellt und also eine generelle Noxenunspezifität diskutiert (Pohlisch 1929, Weitbrecht 1952, 1953, 1957a, 1959, Conrad 1960, Huber 1972). Im Zuge dieser Entwicklung wurde auch die Diskussion um die Geltungsbereiche der Begriffe exogen, organisch, symptomatisch, körperlich begründbar obsolet und es wurde für eine synonyme Verwendung plädiert (Stertz 1928, Gruhle 1953).

Der von K. Schneider (1946, 1948a, 1948b) in der Tradition der Psychopathologie von Jaspers im Rahmen des triadischen Systems vorgelegte Krankheitsbegriff ließ solche Irritationen außen vor und bedeutete eine pragmatische Festlegung darauf, dass *seelische Abnormität* zum einen als *Folge bekannter Krankheiten* und zum anderen als *Folge postulierter Krankheiten* auftreten könne. Quantitative psychische Abnormität hingegen blieb mit physischer Gesundheit vereinbar, sodass diese Auffälligkeiten als „abnorme Spielarten seelischen Wesens“ von den krankhaften Erscheinungsweisen abgegrenzt wurden.

> *„Der Krankheitsbegriff ist für uns gerade in der Psychiatrie ein streng medizinischer. Krankheit selbst gibt es nur im Leiblichen und ‚krankhaft‘ heißen wir seelisch Abnormes dann, wenn es auf krankhafte Organprozesse zurückzuführen ist“ (Schneider 1976, 7).*

Somit wurde der *Krankheitsbegriff als reiner Seinsbegriff* gebraucht und *„in der Psychiatrie ausschließlich auf krankhafte Veränderungen des Leibes“* (1976, 7) bezogen. Dieser Krankheitsbegriff sollte für die, unter Berücksichtigung der folgenden vier Bedingungen festgestellten, körperlich begründbaren Psychosen mit ausreichender Sicherheit anwendbar sein:

> *„Wir möchten zur Annahme einer körperlich begründbaren Psychose fordern: 1. belangvolle körperliche Befunde, 2. einen evidenten zeitlichen Zusammenhang zwischen körperlichem Befund und der Psychose, 3. eine gewisse Parallelität der Verläufe von beiden, 4. psychische Bilder, wie man sie bei fassbaren Körperschäden auch sonst zu sehen gewohnt ist, eben ‚exogene‘ oder ‚organische‘“ (Schneider 1976, 79f.).*

Der letztgenannte Punkt, von K. Schneider bereits zurückhaltend bewertet, wurde von Huber (1972) mit Verweis auf die Erfahrung, dass eine Heterogenität der Erscheinungsbilder der organischen und endogenen Psychosen nicht anzunehmen sei, ausgeklammert. Nachdem Bonhoeffer (1912) mit dem Begriff *‚akut‘* die psychischen Störungen gemeint hatte und durch K. Schneider nicht eindeutig festgelegt worden war, ob sich die Einteilung in akute und chronische körperlich begründbare Psychosen auf die ätiologische oder syndromatologische Ebene beziehen sollte, sprachen sich Scheid (1960) und Weitbrecht (1962) dafür aus, dass damit der Verlaufscharakter der *körperlichen* Prozesse zu bezeichnen sei. Sie trugen damit dem Bestreben Rechnung, die Ordnung der körperlich begründbaren Psychosen auf der Grundlage der somatischen Befunde zu erstellen. Insbesondere sollten Verwirrungen vermieden werden, die durch Überschneidung mit dem Begriffspaar *‚reversibel – irreversibel‘* zu entstehen drohten, das nun den Verlaufscharakter und die Rückbildungsfähigkeit der jeweiligen *psychopathologischen Syndrome* bezeichnen sollte.

Damit erfolgte die *Definition der organischen Psychosen* zwar auf der *ätiologischen Ebene*, doch musste mit Blick auf die drei ersten von K. Schneider genannten Kriterien ein subjektiver Ermessensspielraum zugestanden werden, da die Bewertung der erhobenen somatischen Befunde mit Blick auf die psychopathologische Symptomatik *nicht* mit wissenschaftlichem Verlässlichkeitsanspruch möglich war. Die Konsequenz war, dass diese psychopathologischen Syndrome *auch auf der psychopathologischen Ebene* definiert werden mussten. Im Gegensatz dazu erfolgte die

Definition und Abgrenzung der endogenen Psychosen ausschließlich auf der psychologischen Ebene, denn im Bereich der endogenen Psychosen stand eine nosologische Diagnostik im Sinne der somatisch orientierten Medizin nicht zur Diskussion. Das Postulat, dass Zyklothymie und Schizophrenie Ausdrucksformen von Krankheiten seien, erlaubte die Ausdehnung des Krankheitsbegriffes auf die Gruppe der endogenen Psychosen. Dieses Postulat wurde insbesondere durch den Verweis auf die die Sinngesetzlichkeit des Lebens zerstörende Wirkung der Psychosen gestützt (Schneider 1953).

> *„Vor allem aber zerreißen sie die Geschlossenheit, die Sinngesetzlichkeit, die Sinnkontinuität der Lebensentwicklung. ... Das tut nur Krankheit, doch muss sie es nicht, vor allem nicht zu Beginn" (1976, 9).*

Trotz der Tatsache, dass es sich bei dem *Krankheitspostulat* für die endogenen Psychosen um ein *„Glaubensbekenntnis"* handelt, wurde aus pragmatischen Gründen an dieser Konzeption festgehalten, da der Krankheitsbegriff bei Einengung auf die körperlich begründbaren Psychosen, z.B. für die forensische Praxis, unbrauchbar geworden wäre.

> *„Denn was fängt man vor Gericht mit einem Krankheitsbegriff an, der die endogenen Psychosen nicht deckt? Schon das ‚Postulat' ist hier eine peinliche Sache" (Schneider 1976, 9).*

Damit war die Konzeption einer psychiatrischen Krankheitslehre in Analogie zu den klassischen medizinischen Disziplinen vollzogen. Da der Symptombegriff auf eine vorhandene oder postulierte organische Ursache (Hofer 1954) verwies und der medizinische Sinn vom „Symptom" bei der Rede von den psychopathologisch gemeinten Zustand-Verlauf-Gebilden verlassen wurde, führte K. Schneider (1976) den Merkmalsbegriff ein. *„Das ‚Merkmal' ist, bezogen auf das psychopathologische Zustand-Verlauf-Gebilde, dadurch immerhin noch ein klinischer Begriff" (ebenda, 132).*

Es wird gelegentlich übersehen, dass der Krankheitsbegriff nicht nur im forensischen Kontext von Bedeutung ist, sondern auch der Gegenstand für die realwissenschaftliche Forschung, der sich die biologische Psychiatrie zugewandt hat, *nur über ein der klinischen Erfahrung erwachsenes Krankheitskonzept* eingerahmt werden kann. Dass die Erfolge auf diesem Gebiet zu einer Relativierung der Erträge der Psychopathologie beitragen werden, hat K. Schneider sehr wohl gesehen.

> *„Wäre die Idee der Psychiatrie als medizinische Wissenschaft vollendet, hätte die Psychopathologie in ihr diagnostisch keinerlei entscheidendes Gewicht mehr. Sie hätte dann kaum mehr eine praktische Bedeutung" (1948a, 47).*

Das aber ist nicht absehbar, sodass ein Verzicht auf psychopathologische Forschung auf absehbare Zeit undenkbar ist.

2.5 Krankheitsbegriff und psychopathologisches Referenzsystem

Trotz der Vorbehalte, die sowohl Jaspers als auch K. Schneider, als die maßgeblichen Repräsentanten dieser Entwicklung, den eigenen, relativierend-kritisch betrachteten Entwürfen gegenüber äußerten, und trotz der Optionen, die man hinsichtlich einer Weiterentwicklung sehen konnte (Huber 1984), kam es vielfach zur vereinfachten Übernahme und zur Erstarrung des psychiatrischen Lehrgebäudes. Die Begrifflichkeit verlor den Charakter der Vorläufigkeit, wurde allgemein verbindlich und schließlich zum Prokrustesbett für empirische Sachverhalte. Der Kritik am medizinischen Modell und den nicht nur aus psychiatrischer, sondern auch aus psychoanalytischer und psychologischer Sicht angestellten pathogenetischen und nosologischen Überlegungen sind verschiedene *Krankheitsbegriffe* (Übersicht bei: Blankenburg 1989) erwachsen, die Irritationen auf juristischer Seite hervorgerufen und u. U. dazu geführt haben, dass den in der Regel engeren medizinischen Krankheitsbegriffen ein weiter juristischer Krankheitsbegriff gegenübergestellt wurde. Die von den 50er- bis in die 70er-Jahre des letzten Jahrhunderts hinein teils recht engagiert geführten Diskussionen über einen für die forensischen Psychiatrie tauglichen Krankheitsbegriff (Übersichten bei: Ehrhardt und Villinger 1961, Venzlaff 1975, Luthe 1977, Haddenbrock1972, 1992) begleiteten die Arbeit der ab dem 6.4.1954 tätig gewordenen Großen Strafrechtskommission, die zum StGB vom 01.01.1975 führte, und wurden später als *„Schulenstreit"* periphrasiert (Konrad 1995), was angesichts der Realien deutlich überhöht imponiert, da weniger methodisch geleitete Aussagen über Sachen als Aussagen über Aussagen miteinander konkurrierten. Die Diskussionen sind nicht versiegt, weil es zu einem Sieg der einen oder anderen Richtung gekommen wäre. Sie sind allenfalls in dem Maße in den Hintergrund getreten, wie zum einen eine durch die operationalisierte Diagnostik deutlich bessere Reliabilität psychiatrischer Diagnosen zu einer Reduzierung des die Gerichte beklommen machenden Meinungsspektrums geführt hat und zum anderen – nachdem der BGH (BGHSt 14, 32; BGHSt 23, 176) den medizinisch-naturwissenschaftlichen Krankheitsbegriff in Richtung eines umfassenderen „juristischen" Krankheitsbegriffs (Lange 1963) verlassen hatte – im Zuge der Strafrechtsreform Einigkeit darüber erzielt wurde, dass mit den Eingangsmerkmalen der ersten Stufe der §§ 20 und 21 StGB bei entsprechendem *Ausprägungsgrad* alle denkbaren psychischen Störungen erfasst werden konnten. Soweit die sich daran anschließenden Diskussionen in den 80er- und 90er-Jahren des letzten Jahrhunderts darauf zielten, diesen Ausprägungsgrad zu bestimmen und die Anwendung der Eingangsmerkmale der Schuldfähigkeitsparagrafen durch die Sammlung empirischer Daten quantitativ abzusichern, ist dieses Ziel nicht erreicht worden (Nedopil 2016).

Überflüssig geworden sind die Diskussionen über einen für die forensische Psychiatrie tauglichen Krankheitsbegriff indessen bis heute nicht, und zwar aus zwei Gründen, die als gegenläufige Pole eines Spektrums miteinander korrespondieren, nämlich zum einen der Notwendigkeit der *Suche nach einem Maßstab*, der Einsichts- und Steuerungs*unfähigkeit* bestimmen lässt, und zum anderen der immer weiteren *Ausweitung des juristischen Krankheitsbegriffs* mit der Folge, dass der Sachverständige zum Agieren im wertwissenschaftlichen Raum gedrängt wird, ohne dafür methodisch und theoretisch gerüstet zu sein.

Unter dem an zweiter Stelle genannten Aspekt gewann die Diskussion über den Krankheitsbegriff zuletzt vor allem neue Nahrung durch die Einführung einer *„psychischen Störung"* im Sinne von § 1 Absatz 1 Nummer 1 des *„Gesetzes zur Therapierung und Unterbringung psychisch gestörter Gewalttäter (Therapieunterbringungsgesetz – ThUG)"* – Artikel 5 des „Gesetzes zur Neuordnung des Rechts der Sicherungsverwahrung und zu begleitenden Regelungen vom 22. Dezember 2010" (Bundesgesetzblatt I Seite 2300; ausführlich dazu: de Tribolet-Hardy et al. 2016), mit dem darauf abgehoben wurde, dass es auch *„psychische Störungen"* gebe, die nicht in den Klassifikationssystemen ICD und DSM erfasst seien, die aber ein breites Spektrum von Erscheinungsformen abdecken würden, von denen nur ein Teil in der psychiatrisch-forensischen Begutachtungspraxis als psychische Erkrankung gewertet werde (vgl. BTDrucks 17/3403, 54). Es handle sich bei diesem Begriff der *„psychischen Störung"* nach dem Beschluss des Bundesverfassungsgerichts vom 15.09.2011 (2 BvR 1516/11) um einen *„unbestimmten Rechtsbegriff"*, der mit den überkommenen Kategorisierungen der Psychiatrie nicht deckungsgleich sei. Das Vorliegen einer solchen *„psychischen Störung"* sei von den Gerichten eigenständig zu prüfen.

Die Vorgabe, dass die Beantwortung der Frage nach dem Vorliegen einer solchermaßen verstandenen *„psychischen Störung"* im Sinne von § 1 Abs. 1 Nr. 1 ThUG regelmäßig nur auf der Grundlage eines Sachverständigengutachtens zu beantworten sei, die rechtliche Beurteilung der von Sachverständigen ermittelten medizinischen oder psychologischen Tatsachen aber allein den Gerichten obliege, bringt die Gefahr mit sich, dass sich die Diskussionen über den *„unbestimmten Rechtsbegriff"* einer solchen *„psychischen Störung"* in dem Maße allein auf der normativen Ebene vollziehen, wie es an methodisch korrekt feststellbaren Befundtatsachen fehlt, die Fortdauer der Freiheitsentziehung aber aus Gründen der Fortdauer der Gefährlichkeit gerechtfertigt werden soll. Die Psychiatrie ist damit im Gerichtssaal nicht mehr Hilfswissenschaft allein im ursprünglichen Sinne, indem sie gegebenenfalls *empirische Befundtatsachen von tatsächlich diagnostischer Relevanz* liefert, die für die Beurteilung im Einzelfall hilfreich sein können. Schon Luthe hat darauf hingewiesen, dass es neben dem Missbrauch von Krankheitsbegriffen zur Exkulpation auch einen Missbrauch zur Inkulpation gibt, der darin besteht, dass großzügige Egalisierungen *„der Staatsräson zur Rechtfertigung dienen"* können, *„wenn sie aus politischen Gründen mit der Strafe ein Exempel statuieren möchte"* (1977, 641).

Mit der Entfernung von einem im medizinisch engeren Sinne ausgerichteten Krankheitsbegriff in der Tradition von Jaspers und K. Schneider und der ab DSM-III vorgenommenen Orientierung auf die Kategorie der ätiologisch indifferenten *psychischen Störung*, musste aus forensisch-psychiatrischer Sicht nicht nur davor gewarnt werden, bereits aus der Feststellung einer *Störung* auf Beeinträchtigungen in rechtlichen Zusammenhängen zu schließen, sondern vor allem nach einem *Orientierungspunkt* gesucht werden, der Schweregradbestimmungen von Störungen mit Auswirkungen auf rechtsrelevante Fähigkeiten erlauben konnte.

Grundsätzlich gilt, dass dort, wo der Maßstab entfällt, der Vergleich entfällt. Maßstab kann aber nicht sein, worüber ohnehin keine Einigung erzielt werden könnte, nämlich die unermessliche Vielfalt gesunden und „normalen" Seelenlebens, sondern kann – soweit es um das Strafrecht geht – nur einen Anfang bei dem haben, was weitgehend übereinstimmend als *Schuldunfähigkeit bewirkende Geisteskrankheit* verstanden werden kann. Wenn die Belange der forensisch-psychiatrischen Begutachtung ein gleichermaßen von der Objektivierbarkeit wie von der Feststellung des *„Nicht-(anders)-könnens"* her diktiertes Krankheitsverständnis erfordern, über das die *„mangelnde Beeinflussbarkeit durch den eigenen Willen"*, *„der Grad der Unwillkürlichkeit"* und die *„relative Unabhängigkeit der Verlaufsdynamik von psychosozialen Variablen"* (Blankenburg 1989) in das Blickfeld gerückt werden, dann bedeutet das nicht, dass damit andere Krankheitsbegriffe infrage gestellt werden, die sich z.B. unter therapeutischen oder gesundheitspolitischen Aspekten bewährt haben.

Auf der *Suche nach Beurteilungsmaßstäben* muss man sich zum einen daran erinnern, dass zweifelsfrei bereits vor und unabhängig von jeder (wissenschaftlichen) Psychiatrie solchermaßen geartete und phänomenologisch gleichsinnig beschriebene seelische Störungen existieren, die auch dem Laien zu Bewusstsein bringen, dass es eine offenkundig wahrnehmbare *„Pathologie der Freiheit"* (Blankenburg 1978, unter Bezugnahme auf Ey) mit der Folge gibt, den Betroffenen nicht für die zivilrechtlichen und strafrechtlichen Folgen seines Handelns einstehen zu lassen. Davon kündet die von der römischen Antike über das kanonische Recht und die Constitutio Criminalis Carolina in die Gegenwart reichende Rechtsgeschichte des Abendlandes.

Die *erste Aufgabe der forensischen Psychiatrie* besteht darin, *„den von vorneherein evidenten Ausschluß der strafrechtlichen Verantwortlichkeit auf seine psycho-pathologischen Voraussetzungen hin zu untersuchen"* (Luthe 1977, 639) und nach *der* Struktur zu fragen, die A-Sozialität und mithin auch Schuldunfähigkeit zur Folge hat. Nicht nur aus psychiatrischer (Saß 1991), sondern auch aus juristischer Sicht (Krümpelmann 1976) bestand die – auf die Vorarbeiten von Jaspers und K. Schneider zurückgehende – Gewissheit darin, dass solche Zustände – unabhängig vom Anspruch auf eine somatologische Begründung – als Syndrom einer organischen oder endogenen Psychose im Bereich des Eingangsmerkmals der „krankhaften seelischen Störung" liegen mussten. Diese Erkenntnis bedeutete aber noch nicht die Lösung, sondern erforderte eine *Eingrenzung mit psychopathologischen Mitteln*, zumal mit der Orientierung auf die Nosologie der Psychiatrie noch nichts gewonnen war und diesbezüglich mit der Orientierung auf die in den Klassifikationssystemen vorgehaltenen Störungen ebenso wenig wie mit neurobiologischen Methoden gewonnen werden kann. Erst dann, wenn man methodisch und konzeptionell geleitet diejenigen Zustände zweifelsfrei bestimmen kann, die die *Annahme von Schuldunfähigkeit erfordern*, ohne dem Juristen in seinen Entscheidungen einen normativen Spielraum zu lassen, kann man mit Analogieschlüssen einen sachverständigen Beitrag zur primär normativ orientierten Entscheidung über eine Verminderung der Schuldfähigkeit zu leisten versuchen (Lammel 2001, 2007). Das ist kein forensisch-psychiatrisches Problem im engeren Sinne! Die aktuellen Diskussionen über die Formulierung der Voraussetzungen von Zwangsmaßnahmen bis hin zur Zwangsbehandlung in der Psychiatrie lassen erkennen, wie schwer es zu sein scheint, bzw. dass es ohne psychopathologische Methodik und Heuristik unmöglich ist, *Unfreiheit als Wirklichkeit* zu bestimmen und dem Juristen damit eine verlässliche Entscheidungsgrundlage zu geben (Lammel und Ihloff 2009, Lammel 2011, 2013).

Auf die Problematik der *Notwendigkeit eines Referenzsystems* haben schon Ehrhardt und Villinger (1961) im Zusammenhang mit der Einführung der *„normalpsychologischen" Bewusstseinsstörung* (Affekt) hingewiesen, die im Entwurf des StGB vom 08.09.1960 der Großen Strafrechtskommission neben der krankhaften seelischen Störung und dem Schwachsinn zu den *„biologischen Merkmalen"* des Schuldunfähigkeitsparagrafen gehörte. Es wurde zum einen darauf orientiert, dass sich die sachliche Kompetenz des Psychiaters aus dem *„Erfordernis diagnostischer Abgrenzung"* ergebe und zum anderen herausgestellt, dass der *Maßstab für den Krankheitswert* einer solchen Störung *„die krankhafte Bewusstseinsstörung bei Hirnerkrankungen"* sein müsse. Die „schwere andere seelische Abartigkeit" als viertes Eingangsmerkmal konnte im Rahmen einer im Entwurf aus dem Jahre 1960 vorgehaltenen differenzierenden Lösung nur zu verminderter Schuldfähigkeit führen.

Mit dem *Prinzip des psychopathologischen Referenzsystems* (Saß 1985, 1991, 1993) ist gemeint, dass die Symptomatik im konkreten Fall hinsichtlich ihrer *Intensität* und hinsichtlich ihrer *Auswirkungen* auf die im rechtlich bedeutsam gewordenen Zusammenhang interessierenden Fähigkeiten bezogen werden muss auf den breiten *psycho(patho)logischen Erfahrungshintergrund* von

- den krankhaften seelischen Verfassungen, die mit hohem Evidenzcharakter den markantesten Typus psychischer Störungen (Psychose und Wahn) ausmachen,
- den biographischen Kenntnissen von langen Verläufen in gesunden und kranken Entwicklungsstadien des Lebens,
- den Reaktionsweisen unter konflikthaften Belastungen,
- den Einflüssen der therapeutischen Bemühungen,
- den natürlichen Reifungs- und Alterungsschritten.

Nach der psychiatrischen und sich – unter dem Vorzeichen der Begutachtung einer Person – im psychopathologischen Referenzsystem verdichtenden Erfahrung kann das, was in einem besonderen rechtlichen Zusammenhang als die den Juristen interessierende Fähigkeit zu bezeichnen ist, an der *konkreten Empirie der psychischen Störung* scheitern (Aufhebung) oder dadurch beeinträchtigt sein (Verminderung), weil (in solchen oder vergleichbaren Fällen) die psychische Störung mit einer *Aufhebung oder Beeinträchtigung der Freiheitsgrade im Erleben- und Sich-verhalten-Können* (Blankenburg 1978) einhergeht. Dass es dabei immer nur um die *empirisch fassbaren Bedingungen der Möglichkeit von Unfreiheit* gehen kann und die somatischen und psychopathologischen Befunde, die die Rede von einer krankhaften Determinationsstruktur tragen können, methodenbewusst erfasst werden müssen, um sich in den Aussagen auf das Wissbare zu beschränken, verdanken wir den Arbeiten von Jaspers. Das psychopathologische Referenzsystem steht in dieser Traditionslinie, die auf Jaspers zurückgeht, und die erkennen lässt, dass sich die

Diskussion psychopathologischer Fragestellungen zugunsten einer ätiopathogenetischen Neutralität immer mehr von der biologisch-somatischen Ebene löste. Indem es gelang, *psychopathologische Merkmale als Kriterium für die Verwendung des Krankheitsbegriffes* zu finden (Witter 1970), konnte auch bei *Verlust der Ordnung des Erlebniszusammenhanges* und nicht nur bei morphologischem Ordnungsverlust von Krankheit gesprochen werden. Auch Rasch (1989), der für die Verwendung eines auf der psychopathologischen Ebene angesiedelten *„strukturell-sozialen Krankheitsbegriffes“* plädierte, meinte, dass *„für die Eichung der Schuldfähigkeitsbeurteilung“* an einem tradierten medizinischen Krankheitsbegriff spreche, dass *„andere Maßstäbe, die es erlauben würden, diese Beurteilung mit einiger Konsistenz durchzuführen, nicht existieren“* (ebenda, 45).

Aus dem methodisch geleiteten Nachweis eines tatrelevanten, empirisch fassbaren und medizinisch-psychologisch erklärbaren *psychopathologischen* – fiktiv letztlich unabhängig von einem Krankheitsbegriff und der Nosologie der Psychiatrie existierenden, aber nicht nur als normative Abweichung zu verstehenden – *Zustands* ergibt sich, dass für diesen Fall eine Voraussetzung gegeben ist, um vom Vorliegen von Unfähigkeit zu reden. In diesem Sinne, das heißt bezogen auf die mittels der Falsifikationsmethode feststellbare Aufhebung der Fähigkeit, kann die Rede Luthes (1985, 1988, 1996) vom psychopathologischen *Grundfaktum der Identität von Freiheitsverlust und Geisteskrankheit* verstanden werden. Diese Positionsbestimmung ist kompatibel mit der *Kernproblematik des psychopathologischen Referenzsystems* und mit der Rede von der *Orientierung an „Psychose und Wahn als Maß“* (Janzarik 2000). Das gilt grundsätzlich für alle Begutachtungen, die die Beurteilung von Fähigkeitsverlusten zum Gegenstand haben, egal auf welchen Rechtsgebieten.

Mit der Feststellung, dass es psychopathologische Zustände gibt, die eine Aufhebung der Schuldfähigkeit zur Folge haben, ohne einen normativen Spielraum zu lassen, und das psychopathologische Referenzsystem darüber hinaus über eine vergleichende Betrachtung Möglichkeiten eröffnet, einen Beitrag zur juristischen Entscheidung über die Verminderung von Einsichts- und Steuerungsfähigkeit zu leisten, ist aber noch nicht das entscheidende Problem befriedigend gelöst worden, ob und wie Einsichts- und Steuerungsfähigkeit und die Auswirkung einer psychopathologisch relevanten Störung auf diese Fähigkeiten gedacht und beschrieben werden sollen.

2.6 Der Agnostizismusstreit

Soweit das ältere deutsche Recht seit der Constitutio Criminalis Carolina (1532) Bestimmungen kannte, die auf eine Berücksichtigung der verminderten Zurechnungsfähigkeit hinausliefen, gründeten diese auf der Feststellung des *beschränkten Gebrauches der Vernunft* (Lammel 2014). Die Orientierung am Kriterium des Vernunftgebrauches reicht hin bis zu den *„am Ende der Zeit des gemeinen Rechts stehenden und formell von der Carolina unabhängigen Gesetzbüchern für Bayern (1751) und Österreich (1768)“* (Rautenberg 1984, 27f.). Die *Willensfreiheit* – und damit eine auf *Intellekt und freiem Willen* gleichermaßen gründende Zurechnungslehre (Imputationslehre) wurde erstmals von Samuel Pufendorf (1632-1694) im Rahmen einer philosophischen Naturrechtslehre thematisiert. Hinter der Rede vom *Einsehen* einerseits und dem also erst später in die Diskussion eingebrachten *Handeln nach dieser Einsicht* andererseits steht eine aus den Geisteswissenschaften kommende, inzwischen in die Alltagspsychologie übergegangene, als ebenso natürlich wie symmetrisch empfundene, das Erkennen und das Wollen des Menschen begrifflich repräsentierende, damit also gefällige Dichotomie, die von Wilhelm Kahl (1849-1932), einem der Hauptträger der Strafrechtsreformversuche bis zum 1. Weltkrieg, als so griffig empfunden wurde, dass er 1913 schreiben konnte:

> *„Entweder äußert sich die Minderwertigkeit aller Typen in Mängeln des Verständnisses für die sozialrechtliche Ordnung oder in geschwächter Widerstandskraft gegen verbrecherische Triebe oder in beidem. Diese Kriterien kann jeder Laienrichter beurteilen."*

Nachdem es mit dem am 01.01.1934 in Kraft getretenen *„Gesetz gegen gefährliche Gewohnheitsverbrecher und über Maßregeln der Sicherung und Besserung vom 24.11.1933"* zur Einführung der verminderten Zurechnungsfähigkeit kam und auf der zweiten Beurteilungsebene darüber zu befinden war, ob der Täter unfähig oder vermindert fähig war, *„das Unerlaubte der Tat einzusehen oder nach dieser Einsicht zu handeln"*, geschah das im Ergebnis einer Diskussion, die schon vor dem Inkrafttreten der RStGB vom 15. Mai 1871 begonnen hatte (Lammel 2001). Zu der in der Regel nicht weiter hinterfragten Gleichsetzung von kognitiver Leistungsfähigkeit und Einsichtsfähigkeit einerseits sowie dem voluntativen Aspekt und der Steuerungsfähigkeit andererseits merkte Aschaffenburg (1934) Folgendes an:

„Erfahrungsgemäß sind die *intellektuelle* und die zum Handeln führende *affektive* Beurteilung der Tat keine *getrennten Seelenvorgänge*. Scheinbar rein verstandesmäßige Erwägungen stehen meist mehr, als man gemeinhin annimmt, unter dem mächtigen Einfluss mehr oder weniger unklarer *Triebe* und *Wünsche* und werden im Sinne der uneingestandenen *Affekte* verschoben und verfälscht. Umgekehrt findet der Drang zum Handeln eine bereite Hilfe in *Scheingründen*; aber es genügt völlig, sich dieser Tatsache bewußt zu sein, um mit der jetzt gewählten Fassung sich einverstanden erklären zu können. Es dürfte schwer sein, für unsere Aufgabe als Berater des Richters eine bequemere und zweckmäßigere Fassung zu finden." (ebenda 10, Hervorhebungen im Original).

Schon in den Reformdiskussionen zwischen 1871 und 1933 wurde durch Rechtslehrer vielfach die Meinung vertreten, dass dem Arzt die Beantwortung der Frage nach den „biologischen" Merkmalen zustehe, „die *Nutzanwendung des Relativsatzes* aber Sache des *Richters* sei" (ebenda 10, Hervorhebungen im Original). Diese eher aus juristischer Sicht geäußerten Auffassungen, dass Einsichts- und Steuerungsfähigkeit Rechtsbegriffe seien, zu denen sich der Sachverständige *nicht* zu äußern habe, waren gut mit der unter epistemologischen Gesichtspunkten *agnostischen Positionsbestimmung* K. Schneiders kompatibel, nach der *„diese letzten Fragen nach der Fähigkeit der Einsicht und der Fähigkeit, nach dieser Einsicht zu handeln, ... nun tatsächlich unbeantwortbar"* seien (1948b, 13).

Aschaffenburg hielt eine solche *agnostische* Auffassung für eine „völlige *Verkennung* der Sachlage" (1934, 10, Hervorhebungen im Original). Mit dieser apodiktischen

Formulierung war aber das Problem noch nicht gelöst, mittels welcher Methode Aussagen zu Einsichts- und Steuerungsfähigkeit getroffen werden sollten. Die Ausführungen von A. Langelüddeke (1889-1977) in der ersten Auflage seines über mehr als 20 Jahre hinweg maßgeblichen Lehrbuchs (1950) darüber, dass die Bestimmung der Fähigkeit eines Täters, nach der Einsicht zu handeln, schwer sei, weil das von seelischen Vorgängen abhinge, die einer objektivierenden Prüfung nicht zugänglich seien, unterstreichen das Dilemma, dem sich eine *gnostisch* verstehende, aber methodisch unzureichend gerüstete forensische Psychiatrie hinsichtlich der Bestimmung der Steuerungsfähigkeit ausgesetzt hat.

> *„Wir können sie nur rekonstruieren, indem wir einfühlend und nacherlebend Motive und Entschluß zum kriminellen Handeln zu verstehen versuchen. Die Möglichkeit hierzu hängt aber nicht nur von der Einfühlungsfähigkeit des Untersuchers ab; es kommt auch darauf an, ob zwischen Täter zum Gutachter der nötige Kontakt zustande kommt, ob der Täter zum Gutachter Vertrauen gewinnt oder nicht. Insofern haftet den Antworten auf diese Frage ein gewisser Unsicherheitsfaktor an, der aber mit in Kauf genommen werden muß“ (Langelüddeke 1950, 36).*

W. Rasch (1925-2000), der die Merkmale der zweiten Beurteilungsstufe ausdrücklich als *„normative Merkmale“* kennzeichnete, deren Beantwortung mit Rückgriff auf das *„Modell der krankhaften Veränderung der Persönlichkeit“* auch *„nur normativ“* (1999, 354) möglich sei, empfahl dem Sachverständigen keinesfalls eine normative Abstinenz, sondern erhob die Forderung, dem Beschuldigten strafprozessual zuzubilligen, *„von einem Gutachter seines Vertrauens“* untersucht zu werden, weil ein Sachverständiger, dem sich der Proband öffne, *„fraglos über die überlegenen Forschungsmittel im Sinne von § 244 IV StPO“* verfüge (ebenda, 36).

Angesichts einer solchen Sachlage, die aus der gnostischen Anspruchshaltung der forensischen Psychiatrie bei unzureichender methodischer Fundierung resultierte und die mit der Selbstzuschreibung von Kompetenzen auf normativer Ebene (Venzlaff 1975) einherging, konnte die Feststellung kein rechter Trost sein, dass die Prüfung der Einsichtsfähigkeit und der Steuerungsfähigkeit *„sicher nicht die schwächste Stelle in der neuropsychiatrischen Diagnostik“* sei.

„Vor allem sind die mehr oder weniger großen Mängel einer Methodik noch lange kein Beweis gegen ihre Richtigkeit. Wir bestimmen Verminderung oder Aufhebung von Einsichtsfähigkeit oder Steuerungsfähigkeit empirisch-klinisch-psychologisch, weil es keinen anderen Weg zur Erfassung dieser Fähigkeiten bzw. Unfähigkeiten gibt, weil sich dieses Verfahren in bald 90 Jahren bewährt hat und fortlaufend verbessert wird. (Ehrhardt und Villinger 1961, 227, Hervorhebungen im Original). Bekräftigend, in der Sache aber nicht schon überzeugend, wurde hinzugesetzt, dass *„Fähigkeiten und Unfähigkeiten eines Menschen aus ganz grundsätzlichen Erwägungen einer primär normativen Beurteilung entzogen“* seien (ebenda, 227, Hervorhebungen im Original).

Auch Venzlaff räumte ein, dass „die *eigentliche Problematik* und mitunter auch die Grenzen wissenschaftlicher Aussagemöglichkeiten ... in der *graduellen Einstufung, d. h. also* in der Beurteilung der Frage“ liege, „ob die Einsichtsfähigkeit und Selbstverfügung ‚nur' vermindert oder ‚schon' erheblich vermindert waren bzw. sogar gänzlich aufgehoben" (1975, 908, Hervorhebungen im Original). Er erhoffte sich vor allem hinsichtlich der Beurteilung der Neurosen, der Reaktionen und der abnormen seelischen Entwicklungen Fortschritte durch die Anwendung der Tiefenpsychologie und der *„Erfahrungen aus den Begegnungen im therapeutischen Feld"* (ebenda, 910). Die Beurteilung der Zurechnungsfähigkeit erfordere eine *„umfassenden Gesamtschau der biographisch-tiefenpsychologischen Wurzeln des Soseins der Täterpersönlichkeit unter Berücksichtigung des bisherigen Sozialverhaltens und muss unter gleichzeitiger Analyse des situativen Vorfeldes der Tat, mitunter auch einer subtilen Prüfung der Täter-Opfer-Beziehungen die Frage des Grades der ausweglosen Bestimmbarkeit durch die Situation und hiermit in Verbindung des graduellen Ausgeliefertseins an ein psychopathologisches Geschehen in all seinen Facetten zu erhellen versuchen."* Es wurde letztlich auf *„Kennerschaft, d. h. also der durch Erfahrung gewonnenen Kenntnis über die Auswirkungen und Möglichkeiten abnormer Seelenzustände"* (ebenda, 909) orientiert und weit in den Kompetenzbereich normativer Bewertung hineingegriffen.

Auch wenn es eine Zeit gegeben haben soll, in der forensisch-psychiatrische Sachverständige in den Gerichtssaal gekommen sein sollen, um zu verkünden, meinte *Gnosis* im Rahmen des Agnostizmusstreits in der forensischen Psychiatrie nicht das *Wissen um göttliche Geheimnisse*, das einem Kreis von Erwählten vorbehalten ist und sich nur dem erschließt, der mit dem Gegenstand der geschenkten, offenbarten Erkenntnis letztlich identisch ist. Noch ehe sich dieses religiöse Begriffsverständnis im 1. Jh. v. Chr. entwickelte, bezeichnete das griechische Substantiv *Gnosis* ursprünglich die *Erkenntnis* von Gegenständen und Sachverhalten, die dem erkennenden Subjekt mittels des Verstandes und der Vernunft, also auf rationale Weise, zugänglich und verständlich wurden. Dass die „Gnostiker" das nicht für sich in Anspruch nehmen konnten, hatte im wesentlichen methodische Gründe. Die Begriffe konnten nicht beobachtungssprachlich definiert oder etwa unmittelbar operationalisiert werden. Die Frage nach der *„Fähigkeit des Täters, ... nach dieser Einsicht zu handeln"*, ist in der forensischen Psychopathologie zur Frage nach der *Steuerungsfähigkeit* geworden, nachdem dieser von Ehrhardt bevorzugte Begriff (1961) in den juristischen und psychiatrischen Sprachgebrauch gekommen ist und andere Begriffe wie Motivations-, Befolgungs-, Hemmungs-, Bestimmungs-, Direktions-, Urteils-, Handlungs- und Willensfähigkeit etc. verdrängt hat. Als metaphorisch eingeführter Begriff, der durch Gebrauch klarer werden sollte und dessen Bedeutung durch die jeweilige Auffassung bestimmt wird, gehört er zu jenen *„Schlüsselwörtern"*, die Walter Ritter von Baeyer (1904 - 1987) von den operationalisierungsfreundlichen *„Wissenschaftswörtern"* getrennt hat (1976). *Insofern war Gnostizismus nur ein terminologischer Widerspruch zum Agnostizismus, nicht aber schon ein neuer erkenntnistheoretischer Weg.*

Die Haltung des *Agnostizismus*, ein Begriff, der in der zweiten Hälfte des 19. Jahrhunderts durch den Biologen und Philosophen *H.T. Huxley* (1825-1895) zum Schlagwort für eine Haltung wurde, die die Unerkennbarkeit Gottes zum Anlass nimmt, auf eigene definitive Glaubensaussagen zu verzichten und fremden mit entsprechender Skepsis zu begegnen, lässt sich mit den erkenntnistheoretischen Überlegungen I. Kants (1724-1804) in Verbindung bringen. Danach sind nur innerhalb endlicher raum-zeitlicher Zusammenhänge Aussagen möglich. Dagegen führen Aussagen z.B. über die Welt als Ganzes zu Widersprüchen und wären unzulässige Grenzüberschreitungen. Um nichts anderes ging es bei Jaspers und K. Schneider, ohne dass damit der Weg für eine weniger anspruchsvolle Lösung verlegt worden wäre, für die sich Jaspers mit dem oben zitierten Hinweis offen gehalten hat, dass der Mensch durch die Medizin und hier besonders durch die Methoden der Psychopathologie *zwar nicht als Ganzes erfassbar, sondern nur perspektivisch und partikular erkennbar sei* und im Zuge dessen auch Ordnung mittels theoretischer Vorstellungen geschaffen werden könne. Soweit K. Schneider davon ausging, dass die letzten Fragen nach der Fähigkeit der Einsicht und der Fähigkeit, nach dieser Einsicht zu handeln, *„tatsächlich unbeantwortbar"* seien, wurde diese Antwort nur *unmittelbar* verweigert, nicht aber hinsichtlich der im konkreten Einzelfall abgegebenen Empfehlung, die Voraussetzungen für das Vorliegen der Zurechnungsunfähigkeit gem. § 51 Absatz 1 StGB anzunehmen. Der Erörterung gewichtiger Gründe, die eine unmittelbare und konkrete Aussage über die Auswirkungen der Krankheit nicht zuließen, gehörte zu, dass dem Text des § 51 StGB eine Psychologie der Handlung zugrunde liege, *„die lebensfern ist und sich auch mit der heutigen psychologischen Auffassung nicht vereinigen"* (1948b, 15) lasse, wobei insbesondere darauf abgehoben wurde, dass die Handlung in einen *„rationalen, intellektuellen Teil und in den der Willensentscheidung"* zergliedert und beide Teile durch ein *„oder"* getrennt worden seien, sich das aber nicht getrennt voneinander beurteilen lasse. Auf das Problem hatte schon Aschaffenburg (1934) hingewiesen, meinte aber, dass es schwer sein werde, eine bequemere und zweckmäßigere Fassung zu finden.

Die *Verschränkung zwischen Steuerungsfähigkeit und Einsichtsfähigkeit*, die auch in den seit 1975 geltenden Schuldfähigkeitsparagrafen getrennt voneinander zu beurteilen sind, wurde näher von W. Janzarik (*1920) im Rahmen der forensischen Anwendung (1995) der Konzeption ausgearbeitet, die als *strukturdynamischer Ansatz* (1988) in den Bestand der Konzeptionen der Psychopathologie eingegangen ist. Es wurde ausgeführt, dass auch die Einsicht Steuerungsvorgängen unterliegt und konsequenterweise bereits von einer *Einsichtssteuerung* (1991) gesprochen werden müsse, die Janzarik in ihrer Bedeutung für weitere Steuerungsschritte neben *Antriebssteuerung* und *Handlungssteuerung* gestellt hat. Es wurde beschrieben und differenziert, dass *Uneinsichtigkeit weder Unrechtsbewusstsein noch Einsichtsfähigkeit* ausschließt, *Einsichtsfähigkeit aber nicht schon Einsicht* garantiert, sondern mit Blick auf das Zustandekommen von Einsicht – abhängig von übergeordneten Gerichtetheiten der seelischen Struktur und den durch sie vorgegebenen Wertungen – dem Handeln voraus *Steuerung aktivierend und desaktualisierend eingreift.*

> *„Möglichkeiten werden abgewogen, und zugelassen, Denkschritte werden eingeleitet, nötigenfalls auch Handlungsschritte eingeschoben, Ergebnisse überprüft, Konsequenzen vorweggenommen. An anderer Stelle wird geleugnet und verdrängt, wird abgewiesen, unterdrückt, gegenläufigen Gerichtetheiten Raum gegeben. In imaginativ-gedanklichen Abläufen dieser Art geschieht Einsichtssteuerung, gleich ob daraus Ergebnisse für, gegen oder unbekümmert um Rechtsnormen hervorgehen. Die Steuerungsvorgänge mit ihrem Substrat sind als prozessuale Geflechte von Gerichtetheiten zu denken. Sie müssen gelegentlich auf das Entweder-Oder eines Augenblicks gerafft werden. Üblicherweise stehen*

sie in einer vielfach unterbrochenen Wenn-dann-Folge mit Nebenwegen, Vorentscheidungen, offenen Lösungen und der immer gegebenen Möglichkeit eines Umschlags oder einer planmäßig vollzogenen Umsetzung in Handlung" (1995, 50).

Damit ist bereits in die Richtung gewiesen, die abschließend erörtert werden soll. Will man die Begriffe Einsichtsfähigkeit und Steuerungsfähigkeit in der Praxis der Begutachtung nicht unreflektiert aus einem Meinen oder umgangssprachlich aus einem gewissen Bekanntsein mit den Dingen heraus verwenden, muss man sich heuristischen Hilfen zuwenden, die zur Verständigung über das Problem und damit zum wissenschaftlichen Verständnis der Begriffe beitragen können. Diesbezüglich sind entscheidende Fortschritte im Rahmen einer *anthropologischen Psychopathologie* erzielt worden, die inzwischen die Erträge von Ganzheitspsychologie, Gestalttheorie und Daseinsanalyse rezipiert hatte.

2.7 Strukturanalyse und formales Erklären

2.7.1 Struktur und Strukturanalyse – A. Kronfeld und K. Birnbaum

Wenn K. Schneider gegen Ende seiner Amtszeit der Auffassung war, dass auf dem Gebiet der deskriptiven Psychopathologie das Wesentliche geleistet worden sei, dann bezieht sich das auf den praktisch relevant gewordenen Konsens bezüglich der Symptom- und Merkmalskataloge sowie Diagnosen.

„Die Umgrenzung des ‚Machtbereiches' der Psychopathologie, die Beschreibung der deskriptiv-phänomenologischen Methode, die Bestimmung des Symptombegriffes und die Unterscheidung zwischen Entwicklung einer Persönlichkeit und Prozess sind die Voraussetzungen für die vor allem mit dem Namen K. Schneider verbundene Ausarbeitung einer systematischen klinischen Psychopathologie. Die klinische Exemplifizierung des Jaspers-Schneiderschen Ansatzes liegt in bleibender Gestalt in Weitbrechts ‚Psychiatrie im Grundriss' (1973) vor" (Glatzel 1977, 105).

Das im Ergebnis dieser Bemühungen entstandene psychiatrische Lehrgebäude provozierte unterschiedlich geartete Kritik, der gemeinsam war, dass sie der klassischen Psychopathologie mit den ihr impliziten methodischen und sachlichen Festlegungen das Recht betritt, *„die via regia psychiatrischer Diagnostik"* (Weitbrecht 1957b, 481) zu sein.

Bezüglich der *wissenschaftlichen Struktur der Psychiatrie* hat Kronfeld (1920, 1927) schon bald nach der 1. Auflage der *„Allgemeinen Psychopathologie"* von Jaspers die Auffassung vertreten, dass psychiatrische Diagnostik und Therapie unbeschadet aller grundsätzlichen Auffassungen und Leitlinien betrieben werden könne und zugleich die Frage nach den *„allgemeinen Regeln und ... wissenschaftlichen Voraussetzungen der Praxis"* (Kronfeld 1927, 100) gestellt. Fetz (2016) hat darauf hingewiesen, dass mit dem Aufkommen der *strukturalen Wissenschaften vom Menschen* und insbesondere einer strukturgenetischen Psychologie im Rahmen einer gegenständlichen Theorie des Menschen mehr über ihn ausgesagt werden konnte, als Jaspers für möglich hielt. Es ist von Interesse, dass der Disput darüber, ob man die empirischen Befunde nur methodengeleitet ordnen solle, oder ob darüber hinaus die Psychopathologie mit Rückgriff auf psychologische Modelle theoretisch fundiert werden müsse, schon mit dem Erscheinen der *„Allgemeinen Psychopathologie“* und darüber hinaus an derselben Klinik begonnen hat (siehe auch Hoff, Kap. II.1).

K. Birnbaum (1878-1950) geht, das nosologische Prinzip nicht ablehnend, von der Krankheitseinheit E. Kraepelins (1856-1926) aus und versucht durch die Befreiung von „Beiwerk“, Krankheitstypen im Sinne von allgemeinen Formenkreisen bzw. als pathogenetische Grundstrukturen zu schaffen.

> *„Von der äußeren Erscheinungsform ist auf die Grundphänomene und -zusammenhänge überzugehen; statt der Einstellung auf das äußere Bild ist die auf die innere Struktur erforderlich; an die Stelle der klinischen Gesamtbilderfassung hat die klinische Strukturanalyse zu treten“* (1920, 127).

In die so angezielte Strukturformel sollen neben dem allgemeinen Bild und den Verlaufstendenzen auch Konstitution und Charakter eingehen.

> *„Indem wir nun auf Grund der obigen Auseinandersetzungen über die Reaktionsformkreise speziell die pathogenetisch in gleicher Weise ableitbaren Krankheitsbestandteile zur Krankheitsform zusammenfassen, werden wir so zu allgemeinen klinischen Grundstrukturen geführt, deren Einzelteile durch das gemeinsame pathogenetische Gesetz zur klinischen Einheit zusammengehalten werden und dabei frei sind von all den akzidentellen und sekundären verwirrenden Einschlägen, die die vom äußeren Bilde her abgeleiteten Typen mit sich zu schleppen pflegen“* (1928, 100 f.).

Für Kronfeld ist unter theoretischem Aspekt die *personalistische Strukturanalyse* das Programm psychiatrischer Forschung, mittels dessen eine ganzheitliche, Person und Natur integrierende Sichtweise angestrebt wurde. In einer Würdigung der Strukturanalyse Birnbaums wurde das entscheidende Problem, welches es zu lösen galt, angesprochen:

> *„Gerade die außerordentliche zukünftige Bedeutsamkeit der charakterologischen Versuche Kretschmers und der logischen Rahmengebungen Birnbaums weist uns gebieterisch darauf hin, diese Dinge nicht wie zufällige und willkürliche Inventionen stehen zu lassen, sondern aus einer allgemeineren Theorie heraus zu fundieren. Die Vorarbeit hierzu muss aber phänomenologischer und psychologisch-theoretischer Art sein, und es ist nur vor der Verwechslung dieser Theorie mit den früheren konstruktiven Hypothesen, welche die Psychopathologie von der Hirnphysiologie übernehmen zu müssen glaubte, zu warnen. Wir sagen also damit, dass derjenige Weg für eine künftige Weiterarbeit der unsrige sein wird, welchen zuerst Jaspers beschritten hat. Das psychische Geschehen ist seinem phänomenalen Wesen nach in allen jenen Beziehungen zu würdigen, in welchen es zur ganzen Persönlichkeit des Subjektes steht, an dem es sich abspielt. ... Zur Ermöglichung dieser wissenschaftlichen Darstellung haben wir einen theoretischen Rahmen für diese Gesetzmäßigkeit zu unterlegen, in dem die Einheit der Persönlichkeit als ein Ganzes synthetisch hervorgeht aus einer Reihe funktionaler Bedingungen, welche die psychischen Kräfte für alles in ihr geschehende einzelne abgeben"* (Kronfeld 1920a, 321).

Die *Methode der Strukturanalyse* wurde von Birnbaum übernommen und die psychologisch-philosophische Orientierung am Begriff der Person weist in die Richtung des Weges, der von Vertretern der anthropologisch orientierten Medizin beschritten wurde. Indem der psychische Personalismus an alle Bedingungen des jeweils abnormen seelischen Geschehens unter der Voraussetzung heranzutreten versucht, dass zwischen diesen Bedingungen typische Regeln bestehen, gewinnt die *Psychologie mit ihren Methoden* eine über klinische Interessen weit hinausgehende Bedeutung. In der Auseinandersetzung mit Windelband weist Kronfeld der Psychologie die nach seiner Auffassung *„wichtigste aller Positionen zu, welche die kritische Philosophie zu vergeben hat: das Verfahren der kritischen Begründung von Erkenntnissen, die Vernunftkritik selber"* (1920, 86). Nach Unterscheidung von zwei Wegen der Erforschung des krankhaften Seelenlebens, nämlich einerseits die durch Freud angestrebte Reduktion der Inhalte krankhaften Erlebens auf die pathogene Wirkung seelischer Ereignisse und andererseits die phänomenologische Zergliederung der Formen, Seinsweisen und Strukturen pathologischen Erlebens durch die Vertreter der klassischen Psychopathologie, fordert er

> *„um eines Tages zu einer vollendeten Synthese psychologischer Krankheitsbilder zu gelangen, ... die exakte, eindeutige und strenge Methode, logisch orientiert an einem klaren Begriff von systematisch-psychologischer Theorie"* (1920, 101).

Die Erkenntnismittel, die er als gegeben sieht, müsse man nur gebrauchen lernen, dabei aber die Tragweite der einzelnen psychologischen Methoden im Rahmen eines systematischen Ganzen gegeneinander abgrenzen. Es werden nun verallgemeinernde, individualisierende und typisierende Forschungsgesichtspunkte unterschieden. *Unter heuristischem Gesichtspunkt werden die zum Gesetz und die zur Individualität hinführenden methodologischen Grundtendenzen für vereinbar gehalten.*

Es ist an dieser Stelle eine Zäsur notwendig, denn das umfassende, in mehrerer Beziehung über Jaspers und Binswanger hinausreichende Werk Kronfelds blieb ohne Wirkung. Trotz dieses richtungsweisend geäußerten Problembewusstseins sollten erst in den Jahren nach dem 2. Weltkrieg ganzheitspsychologische Konzeptionen Eingang in die Psychopathologie finden. Kronfeld blieb in diesen Diskussionen *„ein Vergessener"* (Kretschmer 1987).

2.7.2 Struktur und Methode – Klaus Conrad

Der *Ordnungsbegriff* spielt eine sehr grundlegende Rolle in der wissenschaftlichen Auffassung von der Wirklichkeit und ist ein ganz wesentlicher Aspekt aller Beobachtungsmethoden. Entsprechende Bemühungen zielen letztlich immer auf eine Strukturierung des Wissensbestandes wie auch des Gegenstandes.

> *„Es ließe sich leicht zeigen, dass der Begriff und sogar das Wort Struktur so alt sind wie die epistémé (das Wissen, die Einsicht), d. h. gleichzeitig mit der Wissenschaft und der okzidentalen Philosophie entstanden sind"* (Derrida 1985, 390).

Strukturierung und Struktur besagen erst einmal nur, dass – in Abhängigkeit vom Wissensbestand, von den Sachzwängen und vom Erkenntnisinteresse – ein endliches Quantum einer beliebigen Art von Elementen geordnet und in eine Art von Relationen gebracht wird, deren Spezifik die als Hypothese vorzutragende und der Erfahrung auszusetzende Struktur ausmacht. Die Beschreibung von Strukturen in den psychowissenschaftlichen Fächern hat Tradition, worauf aber hier nicht einzugehen ist. Eine umfassende, von der Psychologie ausgehende und aufeinander bezogene Diskussion um das *Ordnungsprinzip bzw. den Strukturbegriff, der in der Psychopathologie Verwendung finden sollte*, wurde aber erst ein bestimmendes Thema in der Psychopathologie der zweiten Nachkriegszeit des letzten Jahrhunderts, das bis in die Gegenwart reicht. Die *„zentrale Gestalt des Wandels"* (Janzarik 1984) hin zu einem Denken in ganzheitlichen Zusammenhängen war Klaus Conrad (1905–1961). Sein Werk mit den darin formulierten theoretischen Vorgaben stand am Beginn einer modernen Psychopathologie. Für den *„radikalen Standpunktwechsel"* (Conrad 1943, 131) mit der Absicht, unter Zugrundelegung einer ganzheitspsychologischen Denkweise die Phänomene aus ihrem Zusammenhang heraus begreifen zu wollen, griff Conrad (1954) zum einen Inhalte der französischen Psychiatrie, insbesondere die Konzeption von Henri Ey (1900-1977), auf. Zum anderen nahm er Bezug auf die ganzheitlichen Konzeptionen der deutschsprachigen Psychologie und die klassischen Themen der Psychiatrie (Lammel 1993). Die Lehre Conrads sowie die daran anknüpfenden Entwürfe waren und sind *psychopathologische Modelle*, die nicht den Anspruch erheben konnten, ein realwissenschaftliches Forschungsinstrument zu sein. Dem steht das methodologische Problem entgegen, dass sie sich einer Verifikation oder Falsifikation entziehen. Es sind aber ganzheitlichen Modelle, in denen sich oberhalb der ätiopathogenetischen Ebene auf psychischer Ebene eine systemische Betrachtungsweise ankündigt und mittels derer *Strukturzusammenhänge im Psychischen* erschlossen werden können.

Der *methodische Weg*, auf dem zu Vorstellungen bzw. Konzepten vom begründenden und biographisch gewachsenen Zusammenhang der Erlebnisbestände des Individuums gelangt werden kann, ist als *(formales oder) konstruktives Erklären* zu beschreiben. Damit wird bezeichnet, dass Informationen in einen Zusammenhang gebracht und schrittweise vertieft werden. Dieses konstruktive Erklären zielt auf ein *Modell*, das vom Einzelfall ausgehend wesentliche Beziehungen erfassen und ausdrücken soll. Der diesem Vorgang innewohnende *Prozess der Abstraktion* beinhaltet die *Bildung von Allgemeinbegriffen*, die zwar die Welt abbilden, aber dabei Merkmale enthalten, die in reiner Form im Gegenstand nicht enthalten sind. Dieser konstruktiven Erklärung entspricht die formale Erklärung, die in den ganzheitspsychologisch orientierten psychopathologischen Konzeptionen entwickelt wurde. Diese ließen den Anspruch der klassischen Psychopathologie, kausal erklären zu wollen, was nicht verstehbar ist, hinter sich und formulierten *Aussagen unter Bezug auf maßgebliche Strukturierungsprinzipien*. Es ist damit also eine rationale, überprüfbare Stellungnahme nach Verstandeskriterien gemeint, die Grenzen hervorhebt. Die *konstruktive bzw. formale Methode des Erklärens* ergibt sich aus dem Umstand, dass die Kontinuität des Werdens und die Diskontinuität des Seins nicht mittels einer Methode erfasst werden können (Luthe 1981, 1982).

Wenn man mit *Heuristik* als Erfindungskunst die Lehre von den Verfahren verstehen will, die dazu dienen können, Probleme zu lösen, und darunter alle Denkmittel mit heuristischem Wert von den Zusammenhängen zusammenfasst, in die sich die zu untersuchenden Sachverhalte einfügen lassen – so ist *konstruktives Erklären ein heuristisches Vorgehen*, welches keinen anderen Anspruch an die dabei verwendeten heuristischen Prinzipien stellt als den, zum Erfolg zu führen (Janzarik 1994).

Die Gültigkeit und Zweckmäßigkeit der Abstraktionen, Verallgemeinerungen, Hypothesen und Konzeptionen erweisen sich bei Konfrontation mit den Phänomenen, die insofern *als Empirisches den Primat gegenüber dem Theoretischen* besitzen. Auch erweist sich hier ihre Handhabbarkeit. Eine konzeptionell geleitete Vorgehensweise ist mit Blick auf die *Erfassung und Beschreibung von Symptomen* (vs. Besonderheiten), die *syndromale sowie kategoriale Diagnostik* und die vier *Merkmale der ersten Stufe der Begutachtung* erforderlich. Ist die Zuordnung einer psychischen Störung zu einem der Eingangsmerkmale erfolgt und geht es im Weiteren um die *Beurteilung von Einsichts- und Steuerungsfähigkeit*, dann fordern diese beiden, komplexe Sachverhalte einklammernden Begriffe, die erst einmal nur *„Schlüsselwörter"* sind, angesichts der Vielfalt psychopathologischer Syndrome dazu auf, nach verallgemeinernden *Ordnungsgesichtspunkten bzw. Strukturierungsprinzipien* zu suchen, auf die hin das den psychopathologischen Syndromen Gemeinsame verdichtet und auf die die Rede von Einsichts- und Steuerungsfähigkeit bezogen werden kann.

Die Beantwortung der *Frage nach der Aufhebung oder Verminderung der Steuerungsfähigkeit* kann durch die erfahrungswissenschaftlich gewonnenen Erkenntnisse – in Einzelfällen ergänzt um realwissenschaftlich gewonnene Untersuchungsergebnisse – zwar vorbereitet werden, ist aber letztlich erst mit Rückgriff auf das konstruktive Erklären als der zum Erfolg führenden heuristischen Hilfe möglich.

Die *Konzeptionen* gleichen insofern Definitionen, als es nicht um primär *wahre* Festlegungen, sondern um primär *zweckmäßige* Ausgangspositionen geht, deren Wert sich im Ergebnis empirischer Forschung zeigen muss. Indem unter dem Aspekt ganzheitlicher Zusammengehörigkeit als Leitidee die *Freiheitsgrade im Erleben- und Sich-verhalten-Können* in das Blickfeld gerückt wurden, war die Psychopathologie auf *„Freiheit"* als unumgänglichen Bezugspunkt zurückbezogen.

> *„'Unumgänglich' in dem doppelten Sinn von 1. nicht zu umgehen, weil ständig darauf bezogen bleibend, 2. nie ganz einzukreisen, bzw. objektivierbar zu machen"* (Blankenburg 1978, 144).

So ging es dann auch in der Entwicklung der ganzheitlichen Konzeptionen darum, die „pathologie de la liberté" (Ey) zu umfassen und methodologisch durchzuarbeiten.

2.7.3 Strukturale Psychopathologie – R. Luthe

Ey (1952, 1967a, 1967b, siehe auch Conrad 1954 und Richter 1962) bezeichnete den bestimmbaren *Verlust der persönlichen Entscheidungsfreiheit* als die Folge der *Entstruktu-*

rierung des Bewusstseins als das *„psychopathologische Grundfaktum"*. Die von Ey ausgehende deutschsprachige Leitlinie psychopathologischen Forschens, die mit *Struktur die Organisationsform des Bewusstseins* meint, entwickelte sich nach Conrad über die dynamische Syndromlehre von Hermann Witter (1916–1991) zur *strukturalen Psychopathologie* von Luthe (1981, 1982, 1985, 1988, 1996). Das kann hier nur kurz skizziert werden.

Schon bei Witter (1970, 1987, 1990) – und dann bei Luthe – wird mit dem Begriff *Realitätsbezug* die Beziehung des *Menschen als psychischer Einheit* mit der *Umwelt als gegenständlicher Einheit* eingeklammert. *Wahrnehmung* stellt die Verbindung zwischen der Einheit Mensch und der Einheit Umwelt her und konstatiert den Vorgang des Erlebens. Im Zuge pragmatischer und didaktischer Vereinfachung werden aus dem Vorgang des Erlebens zwei unterscheidbare psychische Funktionen abgeleitet: Eine *Gegenstandsfunktion*, die in der Vielfalt der Außendinge Differenzierungen vornimmt und eine *Bedeutungsfunktion*, die das Differenzierte in die Einheit des Subjektes integriert. Realitätsbezug heißt nun, dass ich alle Dinge differenzieren und integrieren kann. Das mit der *Handlung* verbundene Erleben ist nicht aus Erkenntnis und nachfolgender Willensbildung zusammengesetzt, sondern Gegenstandsfunktion und Bedeutungsfunktion des Erlebens sind lediglich unterschiedliche Aspekte eines einheitlichen psychischen Vorgangs. *Einsichtsfähigkeit* fragt nun nach der *Intention in Bezug auf das Objekt. Steuerungsfähigkeit* fragt nach der Intention in Bezug auf das Subjekt.

Hat die *Gegenstandsfunktion* des Erlebens *„objektiv richtig" differenziert* und die *Bedeutungsfunktion* des Erlebens *„subjektiv richtig"* integriert, so ist *„richtiger" Realitätsbezug* gegeben. Vor diesem Hintergrund zeigt „richtiges" Wissen Einsichtsfähigkeit und „richtiges, d. h. einheitlich-realitätsorientiertes Handeln Steuerungsfähigkeit an. Die rechtlich bedeutsame Beeinträchtigung des Realitätsbezuges betrifft damit die Gegenstandsfunktion und die Bedeutungsfunktion des Erlebens zwar immer grundsätzlich gleichzeitig, doch kann die *Pathologie des Erlebens* systematisch an den *Defizienzen der Gegenstandsfunktion i. S. von Eintönigkeit* und den *Defizienzen der Bedeutungsfunktion i. S. von Uneinheitlichkeit* als *Störung der Einsichtsfähigkeit* und *Störung der Steuerungsfähigkeit* untersucht werden.

Die Ungestörtheit und Ausgewogenheit der Gegenstands- und Bedeutungsfunktion des menschlichen Bewusstseins – die hinter den Begriffen Einsichts- und Steuerungsfähigkeit stehen – sind die formalen Voraussetzungen für ein sozial bezogenes personales Verhalten im Sinne eines ungestörten Realitätsbezuges.

Die *Annahme von Verantwortungsfähigkeit* wird durch die Feststellung einer psychopathologisch relevanten Störung im Einzelfall widerlegt (Falsifikationsmethode). Es geht also um die *falsifizierende Beurteilung von Einsichts- und Steuerungsfähigkeit*. Im Rahmen dieser Konzeption kommt dem *„Grundfaktum" der Identität von Geisteskrankheit und Schuldunfähigkeit* zentrale Bedeutung zu. Da der Strukturverlust des Erlebens formal nach Art und Ausprägung faktisch (quantifizierend) festgestellt werden kann, ergibt sich daraus, dass auch eine Aussage über Art und Ausprägung des Autonomieverlustes, d. h. letztlich über die Verminderung von Einsichts- und Steuerungsfähigkeit getroffen werden kann. Vom Strukturverlust des Erlebens als Aufhebung oder Verminderung von Einsichts- und Steuerungsfähigkeit kann und muss der normale, unzureichende oder normabweichende Gebrauch dieser Fähigkeiten abgegrenzt werden.

2.7.4 Strukturdynamik – W. Janzarik

Ausgehend von der Psychopathologie Conrads führt eine andere Entwicklungslinie, für die der *Strukturbegriff* von F. Krueger (1874–1948) und A. Wellek (1904–1972) maßgebliche Bedeutung erlangte, über die *Strukturpathologie* von N. Petrilowitsch (1924–1970) zum *Modell von den strukturell-dynamischen Kreisprozessen* von Janzarik, in dem auch die Erkenntnisse der *Feldtheorie* (Kurt Lewin, 1890–1947) Berücksichtigung fanden. Zunehmend kam es dabei auch zur Überwindung von tradierten und damit belasteten Begriffen, sodass die Neuordnungen im theoretischen Bereich von einer konsequenten Neuordnung im Bereich der Sprache begleitet waren. Auf dieser Grundlage wurde u. a. eine Analyse des Handlungsgeschehens und der Steuerungs- sowie Entscheidungsprozesse mit Blick auf die Belange der forensischen Psychiatrie angestrebt.

Seelische Struktur, verstanden als prozessuales Gefüge der lebensweltlich gewachsenen Bereitschaften und Gerichtetheiten, aktualisiert sich inhaltlich im Querschnitt der Gerichtetheiten des *psychischen Feldes*, überdauert aber als Träger der individuellen Kontinuität das psychische Feld und hat einen *kognitiv-repräsentativen* sowie einen auf *Emotionalität und Antrieb bezogenen dynamischen Aspekt*. Die (innenweltlichen) strukturellen Bestände sind somit *repräsentativ bezeichnet* und *dynamisch* (Stimmung und Antrieb) *befrachtet*. Indem die strukturellen Bestände dynamisch befrachtet sind, stehen sie unter einem *Aktualisierungsdruck*, der sie als Gerichtetheiten in die Auseinandersetzung des psychischen Feldes eintreten lässt. Sie sind aus diesem Grunde quasi *autopraktisch*, sodass es zu ihrer Aktualisierung nur *gelegentlich einer Aktivierung* im Sinne der die spontane Aktivität verstärkenden Impulse als sinnvoll auf Ziele gerichtete Aktivität, aber *ständig der Zügelung und Kontrolle* bedarf.

Kontrolle und Steuerung der infolge von Autopraxis im psychischen Feld konkurrierenden Gerichtetheiten geschieht über strukturabhängige und in die Autopraxis eingreifende *Desaktualisierungsleistungen*, die im Zuge des Reifungsprozesses erworben werden. *Aktivierung* ist die das psychische Feld ungerichtet erfassende Anspannung, die sich initiierend, impulsgebend und bekräftigend den durch Autopraxis und Desaktualisierung bewegten und gesteuerten *Gerichtetheiten des Handelns* mitteilt.

Desaktualisierung wird verstanden als die auswählend und steuernd in die *Autopraxis der Lebensbewegung* eingreifende und über die *Zulassung der Handlungsbereitschaften* entscheidende Funktion. *Desaktualisierungsleistungen* sind bei höheren Anforderungen zunehmend auf den *strukturellen Hintergrund* mit den übergeordneten Bereitschaften angewiesen.

Desaktualisierungsfähigkeit entwickelt sich parallel zur *Ausbildung der seelischen Struktur* und zur Ausdehnung der den Abstand zur Handlung erweiternden innenweltlichen Bestände. *Desaktualisierung* hält sich an die dynamische Komponente, versachlicht die aktuellen Erlebnisbestände, schirmt das psychische Feld elektiv ab gegen: situative Eindrücke, Aktualisierung von bereitliegenden Imaginationen, Kognitionen und Handlungsentwürfen, führt zur Unterdrückung von Triebbedürfnissen, Emotionen und Handlungsansätzen, passt den Zustrom der Imaginationen auswählend an die Forderungen der Realität an, macht somit durch Verzicht, Aufschub, Verarbeitung, Umwege bei Denk- und Handlungsschritten letztlich *Kontrolle und Steuerung* möglich. Desaktualisierungsleistungen erfolgen weitgehend selbsttätig und bleiben der Selbstwahrnehmung verborgen, solange nicht relevante und das Wertgefüge tangierende Entscheidungen gefordert sind.

Das *Prinzip der Desaktualisierung ist maßgebend für Steuerung, Entscheidung und Handlung* und im Kontext der Strukturdynamik letztlich ein *Synonym für Steuerungsfähigkeit*. Steuerung ist ubiquitär und im Sinne der auf die Handlung gerichteten Prozesse der Informationsverarbeitung als *Einsichtssteuerung* sowie vorrangig auf das die Handlungsbereitschaften begleitende imaginative Tun und die Entscheidungen gerichtete und schließlich weniger auf die Kontrolle der motorischen Abläufe nach Freigabe der Handlungsbereitschaften an die Motorik bezogene *Handlungssteuerung*.

> *„Die Lebensbewegung, die die Inhalte trägt, ist ein Angetriebenwerden und ein Bewegtsein, dessen spontane Aktivität auf der menschlichen Ebene ergänzend auf verstärkende Impulse, entscheidend aber auf Zügelung und Kontrolle angewiesen ist: Entgegen der autopraktischen Grundbewegung wirkt das Prinzip der Desaktualisierung. Sie kommt aus der Hemmung, der die natürlichen Antriebe auf der biologischen Ebene unterworfen sind, und entwickelt sich zu einer vor allem nach innen gerichteten hochdifferenzierten menschlichen Lebensäußerung parallel zur Ausbildung seelischer Struktur und einer Innenwelt, mit deren Ausdehnung sich die Distanz zwischen Handlungsgestimmtheit und Aktion zunehmend erweitert. Abhängig von den aus der Struktur kommenden Weisungen und ergänzt durch Aktivierung greift Desaktualisierung als die zentrale Willensfunktion steuernd in die Autopraxis ein“ (Janzarik 2011, 12).*

Mit zunehmender *Desaktualisierungspotenz* werden die Handlungsbereitschaften besser kontrolliert und von der motorischen Aktion auf Imaginationen umgelenkt, die das konkrete Handeln vertreten. Mit anderen Worten: Im Zuge der Ausdifferenzierung seelischer Struktur werden Handeln und Steuern nach innen genommen und der Hiatus zwischen imaginativem Tun und dem konkreten Handeln als motorischer Aktion wird seltener überschritten, weil durch die Desaktualisierungspotenz der *Schwerpunkt des Handelns aus den gelebten Zusammenhängen in der Situation* in die *repräsentativen Zusammenhänge der Struktur* zurückgenommen wird. Vor diesem Hintergrund ist *Handlung* die vom Steuerungsgeschehen und seiner Verdichtung in Entscheidungen her zu erläuternde sowie Situationsgestaltung bewirkende personale Entscheidung.

W. Janzarik ist

> *„ein Schüler K. Schneiders. Angesichts der Konsistenz dieser Schule, die mit Kraepelin um die Jahrhundertwende das Grundgerüst der Psychiatrie errichtet hat, kommt es nicht auf die spezielle Arbeitsrichtung an, auch wenn man feststellen muss, dass die Übereinstimmung zwischen Jaspers und K. Schneider über mehr als 40 Jahre das Gesicht der*

Heidelberger Psychiatrie am stärksten geprägt hat. Entscheidend bleibt die Kontinuität der psychopathologischen Forschung hinter dem Wandel verschiedener Sichtweisen. Sie wurde mit der Allgemeinen Psychopathologie vor genau 70 Jahren begründet. Nur in Heidelberg ist seither die psychopathologische Arbeit ohne Zäsur, wenn auch nicht ohne Gefährdung, weitergeführt worden. In einigen Jahren schon wird sich zeigen, ob angesichts einer gegenwärtig durchaus biologischen Orientierung der Psychiatrie die für Heidelberg kennzeichnende psychopathologische Arbeitsrichtung erhalten bleiben kann" (1984, 23).

2.7.5 „Gnostizismus" mit Methode – H.-L. Kröber

Soweit es um die vielfältigen Beiträge zur forensischen Psychiatrie geht, die aus dieser Traditionslinie – verfasst von Schülern Janzariks – kommen, soll hier abschließend und zugleich festhaltend an der *Orientierung auf heuristische Hilfen im Rahmen der Beurteilung der Steuerungsfähigkeit* auf die Arbeiten von Kröber (2007, 2008, 2016) zu diesem Thema hingewiesen werden. Einmal mehr wurde auf in der Psychologie entwickelte Modellvorstellungen zurückgegriffen, und zwar notwendigerweise, da solche Konzepte aus dem Gegenstandsbereich der Psychopathologie heraus nicht entwickelt werden können. Anknüpfend an das im Kontext der Handlungstheorie gewachsene psychologische *Modell der aktiven intentionalen Handlungskontrolle* bei Goschke (ausführlich dazu: Kröber 2007, 2016) und das *Modell der Steuerung durch Desaktualisierung* bei Janzarik wurde von sehr unterschiedlichen Aspekten von Steuerungsfähigkeit gesprochen, und zwischen einer *„exekutiven" Steuerungsfähigkeit* und einer *„motivationalen" oder volitionalen Steuerungsfähigkeit* unterschieden.

Störungen der exekutiven Steuerungsfähigkeit, der Handlungskontrolle in der gegebenen Situation, sprechen zunächst einmal für das Vorliegen einer psychischen Krankheit, sind aber auch mit Blick auf Taten zu prüfen, die aus einer ‚tiefgreifenden Bewusstseinsstörung' heraus begangen werden. Eine völlig unbeeinträchtigte exekutive Steuerungsfähigkeit schließt Schuldunfähigkeit aber keinesfalls aus, da die Handlungsanalyse der Tat zur Feststellung einer *Aufhebung oder Beeinträchtigung der motivationalen oder volitionalen Steuerungsfähigkeit* führen kann, insbesondere bei Personen mit Wahn, schweren Persönlichkeitsstörungen und sexuellen Deviationen.

„Mit der Handlungssteuerung und der Desaktualisierungsfähigkeit befinden wir uns in unmittelbarer Nähe eines psychologisch-psychiatrischen Konzepts von ‚Steuerungsfähigkeit' bzw. dem synonymen Begriff des ‚Hemmungsvermögens'" (Kröber 2016, 185).

2.8 Fazit

Heuristische Konzeptionen zeichnen sich durch ein gewisses Abstraktionsniveau aus. Das Abstraktionsniveau behindert weder die Aneignung im Rahmen psychiatrischer Ausbildung, noch dass die Ergebnisse der Analyse des konkreten Einzelfalls in verständlicher Weise zum Diskurs in foro angeboten werden können. Methodisch und konzeptionell geleitetes Arbeiten in einer *Erfahrungswissenschaft* wie der (forensischen) Psychopathologie (Glatzel 1982) ist aber eine Voraussetzung dafür, dass *überprüfbare* Positionsbestimmungen zur Diskussion gestellt werden können.

> *„Der schließliche Abgleich von Diagnose und Handlungsablauf ist jeweils eine individuelle Maßanfertigung, deren Überzeugungskraft nicht auf standardisierten Kriterien beruht, sondern auf einer erfahrungsbasierten psychologischen Schlüssigkeit"* (Kröber 2016, 187).

Erst diese Wende hin zum *Rückgriff auf heuristische Hilfen* und die *Methode des formalen (konstruktiven) Erklärens* ermöglichte einen „Gnostizismus", der sich nicht von vornherein in einen ideologischen Widerspruch zum Agnostizismus von Jaspers und K. Schneider hinsichtlich der Erfassung des Ganzen bringen musste, sondern der – anknüpfend an Jaspers und K. Schneider – mit Rückgriff auf Modelle methodisch geleitet darauf ausgeht, auf psychologisch-psychopathologischer Ebene in eine Ordnung und einen Zusammenhang zu bringen, was von Jaspers unter methodologisch-pragmatischen Gesichtspunkten erst einmal dichotom mittels des einfühlenden Verstehens und des kausalen Erklärens voneinander getrennt und auf verschiedenen Sachebenen angesiedelt wurde. Dass sich diese Entwicklung schwerpunktmäßig in der forensischen Psychiatrie vollzogen hat, korrespondiert mit der *Aufgabenstellung, psychische Abnormität hinsichtlich des dadurch bewirkten Freiheitsverlusts methodisch geleitet empirisch erfassen und mit Rückgriff auf Konzeptionen beschreiben zu müssen.* Darauf, dass die Ergebnisse auch für die Belange der Allgemeinpsychiatrie im Zusammenhang mit der Notwendigkeit der Eingrenzung und der kritikfähigen Begründung von Zwangsmaßnahmen fruchtbar gemacht werden können, wurde bereits hingewiesen.

Literatur

Aschaffenburg G (1934) Strafrecht und Strafprozeß. In: Hoche A (Hrsg) Handbuch der Gerichtlichen Psychiatrie. 1-154. Springer Berlin, (3. Aufl., 1. Aufl. 1901)

Baeyer W v (1969) Karl Jaspers 23.11.1883 - 26.2.1969. Arch. Psychiatr. Nervenkr. 212, 225–229

Baeyer W v (1976) Über Schlüsselwörter moderner Psychiatrie. In: Hofer G, Kisker K P (Hrsg) Die Sprache des Anderen. 69-74. Karger, Basel München Paris

Binswanger L (1927) Verstehen und Erklären in der Psychologie. Z. ges. Neurol. Psychiatr. 107, 655-683

Binswanger L (1943) Karl Jaspers und die Psychiatrie. Schweiz. Arch. Neurol. Psychiatr. 51, 1-13

Birnbaum K (1920) Die Strukturanalyse als klinisches Forschungsprinzip. Z. ges. Neurol. Psychiatr. 53, 121-129

Birnbaum K (1922) Von der Geistigkeit der Geisteskranken und ihrer psychiatrischen Erfassung. Offener Brief an Herrn Prof. Jaspers. Z. ges. Neurol. Psychiatr. 77, 509-511

Birnbaum K (1928) Zur Revision der psychiatrischen Krankheitsaufstellungen. Mschr. Psychiat. Neurol. 68, 80-101

Blankenburg W (1978) Grundlagenprobleme der Psychopathologie. Nervenarzt 49, 140-146

Blankenburg W (1984) Unausgeschöpftes in der Psychopathologie von Karl Jaspers. Nervenarzt 55, 447-460

Blankenburg W (1989) Der Krankheitsbegriff in der Psychiatrie. In: Psychiatrie der Gegenwart. 3. Aufl. Band 9, 119-145. Springer Berlin

Bonhoeffer K (1912) Die Psychosen im Gefolge von akuten Infektionen, Allgemeinerkrankungen und inneren Erkrankungen. In: Aschaffenburg G (Hrsg) Handbuch der Psychiatrie, Spez. Teil, 3. Abtlg. 1. Hälfte, 1-118. Deuticke Leipzig Wien

Brücher K (2012) Jaspers und das Problem des Verstehens: Plädoyer für eine Revision. Fortschr Neurol Psychiat 80, 213-220

Conrad K (1943) Ganzheitspsychologie. Fortschr. Neurol. Psychiat. 15, 131-162

Conrad K (1954) Über moderne Strömungen der französischen Psychiatrie. Nervenarzt 25, 114-118

Conrad K (1960) Die symptomatischen Psychosen. In: Psychiatrie der Gegenwart. 1. Aufl. Bd. II, 369-435. Springer Berlin

Derrida J (1985) Die Struktur, das Zeichen und das Spiel im Diskurs der Wissenschaften vom Menschen. In: Lance A, Regnaut M (Hrsg) Französische Essays der Gegenwart. 390-413. Volk und Welt Berlin

Ehrhardt H, Villinger W (1961) Forensische und administrative Psychiatrie. In: Psychiatrie der Gegenwart. 1. Aufl. Bd. III, 181-350. Springer Berlin

Fetz R L (2016) Jaspers' „Allgemeine Psychopathologie" und seine Philosophie: der innere Zusammenhang. (s. Kap. I.2)

Gabler B (1987) Erklären oder Verstehen? Karl Jaspers als Initiator bedeutsamer Neuansätze in der Psychiatrie. In: Gerlach H M (Hrsg) Existenzphilosophie - Karl Jaspers. 108-119. Akademie Verlag Berlin

Glatzel J (1977) Die deskriptiv-phänomenologische Betrachtungsweise. In: Vogel T, Vliegen J (Hrsg) Diagnostische und therapeutische Methoden in der Psychiatrie. 100-109. Thieme, Stuttgart

Glatzel J (1978) Allgemeine Psychopathologie. Enke, Stuttgart

Glatzel J (1982) Psychopathologie - Realwissenschaft oder Erfahrungswissenschaft. Z. f. Klin. Psychol. Psychopath. Psychother. 30, 149-161

Glatzel J (1984) Die Psychopathologie Karl Jaspers in der Kritik. Nervenarzt 55, 10-17

Graumann (1976) Das Verstehen. Versuch einer historisch-kritischen Einleitung in die Phänomenologie des Verstehens. In: Balmer H (Hrsg) Die Psychologie des 20. Jahrhunderts Bd. I, 159-271. Kindler Zürich

Gruhle H W (1947) Referat zu „K. Jaspers: Allgemeine Psychopathologie. 4. Aufl. 1946". Nervenarzt 18, 380-383

Gruhle H W (1948) Verstehende Psychologie. (Erlebnislehre). 1. Aufl. Thieme, Stuttgart

Gruhle H W (1953) Symptomatische Psychosen. In: Handbuch der Inneren Medizin. Bd. 5, Teil 3, 1228-1259. Springer Berlin

Haddenbrock S (1972) Strafrechtliche Handlungsfähigkeit und „Schuldfähigkeit" (Verantwortlichkeit); auch Schuldnormen. In: Göppinger H, Witter H (Hrsg) Handbuch der forensischen Psychiatrie. Bd. II, 863–946. Springer Berlin

Haddenbrock S (1992) Soziale oder forensische Schuldfähigkeit (Zurechnungsfähigkeit). de Gruyter, Berlin New York

Häfner H (1963) Prozeß und Entwicklung als Grundbegriffe der Psychopathologie. Fortschr Neurol Psychiatr 3l, 393-438

Heimann H (1950) Der Einfluß von Karl Jaspers auf die Psychopathologie. Mschr. Psychiat. Neurol. 120, 1-20

Heimann H (1979) Psychopathologie. In: Psychiatrie der Gegenwart. 2. Aufl. Bd. I/l, 1-42, Springer Berlin

Hofer G (1954) Phänomen und Symptom. Zum Gegenstandsaspekt in der Psychopathologie. Nervenarzt 25, 342-344

Hoff P (2016) Arthur Kronfeld und Karl Jaspers. (s. Kap. II.1)

Huber G (1972) Klinik und Psychopathologie der organischen Psychosen. In: Psychiatrie der Gegenwart. 2. Aufl. Bd. II/2. 71-146. Springer Berlin

Huber G (1984) Die Bedeutung von Karl Jaspers für die Psychiatrie der Gegenwart. Nervenarzt 55, 1-9

Janzarik W (1976) Die Krise der Psychopathologie. Nervenarzt 47, 73-80

Janzarik W (1984) Jaspers, Kurt Schneider und die Heidelberger Psychopathologie. Nervenarzt 55, 18-24

Janzarik W (1988) Strukturdynamische Grundlagen der Psychiatrie. Enke Stuttgart

Janzarik W (1991) Grundlagen der Einsicht und das Verhältnis von Einsicht und Steuerung. Nervenarzt 62, 423-427

Janzarik W (1994) Heuristik und Empirie in psychiatrischer Anwendung. Nervenarzt 65, 277-281

Janzarik W (1995) Grundlagen der Schuldfähigkeitsprüfung. Enke Stuttgart

Janzarik W (2000) Janzarik W (2000) Handlungsanalyse und forensische Bewertung seelischer Devianz. Nervenarzt 71, 181–187

Janzarik W (2011) Zur Psychopathologie des Wahns. Begriffsgeschichte und strukturdynamische Anmerkungen. In: Lammel M, Lau S, Sutarski S, Bauer M (Hrsg) Wahn und Schizophrenie – Psychopathologie und forensische Relevanz. 3-16. MWV Medizinisch Wissenschaftliche Verlagsgesellschaft Berlin

Jaspers K (1910) Eifersuchtswahn. Ein Beitrag zur Frage: „Entwicklung einer Persönlichkeit" oder „Prozeß". Z. für die ges. Neurol. u. Psych. 1, 567-637

Jaspers K (1912) Die phänomenologische Forschungsrichtung in der Psychopathologie. Z. ges. Neurol. Psychiatr. 9, 391-408

Jaspers K (1913) Allgemeine Psychopathologie. Springer Berlin (1. Aufl., 4. Aufl 1946)

Jaspers K (1977) Philosophische Autobiographie. Piper & Co, München

Konrad N (1995) Der sogenannte Schulenstreit. Beurteilungsmodelle in der forensischen Psychiatrie. Psychiatrie Verlag Bonn

Kretschmer W (1987) Arthur Kronfeld - ein Vergessener. Nervenarzt 58, 737-742

Kröber H-L (2007) Steuerungsfähigkeit und Willensfreiheit aus psychiatrischer Sicht. In: Kröber H-L, Dölling D, Leygraf N, Saß H (Hrsg) Handbuch der Forensischen Psychiatrie. Bd. 1, 159-219. Steinkopff Darmstadt

Kröber H-L (2008) Zusammenhänge zwischen psychischer Störung und Delinquenz. In: Kröber H-L, Dölling D, Leygraf N, Saß H (Hrsg) Handbuch der Forensischen Psychiatrie. Bd. 4, 321-337. Steinkopff Darmstadt

Kröber H-L (2016) Die Beurteilung der Steuerungsfähigkeit bei psychischen Störungen. Forens Psychiatr Psychol Kriminol 10, 181-188

Kronfeld A (1920) Das Wesen der psychiatrischen Erkenntnis. Springer Berlin

Kronfeld A (1920) Bemerkungen zu den Ausführungen von Karl Birnbaum über die Strukturanalyse als klinisches Forschungsprinzip. Z. ges. Neurol. Psychiatr. 53, 317-324 (a)

Kronfeld A (1927) Die Psychologie in der Psychiatrie. Springer Berlin

Krümpelmann J (1976) Die Neugestaltung der Vorschriften über die Schuldfähigkeit durch das zweite Strafrechtsreformgesetz vom 4. Juli 1969. Z. ges. Strafrechtswissenschaft 88, 6-27

Lammel M (1993) Über die gestaltanalytische Interpretation psychotischer Phänomene – Ein Beitrag von Klaus Conrad zur Entwicklung der Psychopathologie. Krankenhauspsychiatrie 4, 82 – 85

Lammel M (2001) Die erheblich verminderte Steuerungsfähigkeit. In: Kröber H-L, Albrecht H-J (Hrsg) Verminderte Schuldfähigkeit und psychiatrische Maßregel. 87–127. Nomos-Verlag Baden-Baden

Lammel M (2005) Alte Bücher – neu gelesen: Die erste Runde des Verstehensbegriffes. Anmerkungen aus forensisch-psychiatrischer Sicht zu Eduard Spranger: „Psychologie des Jugendalters" (1924). In: Sutarski S, Lammel M, Felber W (Hrsg) Begutachtung Heranwachsender. 111-139. Roderer Regensburg

Lammel M (2007) Der Weg von der schweren seelischen Abartigkeit zur verminderten Steuerungsfähigkeit. In: Lammel M, Felber W, Sutarski S, Lau S (Hrsg) Forensische Begutachtung bei Persönlichkeitsstörungen. 79-109. MWV Medizinisch Wissenschaftliche Verlagsgesellschaft Berlin

Lammel M; Ihloff H (2009) Die Begutachtung im Betreuungsrecht unter besonderer Berücksichtigung der Voraussetzungen für eine freiheitsentziehende Unterbringung gem. § 1906 BGB. Forens Psychiatr Psychol Kriminol 3, 199-209

Lammel M (2011) Zwangseinweisung und Zwangsbehandlung im Betreuungsrecht aus psychiatrischer Sicht. In: Bauer M, Lammel M, Sutarski S, Lau S (2011) Zwangseinweisung und Zwangsbehandlung. Indikation, Legitimation, Kontrolle. 41-60. MWV Medizinisch Wissenschaftliche Verlagsgesellschaft Berlin

Lammel M (2013) Die Entscheidung des BVerfG vom 23. März 2011 – Über die Notwendigkeit eines psychiatrischen Beitrags zur Bestimmung der materiellen Eingriffsvoraussetzungen für eine „Zwangsbehandlung". In: Pollähne H, Lange-Loest C (Hrsg) Heilung erwingen? Medizinische und psychologische Behandlung in Unfreiheit. 37-61. Lit Verlag Berlin

Lammel M (2014) Beurteilung von Einsichts- und Steuerungsfähigkeit bei Personen mit geistiger Behinderung im Strafverfahren. Forens Psychiatr Psychol Kriminol 8, 175-182

Lange R (1963) Der juristische Krankheitsbegriff. In: Bürger-Prinz G, Giese H (Hrsg) Beiträge zur Sexualforschung. Heft 28, 1-20. Enke Stuttgart

Langelüddeke A (1950) Gerichtliche Psychiatrie. de Guyter Berlin (1. Aufl.)

Luthe R (1977) Aktuelle Positionen in der forensischen Psychiatrie. Fortsch Neurol Psychiat 45, 635–648

Luthe R (1981) Verantwortlichkeit, Persönlichkeit und Erleben. Springer Berlin

Luthe R (1982) Das strukturale System der Psychopathologie. Springer Berlin

Luthe R (1985) Die strukturale Psychopathologie in der Praxis der Gerichtspsychiatrie. Springer Berlin

Luthe R (1988) Forensische Psychopathologie. Springer Berlin

Luthe R (1996) Die zweifelhafte Schuldfähigkeit. Lang Frankfurt am Main

Nedopil N (2016) Juristische Schwellenvorgaben, psychiatrische Diagnostik und psychopathologisches Erkennen. Forens Psychiatr Psychol Kriminol 9, 171-178

Pauleikhoff B (1952) Eine Revision der Begriffe „Verstehen" und „Erklären". Arch. Psychiatr. Nervenkr. 189, 355-372

Rasch W (1999) Forensische Psychiatrie. Kohlhammer Stuttgart Berlin Köln (2. Aufl., 1. Aufl. 1986)

Rautenberg E C (1984) Verminderte Schuldfähigkeit. Ein besonderer, fakultativer Strafmilderungsgrund? Kriminalistik Verlag Heidelberg

Richter K (1962) Über die Psychiatrie von Henri Ey. Nervenarzt 33, 502-506

Saß H (1985) Ein psychopathologisches Referenzsystem zur Beurteilung der Schuldfähigkeit. Forensia 6, 33–43

Saß H (1991) Forensische Erheblichkeit seelischer Störungen im psychopathologischen Referenzsystem. In: Schütz H, Kaatsch HJ, Thomsen H (Hrsg) Medizinrecht – Psychopathologie – Rechtsmedizin. 266–281. Springer Berlin

Saß H (1993) Affekt und Schuldfähigkeit: ein psychopathologischer Lösungsvorschlag. In: Saß H (Hrsg) Affektdelikte. 214 - 231. Springer Berlin

Scheid W (1960) Die sogenannten symptomatischen Psychosen, ihre Stellung im System der Psychiatrie und ihre psychopathologischen Erscheinungen. Fortschr. Neurol. Psychiat. 28, 131-144

Schleiffer R (1980) Zur Methodologie von Psychopathologie und Historik. Nervenarzt 51, 17-21

Schmidt-Degenhard M (2016) Die Wirklichkeit des Unverständlichen in der Begegnung mit dem psychotischen Menschen. (s. Kap. II.3)

Schneider K (1922) Versuch über die Arten der Verständlichkeit. Z. ges. Neurol. Psychiatr. 75, 323-327

Schneider K (1938) 25 Jahre „Allgemeine Psychopathologie" von Karl Jaspers. Nervenarzt 11, 281-283

Schneider K (1948) Beiträge zur Psychiatrie. Thieme Stuttgart (2. Aufl., 1. Aufl. 1946) (a)

Schneider K (1948) Die Beurteilung der Zurechnungsfähigkeit. Thieme Stuttgart (b)

Schneider K (1953) Klinische Gedanken über die Sinngesetzlichkeit. Mschr. Psychiat. Neurol. 125, 666-670

Schneider K (1976) Klinische Psychopathologie. Thieme Stuttgart (11. Aufl., 1. Aufl. 1946)

Schumacher W (1953) Geistesgeschichtliche Betrachtungen zur Entwicklung der verstehenden Psychopathologie. Nervenarzt 34, 307-315

Specht G (1913) Zur Frage der exogenen Schädigungstypen. Z. ges. Neurol. Psychiat. 19, 104-116

Stertz G (1928) Einleitung. Die organischen Psychosen. In: Bumke O (Hrsg) Handbuch der Geisteskrankheiten. Bd. VII, Spez. Teil III, 1-13. Springer Berlin

Stransky E (1925) Die neue Richtung in der Psychopathologie. Mschr. Psychiat. Neurol. 50, 135-151

Tellenbach H (1987) Karl Jaspers Konzeption einer geistigen Psychiatrie. Ein Nachwort zum 7. Jahrzehnt „Allgemeine Psychopathologie". Nervenarzt 58, 743-747

Tribolet-Hardy F de, Lehner C, Habermeyer E (2016) Forensische Psychiatrie ohne Diagnosen. Begriff der psychischen Störung im Kontext der Sicherungsverwahrung. Forens Psychiatr Psychol Kriminol 9, 164-170

Venzlaff U (1975) Aktuelle Probleme der forensischen Psychiatrie. In: Psychiatrie der Gegenwart. Bd. 3, 883– 932. Springer Berlin

Weitbrecht H J (1952) Zur Typologie depressiver Psychosen. Fortschr. Neurol. Psychiat. 20, 247-269

Weitbrecht H J (1953) Cyclothymes Syndrom und hirnatrophischer Prozeß. Nervenarzt 24, 489-493

Weitbrecht H J (1957) Zur Präge der Spezifität psychopathologischer Symptome. Fortschr. Neurol. Psychiat. 25, 41-56 (a)

Weitbrecht H J (1957) Die Bedeutung der Psychopathologie in der heutigen Psychiatrie. Fortschr. Neurol. Psychiat. 25, 475-468 (b)

Weitbrecht H J (1959) Das Syndrom in der psychiatrischen Diagnose. Fortschr. Neurol. Psychiat. 27, 1-10

Weitbrecht H J (1962) Zur Frage der Demenz. In: Kranz H (Hrsg) Psychopathologie heute. 221-233. Thieme Stuttgart

Weitbrecht H J (1973) Psychiatrie im Grundriss. Springer Berlin (3. Aufl. 1. Aufl. 1963)

Wieck H H (1956) Zur Klinik der sogenannten symptomatischen Psychosen. Dt. med. Wochenschr. 81, 1345-1349

Wieck H H (1957) Zur allgemeinen Psychopathologie. Fortschr. Neurol. Psychiat. 25, 2-40

Witter H (1970) Grundriß der gerichtlichen Psychologie und Psychiatrie. Springer, Berlin

Witter H (1987) Die Grundlagen für die Beurteilung der Schuldfähigkeit im Strafrecht. In: Witter H (Hrsg) Der psychiatrische Sachverständige im Strafrecht. 37–79. Springer Berlin

Witter H (1990) Unterschiedliche Perspektiven in der allgemeinen und in der forensischen Psychiatrie. Springer Berlin

IV Historisch-kritische Perspektiven

1 Von der Geistigkeit der Geisteskranken und ihrer psychiatrischen Erfassung. Offener Brief an Herrn Prof. Jaspers

Karl Birnbaum

In Ihrer *Strindberg-van Gogh-Studie* sind Sie, sehr geehrter Herr Professor, in einer viel weitergehenden und beziehungsreicheren Weise, als es bisher von psychopathologischer Seite je geschah, den Beziehungen zwischen dem Pathologischen und den geistigen Wertphänomenen, den inneren Zusammenhängen zwischen Psychose und Weltanschauung, Psychose und geistiger Produktivität, Psychose und schöpferischem Werk nachgegangen. Sie nennen die Arbeit eine pathographische Analyse, Sie kennzeichnen sie damit ausdrücklich als psychiatrisch fundiert, und Sie werden daher eine rein psychiatrisch orientierte Stellungnahme zu ihr gewiß nicht als grundsätzlich unberechtigt ablehnen. – Unter Ihren psychiatrischen Lesern wird vielleicht mancher sein, der die Grenzen psychiatrischer Betrachtung so eng steckt, daß er mit der Frage: *Was kommt klinisch dabei heraus?* oder wenigstens: *Was hat all das mit klinischer Psychiatrie zu tun?* ihr Werk abzutun sucht.

Ihm gegenüber können Sie mit gutem Recht darauf verweisen, daß selbst die rein klinisch eingestellte Psychiatrie niemals ganz darauf verzichtet hat, den Beziehungen des Pathologischen zu einzelnen Kulturgebilden, so insbesondere zum staatlich geordneten Gemeinschaftsleben nachzuforschen, wobei sie freilich zumeist nur die Minderwerte, die gesellschaftlichen Verfallserscheinungen, Selbstmord, Vagabondage, Prostitution, Verbrechen zum Gegenstand psychiatrischer Analyse gemacht hat. Immerhin: was diesen Minderwerten gegenüber recht ist, kann gegenüber den kulturellen und geistigen Hochwerten, welcher Art sie auch sonst sein mögen, schließlich nur billig sein, und die unverkennbar größere praktische Bedeutung der ersteren, sowie die größere Dringlichkeit ihrer psychiatrischen Klarlegung kann doch schließlich nicht als Maßstab für das mehr oder weniger große wissenschaftliche Anrecht auf psychiatrische Bearbeitung genommen werden. Ich selbst teile im übrigen die Meinung jener Kollegen, die lediglich im Klinischen das einzige und höchste Ziel aller psychiatrischen Tätigkeit sehen, gewiß nicht; ich bin vielmehr der Meinung, daß die Psychiatrie ein ganz erheblich weiteres Forschungsgebiet außerhalb der Klink für sich in Anspruch nehmen darf, und daß sie insbesondere bei aller gebotenen Zurückhaltung und Vorsicht doch das Recht und die Pflicht hat, auf feinste und subtilste geistige Phänomene aus allen Bereichen des kulturellen Lebens vom psychopathologischen Standpunkte aus einzugehen, sofern nur die ihr eigene Betrachtungsweise und das Hineinspielen pathologischer Momente in jene geistigen und kulturellen Wertgebilde deren besondere Beleuchtung und ergänzende Betrachtung von dieser Seite her erforderlich erscheinen lassen.

Erscheint mir so Aufgabe und Ziel ihrer Arbeit gegen psychiatrische Einwendungen von vornherein genügend gesichert, so dürfte doch vielleicht über die Mittel und Wege, deren Sie sich bedienen, einiges gerade auch vom psychiatrischen Standpunkte (und zwar nicht nur von einem klinisch grob eingeengten) zu sagen sein. Gestatten Sie mir, daß ich hier als Wortführer für gewisse Einwendungen auftrete, die selbstverständlich das geistige Niveau Ihres Buches nicht berühren, aber doch, wie mir scheinen will, nicht ohne Beziehungen zu dem Wesenskern des Werkes sind.

Lassen Sie mich nur kurz etwas vorwegnehmen, was lediglich eine rein klinische Streitfrage, nur auf Rechnung des unzulänglichen Standes der klinischen Psychiatrie zu setzen und daher nicht so eng mit der Sache, auf die es mir hier ankommt, verknüpft ist. Nur weil Ihre Beweisführung hierbei ihren Höhepunkt erreicht und von hier aus die schwerwiegendste Stütze erhält, sei ein kurzes Verweilen gestattet. Es handelt sich um die von Ihnen als so gut wie sicher hingestellte Schizophrenie *van Goghs*, die vor allem den psychotisch bedingten künstlerischen Stilwandel illustrieren soll. Ich habe mich seinerzeit bei der Sammlung meiner *„Psychopathologischen Dokumente"* ganz unbefangen mit den auch von Ihnen verwerteten Quellenwerken beschäftigt und muß sagen, daß sich mir – zumal bei dem Lesen der Briefe an den Bruder – immer wieder der Gedanke an eine möglicherweise epileptische Psychose aufdrängte. Das anfallsweise Auftreten der Störungen, in denen er *„dann vollkommen das Bewußtsein aller Dinge verliert"*, die religiösen Ideen im Anfall, das freie Verhalten mit voller Krankheitseinsicht und teilweisen Erinnerungsausfällen in den Zwischenzeiten, die depressiven Verstimmungen und nicht zuletzt gewisse ärztliche Äußerungen über die Epilepsie (*„Hier gibt es einen, der schreit und spricht immer wie ich, seit 15 Tagen. Er glaubt im Widerhall der Korridore Stimmen und Worte zu hören, wahrscheinlich weil die Gehörnerven krank und zu* *reizbar sind. Bei mir waren es einmal die Augen und Ohren, wie es nach Mitteilungenvon Rey bei Beginn der Epilepsie öfters der Fall ist.*") – dies und anderes lassen meines Erachtens eine Epilepsie mindestens ebenso diskutabel wie eine Schizophrenie und damit eine Schizophrenie vorerst doch immerhin fraglich erscheinen. Ob und wieweit diese Fragwürdigkeit der Schizophrenie gerade bei *van Gogh* Ihre Auffassung von dem spezifischen Zusammenhang des schizophrenen Geisteslebens mit der formalen Eigenart des Kunstwerks beeinflussen könnte, dies möchte ich nicht weiter verfolgen, wenn es mich auch in der Sicherheit Ihrer Schlußfolgerungen einigermaßen schwankend gemacht hat. Denn, wie gesagt, das Wesentliche liegt für mich außerhalb der Krankheitsdiagnose van Goghs, es liegt vielmehr in Ihren allgemeinen psychiatrischen Anschauungen über die Geistigkeit der Schizophrenien und damit der wesentlichen Prozeßpsychosen überhaupt.

Sie treten, sehr geehrter Herr Professor, in Ihrem Buche mit einer besonderen Einstellung an die Geisteskranken heran, die Sie jener anderen gegenüberstellen, welche sich damit begnügt, die Kranken nur auf greifbare Symptome und die in dem Psychiater klar und bestimmt gewordenen begrifflichen Kategorien zu analysieren. Sie kennzeichnen Ihre besondere Stellungnahme als anschauende Hingabe an die menschliche Gesamtexistenz in philosophischer Einstellung. Aus dieser Einstellung gewinnen Sie dann jene gleich zu erörternden Erfahrungen am klinischen Krankenmaterial (und zwar speziell an Schizophrenen in der Initialphase, im ersten akuten Schube ihrer Störung), die Ihnen weiter dazu dienen, die Schöpfungen einzelner schizophren erkrankter produktiver Begabungen und dem Wandel dieser Schöpfungen in und durch die Psychose zu erklären. Ich gehe auf diese Ergebnisse selbst nicht näher ein. Sie können ohne weiteres als berechtigt, als richtig anerkannt werden, sofern das Gleiche ihren Voraussetzungen, ihrem Fundament, den Ausgangserscheinungen, d. h. eben jenen psychiatrischen Erfahrungen, zugestanden werden muß. Gestatten Sie nun, daß ich diese Ihre psychiatrischen Erfahrungen, die Sie an einem so exquisit psychotischen Material, wie den Schizophrenen, gewonnen haben, hier wiedergebe und mich dabei weitestgehend Ihrer eigenen Worte bediene. So wird es mir am ehesten gelingen, möglichen Mißverständnissen vorzubeugen und zugleich ein möglichst klares psychiatrisches Bild dessen, was sie gefunden haben, zu entwerfen. Die Zeichnung des Bilds ist freilich nicht ganz leicht, denn Sie selbst betonen ganz allgemein: Diese Erfahrungen sind „*schwer greifbar*", „*man vermag sie nicht zu formulieren*", „*alles bleibt unbestimmt, unklar*", „*wir können versuchen sie zu umschreiben, und dies gelingt nur sehr indirekt*". Wir suchen trotzdem näher auf die Besonderheiten des Wesenscharakters der hier in Betracht kommenden psychopathologischen Phänomene einzugehen und hören zunächst:

> *„Es ist, als ob im Leben dieser Menschen sich ihnen einmal vorübergehend etwas offenbarte, Schaudern und Seligkeit erregt, um dann unter Hinterlassung einiger Reminiszenzen sich in dem Endzustand unheilbarer Verblödung zu schließen."*

Des weiteren auch: „*Es scheint als ob sich in diesen Kranken eine metaphysische Tiefe offenbare.*" Dies wird dann des näheren erläutert als „*eine Tiefe der Seele*", als „*das Dämonische*", als „*ein dämonisches Dasein*", „*dieses ewige Überwindung und immer Erfülltsein, dieses in nächster Beziehung zum Absoluten, in Seligkeit und Grauen und doch in ewiger Unruhe Bestehen*". Und dies alles finden wir schließlich noch verdeutlicht im Bilde eines Meteors, der

> *„in dieser Welt enger menschlicher Horizonte erschiene, und ehe sich die Umgebung dessen vor Staunen recht bewußt geworden ist, ist dieses dämonische Dasein durch Psychose oder Selbstmord schon beendigt".*

Wir sehen weiter zu, auf welche psychiatrischen Tatsächlichkeiten sich diese Anschauungen stützen – daß es sich um Tatsächlichkeiten und reale Erfahrungen handelt, betonen Sie selbst ausdrücklich genug –, und wir erfahren einmal:

> *„Nicht selten wird berichtet, wie im Beginn der Erkrankung die Menschen so erschütternd auf dem Klavier spielten daß die Hörenden so etwas nie erlebt zu haben sich bewußt sind."*

Und wir erfahren zum anderen, daß

> *„künstlerische Leistungen in Dichtung und Malerei auftreten, fast immer letzthin belanglos, aber doch für den Suchenden ein Zeichen tiefer Erregung."*

Und wir erfahren vor allem, daß

> *„die Lebensführung leidenschaftlicher, unbedingter, gesteigerter, im Affekt hemmungsloser und natürlicher wird, aber zugleich unberechenbarer, dämonisch."*

Sie werden mir zugeben, sehr geehrter Herr Professor, daß die psychiatrischen Erfahrungen, die von dieser Einstellung aus gewonnen und in dieser Weise charakterisiert sind, kaum in Beziehung gesetzt werden können zu jenen andern, welche die klinische Psychiatrie aus der unmittelbaren Beobachtung beginnender Schizophrenien, und zwar auch solcher von höherem Kulturniveau und differenzierterer Persönlichkeitsartung zu gewinnen pflegt. Ja, daß diese Ihre Erfahrungen überhaupt nicht leicht dem Verständnis des Psychiaters eingehen. Um sich doch noch die Erfassung und Aneignung der von ihnen dargebotenen empirischen Tatbestände zu ermöglichen, wird dieser nun versuchen, die Charakteristik, die Sie von der Schizophrenie selbst, soweit ihre psychologische Seite in Betracht kommt, geben, zur Ergänzung und Hilfe heranzuholen. Er erfährt: Die Schizophrenie bezeichnet

> *„einen Begriff von einer psychischen Veränderung äußerst mannigfaltigsten Wesens, der nicht scharf gefaßt werden kann, so zahlreich und bestimmt auch einzelne Züge dieses Bildes zutage liegen". Sie ist „kein scharfer, aber dafür unendlich reicher Begriff, der in verschiedenen Zusammenhängen verschiedene Bedeutung annimmt".*

Es ist

> *„eine ganze Welt sonderbaren seelischen Daseins, für die man im einzelnen zahlreiche schärfere Begriffe gefunden hat, ohne sie als Ganzes genügend charakterisieren zu können. Es ist eine ungeheure Wirklichkeit, die man nicht an einfachen greifbaren objektiven Merkmalen erkennt, sondern als jeweilige seelische Totalität (auf deren Existenz immer-*

> *hin der Kenner aus einzelnen, ihm bekannten ‚Symptomen' manchmal einen Schluß zieht, der aber so lange unsicher bleibt, bis ihm dies Ganze anschaulich wird)".*

Und man erfährt schließlich auch noch, daß Ihnen und anderen *„die Existenz der schizophrenen Welt zu den wesentlichen erschütternden Tatsachen des Daseins gehört"*. Und hierbei erkennt man nun schon deutlich, was man von Anfang an schon ahnte: Was hier als wesentlich dargeboten wird, ist nicht mehr eine einfache objektive Wiedergabe der an dem Kranken gemachten Beobachtungen (die notabene gewiß nicht an klinische Kategorien gebunden sein braucht); ist nicht der (ja überhaupt nur in gewissem Sinne und beschränkten Grenzen mögliche) Versuch einfacher sachlicher Wiedergabe des subjektiven Geschehens im Kranken, sondern vielmehr eine Wiedergabe *eigener* Art; der Art vor allem, wie sich das Kranke im Subjektiven des der Anschauung Hingegebenen wiederspiegelt, wie es in dessen Geist und Gefühl, aus dessen Geist und Gefühl heraus erlebt wird. *„Das Verstehen der Kranken subjektiven Erlebens ist selbst viel subjektiver"* sagten Sie selbst einmal, und an anderer Stelle noch deutlicher speziell im Hinblick auf *van Gogh*:

> *„Ihm gegenüber habe ich klarer, wenn auch weniger leibhaftig erlebt, was mir im einzelnen angesichts schizophrener Patienten widerfahren ist und was ich oben zu umschreiben versucht habe. Es ist, als ob eine letzte Quelle der Existenz vorübergehend sichtbar würde, als ob verborgene Gründe alles Daseins sich hier auswirkten. Aber für uns ist das eine Erschütterung, die nicht lange erträglich ist."*

Damit wird dem Psychiater nun auch verständlich, was er zunächst nur aus einem Mangel an eigenem Fassungsvermögen zu erklären wußte: daß ihm alle diese Dinge überhaupt nicht mehr als empirisch-wissenschaftlich faßbare Gebilde eingehen, daß alles hier so schattenhaft eindrucksmäßig, ein *„Scheinen wie"*, ein *„Schein als ob"* bleibt. So wird ihm auch weiter verständlich, daß für diese Art der Erfassung die geistigen Gebilde dieser schizophrenen Erregungen einen besonderen Sinn, eine besondere Tiefe, eine metaphysische Bedeutung gewinnen, daß sich den so Schauenden die Gegebenheit der Krankheit überhaupt mit Sinn erfüllen, während er als einfacher Psychiater doch nur den Niederschlag einer beginnenden prozeßhaften schweren psychischen Funktionsschädigung zu sehen vermag und gerade deswegen sich scheut, sich scheuen *muß*, einen Sinn, den er doch nur aus *sich* heraus gewinnen könnte, aus den Gegebenheiten der Krankheit herauszuholen. So ist es ihm denn – nicht nach seiner klinischen, sondern seiner naturwissenschaftlichen Orientierung nach – grundsätzlich versagt, da noch mitzubekommen, wo Sie weiter erklären:

> *„Es kann die tiefe Bedeutung erlebt werden, ohne daß sie sagbar wird. Es ist eine Erschütterung des Aufnehmenden, ohne daß alles klar wird. Was nach objektiver gegenständlicher Analyse ‚zerfahren' ist, kann noch subjektiv bedeutungstief erscheinen. Es könnte vielleicht die größte Tiefe des metaphysischen Erlebens, das Bewußtsein des Absoluten, des Grauens und der Seligkeit im Bewußtsein der Empfindung des Übersinnlichen da gegeben sein, wo die Seele so weit aufgelockert wird, daß sie als zerstörte zurückbleibt."*

Der Psychiater muß hier erkennen, daß diese Art der Erfassung der Geistigkeit der von einem Krankheitsprozeß Ergriffenen außerhalb jener Fassungsmöglichkeiten liegt, die ihm seine Wissenschaft (ich wiederhole: nicht wegen ihrer klinischen Enge, sondern wegen ihrer natur- und erfahrungswissenschaftlichen Gebundenheit) zur Verfügung stellt. Er muß sich darüber klar sein, daß diese intuitive Wesensschau, dies anschauliche Hingegebensein an die menschliche Gesamtexistenz nicht der Weg sein kann, den er – im Klinischen so wenig, wie bei dem Versuch, aus der Enge der Klinik hinaus ins Gebiet der geistigen und kulturellen Wertphänomene einzudringen – zu gehen hat. Dabei kann er ruhig zugeben: Es *kann* richtig sein, was auf diesem Wege intuitiv gewonnen, subjektiv erfühlt und geschaut wird. Eine Gewähr dafür haben wir freilich nicht. Aber einer Methode, die keine andere als nur eine subjektiv gefühlsmäßige Sicherheit bietet, darf sich die Psychiatrie auf ihrem weiteren Entwicklungswege nicht mehr anvertrauen. Ich verhehle mir dabei durchaus nicht, was Sie mir vielleicht entgegenhalten werden: Alle diese von mir vorgebrachten Dinge seien nichts wie klinische Trivialitäten. Mir fehle eben das Organ für die Erfassung dieser feinsten und subtilsten Geistigkeiten. Mir und den vielen anderen Psychiatern, die darum, so oft sie mit geistigen Wertgebilden psychiatrisch in Berührung kommen, aus einer wahrhaft naiven *„naturwissenschaftlichen"* Einstellung heraus niemals über plumpe Belanglosigkeiten und grobe Banalitäten hinausgekommen seien. Ich verkenne dies nicht und meine allerdings, daß die Grenzen psychiatrischer Betrachtung auf diesen geistigen Wertgebieten sehr schnell erreicht sind, und daß die Psychiatrie im Bewußtsein dieser engen Grenzen ihrer Fassungsmöglichkeit grundsätzlich darauf Verzicht leisten muß, so weit vorzudringen, wie Sie es, vom Psychiatrischen ausgehend, in Ihrem Buche getan haben. Wo immer aber vom Psychopathologischen her in dieser Weise ein Forschungsgebiet wissenschaftlich in Angriff genommen wird, da glaube ich, einer Äußerung *Isserlins* wörtlich aufnehmend, mit Fug und Recht die Frage stellen zu dürfen:

> *Sollte es der Würde dieser medizinischen Wissenschaft nicht mehr entsprechen, die Nüchternheit naturwissenschaftlicher Methoden zu pflegen, als die Haltung einer Kunst seherischen Erschauens für sich in Anspruch zu nehmen?*

Mit dem Ausdruck usw.

Birnbaum

2 Die Bedeutung von Karl Jaspers für die Psychiatrie der Gegenwart

Gerd Huber

2.1 Bedeutung von Jaspers für die Psychiatrie

Die Forscherarbeit von Jaspers hatte 1908 in der Heidelberger Klinik von Nissl, Wilmanns, Gruhle, Wetzel, Homburger, Mayer-Gross u. a. ihren Anfang genommen. Nach einer Reihe selbständiger Arbeiten erschien 1913 die „Allgemeine Psychopathologie". Das Buch und seinen Autor als Repräsentanten der phänomenologischen Richtung und der verstehenden Psychologie zu bezeichnen, ist, wie Jaspers 1959 sagt, nur halb richtig; der Sinn seines Werkes war umfassender: die Klärung der Methoden der Psychiatrie überhaupt, ihrer Auffassungsweisen und Forschungswege.

Die Frage der *Bedeutung von Jaspers für die Psychiatrie* wurde lange Zeit kaum eingehender untersucht, sieht man von den Aufsätzen von Ludwig Binswanger (1943) und Heimann (1950) ab. Nach dem Ersten Weltkrieg schien Jaspers für die Psychiatrie in den Hintergrund zu treten; so findet man im „Handwörterbuch" Birnbaums von 1930 weder unter dem Stichwort „Phänomenologie" noch „Methodik" seinen Namen. 1938 schrieb K. Schneider, daß es erst seit der „Allgemeinen Psychopathologie" von Jaspers, durch die auch die mannigfachen früheren Erfahrungen ihren „gehörigen Ort" fanden, eine wissenschaftlich befriedigende Psychopathologie gibt. Jaspers schuf mit seiner von innen beschreibenden Phänomenologie eine von ihm als eine eigene und ausdrückliche eingeführte Methode. Mit ihr gelangte er zu Ergebnissen, die K. Schneider mit Recht zum unverlierbaren Besitz der Psychiatrie rechnet. Hierher gehören die Lehre von den Trugwahrnehmungen und vom Wahn mit der Unterscheidung von primärem unableitbarem Wahn, zumal der Wahnwahrnehmung, und sekundären ableitbaren wahnartigen Erlebnisweisen; die Deskription der „leibhaftigen Bewußtheit" und des normalen und gestörten Ich-Bewußtseins anhand von vier formalen Kriterien; die klare Erfassung des „hysterischen Charakters", weiter die Unterscheidung zwischen verständlichen und kausalen Zusammenhängen, Entwicklung einer Persönlichkeit und Prozeß und im Zusammenhang damit die Herausarbeitung des Begriffs der Erlebnisreaktion. Seine der klinischen Anschauung entspringende methodische Besinnung führte Jaspers überall zu konkreten Resultaten. Sie sind auch heute noch von Interesse, auch wenn inzwischen einige seiner Ergebnisse durch neuere Befunde modifiziert und z.B. seine Lehre vom Wahn und der Wahnwahrnehmung durch die Untersuchungen von Kurt Schneider (1952), Kranz (1955), Conrad (1958), Paul Matussek (1952/53), Janzarik (1959) und Huber und Gross (1977) in wesentlichen Punkten revidiert oder weiterentwickelt wurden.

Ludwig Binswanger (1943) nennt die Jasperssche „Allgemeine Psychopathologie" eine klinisch wohl dokumentierte, methodologisch scharf durchdachte Darstellung, die ein völliges Novum in der psychiatrischen Literatur darstellt und in den Jahrzehnten seit ihrem Erscheinen durch nichts ersetzt, geschweige denn überholt wurde. Jaspers gelang die systematische Vereinigung und Durchdringung von Praxis und Theorie in einem Wurf. Sein Werk, das 1946 mit der 4. Auflage eine gewaltige Bereicherung des Stoffes erfuhr, steht durchweg auf psychiatrischem Boden. Die kritische Konzentration auf die methodologische Besinnung bewahrte seine Psychopathologie vor drei Gefahren: der eines „geschlossenen Systems", der einer Anlehnung an ein philosophisches System und der einer kritiklosen Übertragung naturwissenschaftlicher Denkmethoden und Begriffe auf das seelische Gebiet. Jaspers zeigte, daß Wahrnehmen auf körperlichem und seelischem Gebiet grundverschieden sind, und kam von hier, von der phänomenologischen Vergegenwärtigung des Seelischen aus, zum genetischen Verstehen seelischer Zusammenhänge, die er den kausalen, naturwissenschaftlichen gegenüberstellte. Diese Unterscheidungen blieben auch für Nachfolger und Gegner wegleitend und Ausgangspunkt kritischer Auseinandersetzungen. Seine Psychopathologie vermeidet auch die Gefahr, das psychopathologische Material durch den Begriff zu vergewaltigen, ohne andererseits den Fehler zu begehen, angesichts der Unbeständigkeit und der fließenden Übergänge der Phänomene auf fest umrissene Begriffe und Definitionen zu verzichten. Klare und deutliche begriffliche Grenzen sind mit Übergängen im klinisch-psychopathologischen Erscheinungsbild durchaus vereinbar.

Die Bedeutung von Jaspers für die Psychiatrie wird bis heute unterschiedlich beurteilt. Daß die Psychiatrie, wie Binswanger meinte, ihn „nicht gewollt", hielt Gaupp (1953) für einen Irrtum. Wyrsch (1963), Gruhle (1947) und K. Schneider (1938) äußern sich zustimmend, doch hinsichtlich der Wirkung eher skeptisch. Das Werk von Jaspers hat, wie Kurt Schneider (1938) m. E. zu Recht sagt, auf die Psychiatrie nicht in dem Maße gewirkt, wie es hätte wirken müssen. Lehr- und

Handbücher machten von ihm ganz ungenügend Gebrauch, die Psychiater haben von seiner methodologischen Disziplin und Besinnung aufs Ganze gesehen nicht viel gelernt. Daß er nur eine Methode und keine Theorie lehrte und seine Psychopathologie keine geschlossene Wissenschaft sein konnte, macht verständlich, daß sich keine Schule oder gar Gemeinde um ihn scharte. Dennoch muß man mit Gruhle (1947) fragen, warum seine Psychopathologie vielen Psychiatern fremd blieb. Sie will eingehend studiert sein; Aneignung der Überlieferung, klares methodisches Denken und die Mühe des Begriffs sind oft nicht Sache der Psychowissenschaftler, die auch zuviel mit konstruktiven Deutungen arbeiten und das Verstehen weit überdehnten. Und: Die von Jaspers geforderte „phänomenologische Einstellung" ist nicht ursprünglicher Besitz, sondern mühsamer Erwerb nach kritischer, immer von neuem Vorurteile überwindender Arbeit und oft vergeblichen Bemühungen. Während Jaspers selbst niemals Methodologie als Selbstzweck trieb, nicht am Ufer „Vorträge über das Schwimmen" hielt (Hegel), sondern stets gleichzeitig zeigte, zu was die Methode gut ist (Schneider 1938), verfielen manche von Jaspers zunächst ausgehende Autoren in „leeres methodisches Gerassel". Nicht zuträglich für die Wirkung war sicher auch, daß Jaspers, der nie einem etablierten Zitier- und Lobekartell angehörte, sich sehr kritisch gegenüber anderen Richtungen äußerte. Aber auch wenn die Jasperssche Psychopathologie ihrem Wesen nach kaum Schule machte und es immer nur einzelne waren, die sie forderten und auch die Sprachgrenze überschritten (u. a. Mayer-Gross; E. Kahn; Ey; Lopez-Ibor), hätten ohne sie zahlreiche und wichtige Arbeiten, z.B. die von Bash, Conrad, Janzarik und Kisker, die den Bezug zur Gestalt- und Strukturpsychologie und Feldtheorie herstellten, nicht geschrieben werden können (s. Wyrsch 1963).

Die phänomenologische Psychopathologie von Jaspers wird auch heute noch gelegentlich mit der phänomenologischen Philosophie verwechselt und vermengt. Das Ergebnis kann nur, wie Lopez-Ibor (1982) bemerkt, ein Zustand schrecklicher Verwirrung sein. Phänomenologie ist für Jaspers ein empirisches, allein durch die Mitteilungen seitens der Kranken in Gang gehaltenes Verfahren, Vergegenwärtigung dessen, was im Patienten wirklich vorgeht, was er eigentlich erlebt, wie ihm etwas im Bewußtsein gegeben ist. Jaspers distanziert sich klar von Husserl, der das Wort „Phänomenologie" später für „Wesensschau" gebrauchte, die er, Jaspers, nicht treibe. Seine Phänomenologie möchte zuerst von verstehbaren Zusammenhängen und erst recht von zugrundeliegend Gedachtem, von theoretischen Vorstellungen ganz absehen. Doch ist diese „phänomenologische Einstellung", wie gesagt, keineswegs selbstverständlich.

2.2 Methodologische Besinnung

Die methodologische Besinnung und Systematik ist das Kernstück der psychiatrischen Leistung von Jaspers. Er stellte der „Seinsdogmatik" das kritische methodologische Bewußtsein entgegen, das jene als vorübergehenden Irrtum auflöst und sich stets des Perspektivischen und Partikularen des Erkennens bewußt ist. Das Ganze ist Idee, der ganze Mensch ist nicht durch eine wissenschaftliche

Disziplin faßbar. Jaspers bringt anstatt eines Systems aufgrund einer Theorie eine Ordnung aufgrund methodologischer Besinnung. Seine phänomenologische Psychopathologie geht nicht als eine Lehre, doch als Methode, die der klinischen Forschung Wege weisen soll, allen anderen für die Psychiatrie bedeutsamen Wissenschaften voran. Hier geht es darum zu wissen, was man weiß und was man nicht weiß, zu wissen, wie, in welchem Sinne und in welchen Grenzen man etwas weiß und mit welchen Mitteln dieses Wissen erworben und begründet wird. Wenn er für seine Psychopathologie als einzige Aufgabe „eine Entwicklung der Gesichtspunkte für die Untersuchung der Fragen und Probleme, der Begriffe und Zusammenhinge aus den klinischen Phänomenen selbst“ statuiert und sie so „von der Knechtschaft gegenüber Neurologie und Medizin“ befreit, war es für ihn doch selbstverständlich, daß an vielen Stellen nahe Beziehungen zu neurologischen und somatologischen Fragen auftreten. Auch bei Jaspers wird deutlich, daß die allgemeine Psychopathologie die spezielle konstituiert und früher oder später zu Unterscheidungen von gesund und krank, normal und abnorm und so zu dem tendiert, was er die „Synthese der Krankheitsbilder“ nannte. Seine Psychopathologie impliziert ein nosologisches System, das in den Grundzügen mit dem von K. Schneider konzipierten triadischen System der klinischen Psychiatrie übereinstimmt: bekannte *somatische Krankheiten* mit Seelenstörungen, dann die großen, *endogenen Psychosen*, dabei außer Schizophrenie und manisch-depressiven Erkrankungen noch die genuine Epilepsie, und schließlich die *Variationen* mit abnormen Reaktionen, Persönlichkeiten und Neurosen. Der Ordnungsgesichtspunkt und damit der Krankheitsbegriff selbst ändert sich, wie Jaspers hervorhebt, bei jeder Gruppe: somatische Einheiten, psychologische und Verlaufseinheiten, Variationen der menschlichen Artung. Jaspers betont, daß es mehrere Krankheitsbegriffe gibt und daß alle zwar grundsätzlich scharf gefaßt werden können, in der Anwendung auf die Wirklichkeit jedoch Grenzfälle und Übergänge zulassen müssen. Sinn und Nutzen der Psychopathologie liegen für Jaspers nach allem auch im Diagnostischen, auch wenn die Diagnose den Psychopathologen erst in letzter Linie interessiert.

Die Psychiatrie von Kraepelin, die Vergegenständlichung und Objektivierung zu sehr betonte, und der nach Gruhle (1953) jedes Verständnis für die psychopathologische Phänomenologie fehlte, wurde durch die von Jaspers entwickelte, auf Erleben und Erlebnisweisen zielende Phänomenologie überwunden. Mit ihrem Bestreben, die subjektiven Phänomene möglichst sorgsam zu beschreiben und voneinander zu sondern, ist sie gegenüber Kraepelin etwas durchaus Neues. Über die reine Beschreibung, das statische Erfassen psychischer Phänomene hinaus, möchte Jaspers ihr Zustandekommen, den Erlebnisablauf, Bewegung und Zusammenhang des Seelischen soweit als möglich verstehen. Diese Verbindung von Phänomenologie und verstehender Psychopathologie war für die Psychopathologie von Jaspers, was oft zu wenig beachtet wird, von Anfang an kennzeichnend. Weil sie auch und gerade den Erlebnisablauf selbst und nicht nur sein Ergebnis berücksichtigt und mittels Introspektion seitens des Patienten und Einfühlung seitens des Untersuchers verstehenspsychologisch die Entwicklung der Persönlichkeit zu erfassen versucht, ist sie in der ärztlichen Situation nicht, wie eingewandt wurde, kommunikationsstörend. Sie befähigt zu psychopathologischer Diskrimination, ist aber nicht diskriminierend, sondern kommunikativ. Wenn heute die richtige Haltung des Psychiaters und Psychotherapeuten, etwa unter Berufung auf Sullivan, als „participant observation", als Beobachtung auf dem Boden echter emotionaler Anteilnahme charakterisiert wird, entspricht dies ziemlich genau dem Jaspersschen Ansatz. Durch das Junktim der deskriptiv-phänomenologischen mit der Methode des genetischen Verstehens ist der Psychopathologe stets zugleich ein distanzierter und ein teilnehmender Arzt, der sowohl beobachtet und, in erster Linie anhand der Selbstschilderungen des Patienten, Phänomene ermittelt, wie auch sich selbst als Untersuchungsinstrument einsetzt. Die Jaspersche Unterscheidung von statischem und genetischem Verstehen ist eine Grundlage für jene, als teilnehmende Beobachtung bezeichnete Haltung: Fähigkeit zur Distanz und zur Kommunikation müssen sich in der Person des Psychiaters vereinen. Von hier aus erweist sich auch der oft apostrophierte Gegensatz von diagnosezentrierter und persönlichkeits- oder patientenzentrierter Betrachtungsweise als ein nur scheinbarer: Beide Einstellungen schließen sich nicht aus, sondern ergänzen sich gegenseitig; der Arzt und auch der Psychiater kann auf keine der beiden Sichtweisen verzichten, keine darf verabsolutiert werden (Huber 1974).

Bezüglich der *Diagnostik* in der Psychiatrie hat Jaspers klar erkannt, daß Diagnostik im strengen Sinne nur bei den Psychosen auf der Grundlage von Hirnkrankheiten möglich ist und daß von hier, von den symptomatischen über die endogenen Psychosen zu den Variationen die Bedeutung der Diagnose abnimmt, so daß im gesamten Bereich der Variationen seelischen Wesens keine Diagnose, sondern allenfalls eine Heraushebung von Prägnanztypen durch Deskription und genetisch verstehende Analyse möglich ist. Die neueren Längsschnitt- und Langzeituntersuchungen müßten u. E. auch zu einer Wiederannäherung an die vielfach in Vergessenheit geratene Jaspersche Schichtregel, den diagnostischen Vorrang der Symptome in der Gruppenfolge, wobei die tiefste erreichte Schicht den Ausschlag für die Diagnose gibt, führen. Jaspers sah in der Idee der Krankheitseinheit und der Kraepelinschen Dichotomie der endogenen Psychosen zwar einen fruchtbaren Orientierungspunkt der psychiatrischen Forschung, erkannte aber zugleich, daß eine reale Krankheitseinheit auf psychopathologischem Wege und auch aus dem psychopathologischen Gesamtbild einschließlich Verlauf und Ausgang (also mit der Kahlbaum-Kraepelinschen Methode) nicht gefunden werden kann (Gross und Huber 1978).

Mit der *Phänomenologie im engeren Sinne*, dem Vergegenwärtigen von Erlebnisweisen, seelischen Zuständen und Qualitäten, die in Selbstschilderungen und Ausdruck begegnen, ihrer Beschreibung sowie ihrer Abgrenzung und Festlegung, so daß man mit den Begriffen immer dasselbe meinen kann, schuf Jaspers erstmals die Möglichkeit, umschriebene psychopathologische Begriffe und überprüfbare wissenschaftliche Resultate zu erhalten. Analytische Differenzierung und Begriffsbildung widerspricht nicht der Idee der Einheit, ist aber unerläßliche Voraussetzung des Erkenntnisprozesses. Auch wenn es in der klinischen Realität inter- und intraindividuell alle möglichen fließenden Übergänge gibt, pflegt die Rede von den Übergängen das „Faulbett des Denkens und Beobachtens“ zu sein; „Erkennen geht durch Unterscheidung“. Voreilige Zuordnung und begriffliche Benennung ist dabei ein möglicher Fehler. Der Psychopathologe soll unetikettiert stehen lassen, was nicht aufgeht (Schneider 1980); das Auffangen in mitteilbaren Begriffen, das Messen an möglichst eindeutig festgelegten und konsensfähigen Fachausdrücken, ist sekundär. Erst in einem weiteren, dritten Schritt folgt der Versuch, genetisch zu verstehen oder kausal zu erklären, d. h. anhand der Phänomene Symptome, Syndrome, psychopathologische oder nosologische Einheiten zu gewinnen. Dabei wird das Phänomen unter Aufgabe der Psychonomie zum Symptom, zum Hinweis auf Krankheitsvorgänge; die Psychopathologie verliert ihre nosologische Neutralität im Sinne von Janzarik und wird zur Symptomlehre. Auch Jaspers hat, wie schon gesagt, nosologische und somatologische Aspekte letztlich nicht ausgeklammert, auch wenn er deutlich machte, daß Psychopathologie auch ganz ohne sie betrieben werden kann und zunächst betrieben werden muß. Dies gilt auch für Versuche, mit der Jaspersschen Psychopathologie Ansatzpunkte für eine somatische Hypothese schizophrener Erkrankungen zu gewinnen; auch hier ist zunächst der psychopathologische Tatbestand der Psychose oder des Wahns ohne Rücksicht auf somatologische oder nosologische Erwägungen zu untersuchen (Huber und Gross 1977).

Die klinische Psychopathologie befaßt sich mit dem seelisch Abnormen im Hinblick auf klinische Einheiten und wird so zur psychopathologischen Symptomlehre und Diagnostik. Auch wenn Schizophrenie und Zyklothymie provisorische Konventionen (Gross und Huber 1978) und rein psychopathologische Zustand-Verlauf-Einheiten sind, ist es nach K. Schneider (1980) auch hier zulässig, von Diagnose und von Symptomen zu reden. Mit der Jaspersschen Phänomenologie ließen sich darüber hinaus substratnahe Basisphänomene (Janzarik 1983) bei endogenen Psychosen herausheben, die auch im medizinischen Sinne als Symptom, als Indiz für einen zerebralen pathologischen Funktionswandel aufgefaßt werden können Huber 1983). Dagegen sind die näheren Konkretisierungen, in denen z.B. ichbezügliche Anmutungserlebnisse (Janzarik 1959) durch Aktualisierungen mit einer bestimmten Bedeutung versehen werden, als Ausdruck der „Wahnarbeit“, d. h. einer psychologisch verstehbaren Tendenz zur Verarbeitung, Bewältigung und Erklärung, anzusehen. Dieses „Hindrängen zur Gestalt“ im Sinne von Binswanger (s. Huber 1964, Huber und Gross 1977) ist ein Wesenszug des Daseins überhaupt, der dem Menschen als Menschen, also auch dem an Schizophrenie erkrankten Menschen, und nicht der Krankheit als solcher angehört. Dies heißt, daß die Erlebniswelt des Psychose-Kranken auch für die Jasperssche Psychopathologie in weitem Umfang psychonom nach den Spielregeln seelischer Motivdynamik sich entfaltet. Mit der die Phänomenologie im engeren Sinne komplettierenden Jaspersschen Methode des genetischen Verstehens ließ sich selbst in schizophrenen Symptomen ersten Ranges eine situativ-biographische Komponente aufweisen (Huber und Gross 1977) und Autismus bei Schizophrenen als sekundäre Bewältigungs-, Vermeidungs- und Abschirmungsreaktionen verstehbar machen (Groß et al. 1971, Huber 1983, Huber et al. 1979). Auch als Ausgangspunkt und als Korrektiv der modernen *quantifizierenden Verfahren* in der Psychopathologie benötigen wir die Jaspersche Phänomenologie, die durch quantifizierende Verfahren zu ergänzen, aber nicht zu ersetzen ist. Auch operationalisierte Begriffe und Skalen sind stets komplexe Größen, und bestimmte Kennwerte, z.B. ein Gesamtscore einer Skala, können nur sehr bedingt als Kriterien für die Schwere einer Erkrankung genommen werden (s. Heimann 1979).

2.3 Genetisches Verstehen, verständliche und kausale Zusammenhänge, Entwicklung und Prozeß

Das *genetische Verstehen* von Jaspers, das Einfühlen und Nachvollziehen „wie Seelisches aus Seelischem mit Evidenz hervorgeht", ist als wichtiger Ordnungsgesichtspunkt der klinischen Psychopathologie auch heute unentbehrlich und nicht durch andere Weisen des Verstehens ersetzbar. Für einen Ansatz, für den es eine Grenze des Verstehens nicht gibt und für den Nichtverstehbarkeit dazu veranlassen muß, diese in einem anderen strukturellen Kontext neu zu bestimmen, um so doch noch zu einem Sinn des Ganzen zu gelangen (Glatzel 1978), kann letztlich Verstehbarkeit gleich Sinnhaftigkeit durch nichts suspendiert, sondern allenfalls durch ungenügende Strukturerfassung verfehlt werden. Bei der Anwendung der Methode des genetischen, einfühlenden Verstehens und der auf sie gegründeten sog. methodologischen Diagnostik der Psychosen: aus der Nichtverstehbarkeit, der Unterbrechung der Sinnkontinuität, wird auf das Wesen des Zustandes geschlossen, muß sich der Psychopathologe allerdings stets der Fehlerquellen bewußt sein, die sich aus der Abhängigkeit vom soziokulturellen Kontext, der interindividuell differierenden Einfühlungsfähigkeit, der Subjektivität – Zusammenhinge fremdseelischen Lebens werden nur dann evident, wenn in ihm potentiell eigenes Seelenleben wiedererkannt wird – ergeben.

Auch im Bereich der Psychosen gibt es für Jaspers keine durchgehende Verstehensgrenze. Vieles in ihnen ist, wie schon gezeigt, mit Hilfe des genetischen inneren Verstehens, des Motivverstehens im Sinne von Gruhle (s. Huber 1979, 1982), psychologisch ableitbar, die Themen sind von Erlebnissen geprägt, analysierbar und weitgehend verstehbar. Seelische Reaktionen und Versuche der Bewältigung, Kritik-, Einsichts- und Verantwortungsfähigkeit, Sich-zu-sich-selbst-verhalten-Können sind von weit größerer Bedeutung als auch von modernen Richtungen, die z.B. schizophrene Psychosen als ganzheitliche, totale Persönlichkeitswandlungen begreifen, angenommen wird. Zumal in den Basisstadien schizophrener Erkrankungen nehmen die Patienten ihre Defizienzen als solche wahr, setzen sich mit ihnen auseinander und versuchen, mit ihnen fertig zu werden. Selbst bei einem Symptom ersten Ranges wie der Wahnwahrnehmung konnte mit der Jasperschen Methode eine psychogene, verstehbare Komponente nachgewiesen werden (Huber und Gross 1977). Durch das sog. *Jaspers-Theorem* (von Baeyer 1969, Glatzel 1978, 1981) wird der Kranke nicht „ein für allemal als uneinfühlbar erklärt", der therapeutische Umgang mit ihm und die Erforschung seiner Lebensgeschichte nicht erschwert oder gar verhindert. Psychose und Wahn bedeuten nicht, daß das Verstehen grundsätzlich unmöglich ist, nur, daß es hier eine Grenze psychologischen Verstehens gibt. Mit der Methode des genetischen Verstehens lassen sich auf weite Strecken einfühlbare Zusammenhänge zwischen Psychose und Lebensgeschichte nachweisen; die Vorgänge sekundärer Verarbeitung, Bewältigung und Abwehr sind ohne Zuhilfenahme psychoanalytischer oder daseinsanalytischer Interpretationen mit der Jasperssсhen Methode faßbar und verstehbar. Mit ihr ließ sich auch, z.B. in der endoreaktiven Dysthymie (Weitbrecht 1973) oder den situativ mitbedingten Schizophrenien (von Baeyer 1966), ein gleichsam endoreaktiver Pol bei den Zyklothymien und Schizophrenien differenzieren (s. Huber 1969, 1974).

Auch der Jasperssche *Situationsbegriff* meint nicht „ein dem Einzelnen entgegenstehendes Außen oder Gegenüber" (Glatzel 1977), hat vielmehr durchaus komplementären Charakter: Das Individuum bringt selbst die Situation hervor, läßt sie, wie Jaspers sagt, in einer verstehbaren Verwicklung entstehen oder nicht zustandekommen: Umwelt, wechselnde Lebensbedingungen prägen den Menschen und werden von ihm ergriffen und geprägt. Auch bei den endogenen Psychosen wurde die situative Abhängigkeit und Wandelbarkeit von der Jaspersschen Psychiatrie hervorgehoben. Die Basisphänomene der Schizophrenien zeigen sich bevorzugt „situagen" (von Baeyer 1966), in Abhängigkeit von Beanspruchung relativer Überstimulation durch bestimmte Situationen (s. Huber 1983, Janzarik 1983). Die sog. interaktionale Psychopathologie ist bereits vorgezeichnet, wenn es bei K. Schneider heißt, Anlage und erlebte Umwelt würden einen Wirkungskreis bilden, indem die Anlagepersönlichkeit sich an ihren Erlebnissen entfalte, die von ihr je nach ihrem besonderen Wert und Sinn ausgewählt, einbezogen und eingeschmolzen würden (Schneider 1980; s. a. Huber 1979).

Jaspers brachte wesentliche Zugänge zum Seelenleben unter die Gesichtspunkte von verständlichen und kausalen Zusammenhängen, Verstehen und Erklären, *Entwicklung und Prozeß*. Während wir es in der Naturwissenschaft nur mit kausalen Zusammenhängen zu tun haben, bleibt in der Psychologie und Psychopathologie noch der Weg des mit dem Erlebnis einer primären Evidenz verbundenen einfühlenden, genetischen Verstehens seelischer Zusammenhänge. Das nicht verstehbare Aufeinanderfolgen seelischer Vorginge, z.B. nach Jaspers eine plötzlich auftretende Wahnstimmung,läßt vermuten, daß sich hier körperliche, außerbewußte, nur kausal zu erklärende Vorgänge abspielen. Während das Verstehen überall begrenzt ist, findet das kausale Erklären nirgends eine Grenze. Die Unterscheidung zwischen verständlichen und kausalen Zusammenhängen ist die Grundlage für die Bestimmung der für die Jasperssche Psychopathologie wesentlichen Alternativbegriffe: *Entwicklung einer Persönlichkeit* und *Prozeß*. Beim Prozeß handelt es sich um etwas völlig Neues, der Anlage und Entwicklungspersönlichkeit Heterogenes, das, im Unterschied zur heilenden Phase, zu einer dauernden Veränderung des Seelenlebens führt. Daß auch die Prozesse nach Jaspers zwei wesensverschiedene Formen umfassen, nämlich ausschließlich durch *organische Hirnvorgänge* bestimmte, darunter neben nachweisbaren Hirnprozessen Erkrankungen der Dementia praecox-Gruppe, andererseits sog. *psychische Prozesse* mit Veränderung des Seelenlebens ohne Zerstörung und mit psychologisch typischen Verlaufszusammenhängen, wird oft übersehen. Für Jaspers ist mit diesem Grenzbegriff, ähnlich wie mit dem der Paranoia (Gaupp), zwar kein Problem gelöst, aber eine Frage bewahrt. Der psychische Prozeß ist für neuere Konzepte, so das der *Strukturverformung* (Janzarik 1959, 1968) als zweite, persönlichkeitsbezogene Komponente der Irreversibilität in endogenen Psychosen (Huber 1968) oder den „Abwandlungsprozeß" im Sinne von Häfner (1963), von Bedeutung.

Für Jaspers ist jede Grenze des Verstehens ein neuer Anstoß zu kausaler Fragestellung. Das heißt, daß zwar die Natur nur erklärt werden kann, das Seelenleben aber nicht nur in seinen Zusammenhängen verstanden, sondern auch erklärt werden könne und, wenn es durch Hirnprozesse bedingt ist, sogar erklärt werden müsse. Weil das Evidenzkriterium des genetischen Verstehens die empirische „Wahrheit" nicht gewährleistet, muß jede auf Evidenz gegründete Vermutung auf ihre Stichhaltigkeit geprüft werden. Die auf das genetische Verstehen gegründete, sog. methodologische Diagnostik der endogenen Psychosen reicht nicht aus. Sie erlaubt vielmehr erst in Verbindung mit bestimmten konkreten psychopathologischen Tatbeständen, z.B. Symptomen ersten Ranges, und bei Berücksichtigung der klinischen Gesamtsituation (s.o.) eine Abtrennung der Psychosen von abnormen Persönlichkeiten und Erlebnisreaktionen. Dabei werden, wie gesagt, Übergänge im psychopathologischen Erscheinungsbild (wenn auch nicht im Substrat – Schneider 1980) anerkannt. Insofern ist die Rede von „Grenzpsychosen" oder „Borderline-Syndromen" mit der Jaspers-Schneiderschen Psychopathologie vereinbar. Im Beginn und bei milderen Verläufen, aber auch in späteren Basisstadien ist das psychopathologische Syndrom oft so weitgehend von der Persönlichkeit und den ihr zugehörigen Reaktionsweisen und Abwehrpsychismen geprägt, daß es nicht als etwas Anderes und Neues, *qualitativ Abnormes* erkennbar ist. Doch handelt es sich bei der Unterscheidung von qualitativ und quantitativ abnormen psychopathologischen Phänomenen nicht, wie die neuere Verlaufsforschung zeigte, um echte Alternativentscheidungen, sondern um ein Mehr oder Weniger. Irgendwo in einer kontinuierlichen Übergangsreihe zwischen noch und nicht mehr statisch und/oder genetisch verstehbar erfolgt der Umschlag, der *Sprung* vom Quantitativen ins Qualitative und umgekehrt. Eine durchgehende Zuordnung des Begriffspaares „qualitativ – quantitativ abnorm" zum Begriffspaar „psychotisch – nicht psychotisch" ist nicht möglich. Auch bei den affektiven und bei den körperlich begründbaren Psychosen erscheinen zahlreiche Symptome und Syndrome psychopathologisch nicht eindeutig als qualitativ abnorm. Daß auf der Komplexitätsstufe der Psychopathologie nur *Wahrscheinlichkeitsaussagen* erwartet werden können (Heimann 1979), gilt auch für die Differenzierung von quantitativ und qualitativ abnorm, uncharakteristisch, charakteristisch und typisch (s. Huber et al. 1979).

Die Unterscheidung von Psychosen gegenüber Erlebnisreaktionen einschließlich der *Neurosen* leitet sich nach v. Baeyer (1977) bruchlos aus der Jaspersschen Differenzierung von naturwissenschaftlich-kausal erklärbarem Prozeß und psychologisch verständlicher Entwicklung ab. Für Jaspers sind Neurosen nicht etwas gegenüber dem Gesunden prinzipiell Neues, sondern in der Ausnahme sich deutlicher zeigende Grundeigenschaften menschlichen Daseins. Gegen einen Dualismus von Entwicklung und Prozeß, Verstehen und Erklären, erhaltener oder aufgehobener Sinnkontinuität erhoben sich von Anfang an Stimmen. So kann oft, wenn bei Nichtverstehen in der diagnostischen Anfangssituation psychotisches Erleben als Abbruch einer sinnvollen Lebensentwicklung erscheint, die nähere Beschäftigung mit dem Kranken doch noch Sinnbezüge aufzeigen. Ob dann eine Psychose oder eine Neurose anzunehmen sei, ist, nach v. Baeyer (1977), nicht mehr eine Frage genetischer Verstehbarkeit, sondern eine solche der klinischen Gesamtkonstellation. Hier sehen wir aber keinen grundsätzlichen Unterschied zur Jaspersschen Psychiatrie, die gleichfalls über die Frage der Sinnkontinuität hinaus für die Diagnose den Nachweis bestimmter konkreter Symptome und die Berücksichtigung von Anamnese, Lebensgeschichte, Primärpersönlichkeit, körperlichen Befunden, Verlaufstypik, Heredität usw. verlangt. Abgesehen davon kennt auch Jaspers Fälle, die eine klare alternative Auffassung: Persönlichkeitsentwicklung oder Prozeß, nicht gestatten, und diskutiert, wie erwähnt, die Frage eines von organischen Hirnprozessen wesensverschiedenen „psychischen Prozesses" (s. o.). Doch kommt es ihm letztlich darauf an, den Begriff der Entwicklung einer Persönlichkeit nicht über das Verstehbare hinaus zu erweitern und das Unverständliche in seiner vielfachen Heterogenität anzuerkennen und seinem jeweiligen Wesen entsprechend methodisch aufzufassen (Jaspers 1946, 592 f.).

2.4 Psychoanalyse

Hauptpunkte der Jaspersschen Kritik an der Freudschen *Psychoanalyse* stehen in engem Zusammenhang mit Grundpositionen seiner Psychopathologie. Freud mißverstehe verständliche Zusammenhänge als kausale, halte alles Seelenleben für sinnvoll determiniert und knüpfe daran Theorien über die Ursachen des gesamten seelischen Ablaufs; er hebe nicht nur Unbemerktes ins Bewußtsein, sondern versuche ein „Als-ob-Verstehen" außerbewußter Zusammenhänge, das in eine Welt rein ausgedachter, die Grenzen aller verstehenden Psychologie weit hinter sich lassender, unbeweisbarer Hypothesen führe. Hier, oder wenn er sagt, die psychoanalytischen Grundanschauungen dürfe man Glauben nennen, stimmt er überein mit der Kritik von Karl Popper (1969), die Psychoanalyse sei keine Wissenschaft, weil ihre Thesen nicht falsifizierbar sind. Für Jaspers hört das Verstehen auf vor den Wirklichkeiten des angeborenen empirischen Charakters und der organischen Krankheiten und Psychosen, d. h. dem Elementaren daran, den Basissymptomen in unserer Terminologie, auch wenn noch so viele besondere Inhalte eine Seite der Verstehbarkeit zeigen, und vor der Wirklichkeit der Existenz, dessen, was der Mensch eigentlich als er selbst ist. „Die Psychoanalyse blieb vor allen diesen Grenzen blind. Sie wollte alles verstehen."

Die Jaspersche Skepsis gegenüber jenen Tiefenpsychologien, die alles Seelische auf Sexualität in einem weiteren Sinne zurückführen und für die alle höheren Lebensziele nur Sublimierung sind, und gegenüber einer Aufdeckung des Unbewußten, die ihre dogmatischen Voraussetzungen nicht verleugnen kann und sich in schulmäßigen Zirkeln vollzieht, ist unüberwindlich. In den über 3 Jahrzehnten zwischen der 1. und 4. Auflage seiner „Allgemeinen Psychopathologie" erlag er, nach Gruhle (1947), nicht der Suggestion der welterobernden Bewegung der Psychoanalyse. 1931 (Jaspers 1931) wandte er sich als Einzelner, ohne Bundesgenossen, zugleich gegen Rassentheorie, Marxismus und Psychoanalyse. Die Psychoanalyse verabsolutiere eine begrenzt sinnvolle Forschung unkritisch zu einem Totalwissen; die Lehranalyse, so schreibt er 1950 (Jaspers 1950), sei „Gefahr für die Reinheit, Freiheit und das Heil der Seele“; wo sie zur Bedingung einer Approbation gemacht werde, sei die freie Wissenschaft verneint, die Humanität verletzt.

In der Sicht von Binswanger (1943), der eine Versöhnung von Jaspersscher Psychiatrie und Psychoanalyse versucht und einen Fortschritt der Psychiatrie nur für möglich hält, wenn die Jasperssche wie die Freudsche Richtung weiterverfolgt werden, hat Jaspers insgesamt dennoch weit mehr von Freud akzeptiert als z.B. Kraepelin. Beide lehrten erstmals, wenn auch jeder auf ganz verschiedene Weise, was es bedeutet, eine seelische Tatsache wissenschaftlich ernstzunehmen, dabei Jaspers in Richtung nach der Bewußtheit. Phänomenologie und genetisches Verstehen bleiben zwar im Bewußtsein; die Bewußtheit ist für Jaspers im Gegensatz zu Freud Ausgangs- und Endpunkt der psychopathologischen Betrachtung. Doch ist auch für ihn das bewußte Leben nur die oberste Schicht eines weiten und tiefen Reiches unbemerkten und außerbewußten Geschehens, was auch heißt, daß der Psychotherapeut in vielen Fällen dem Rechnung tragen und Keime entwickeln muß, die im Vorbewußten oder Unbemerkten schlummern (Jaspers, 1946, 435).

2.5 Daseinsanalyse und verwandte Richtungen

Die Existentialanalyse wirkt bei Jaspers nur als philosophische Grundhaltung und nicht, wie bei Binswanger, Storch, Boss, Zutt und v. Baeyer (s. Huber 1964), als wissenschaftliche Methode auf die Psychopathologie. Jaspers anerkannte stets die wertvollen Ansätze, zumal die deskriptive Leistung der daseinsanalytischen Betrachtungsweisen. Doch können für ihn Totalität und Ursprung nicht Gegenstand der Forschung werden; Wissenschaft betrifft nur bestimmte und begrenzte Aspekte, das Ganze des Menschseins ist Thema des Philosophierens. Die theoretisch erschlossene anthropologische Grundstörung sei unbestimmt und in ihrer Bedeutung schillernd und auf diese Weise seien keine neuen Erkenntnisse in der Psychopathologie entstanden. Jaspers veranschaulicht das Schillern zwischen Empirie, Theorie und Philosophie am Beispiel einer existential-analytischen Interpretation der psychotischen Welt (Storch), die letztlich zu sehr banalen Ergebnissen gelange, so, daß die Schizophrenen das Mit-den-Andern-Sein verloren haben (s. auch Huber 1964). Auch in der sog. konstruktivgenetischen Psychopathologie (v. Gebsattel) wird das verstehende Ableiten von Zwang, Wahn oder Depressivität aus der Grundstörung, der Werdensstörung, durch bis zur Beliebigkeit gehende Vielfachheit fragwürdig. Während Jaspers es für einen wissenschaftlichen Irrtum hält, existenzphilosophische Gedanken als Mittel psychopathologischer Erkenntnis zu benutzen, glaubt die Daseinsanalyse, auch wenn sie nach H. Kunz (1941) völlig außerhalb von Psychopathologie und Krankheitslehre steht, schließlich doch ein sinnvolleres Verstehen einzelner Kranker zu vermitteln und wirft Jaspers vor, mit dem Verstehen zu früh aufzuhören. Doch läßt sich auch mit der Jasperschen Psychopathologie aufzeigen, warum bei einer bestimmten Persönlichkeit und Lebensgeschichte die Psychose gerade so aussieht und jeder Kranke seinen Wahn auf die ihm eigene Weise bildet. Sekundäre Verarbeitungsvorgänge, die z.B. aus dem „Hindrängen zur Gestalt" resultieren und im Sinne von Binswangers kompensatorischer Funktion des Wahns zu einer durch den „Halt im Konkreten" gewonnenen Beruhigung führen, sind dem Menschen als Menschen und nicht dem Krankheitsprozeß als solchem zugehörig.

2.6 Arzt-Patient-Beziehung und Psychotherapie

Jaspers hat nicht nur als Wissenschaftler und Methodologe, sondern auch als Seelenarzt Bedeutung für die Psychiatrie. Die existentielle Kommunikation im Verhältnis von Arzt und Patient geht für ihn über alle hinsichtlich Methode und Technik zu lernende und zu inszenierende Psychotherapie hinaus. Zwar setzt auch Psychotherapie Wissen, Können und Geschultsein voraus, doch sei der Arzt mit ihr weder nur Techniker noch nur Autorität, vielmehr Existenz für Existenz, vergängliches Menschenwesen, Schicksalsgefährte mit dem Anderen. Die von Jaspers gemeinte existentielle Kommunikation hat nach v. Baeyer (1969), zumal dort, wo man bevorzugt von psychotherapeutischen Techniken spricht oder Selbsterfahrungsgruppen als Weg zur Selbst- und Fremderkenntnis empfiehlt, die Bedeutung eines Korrektivs zugunsten von Wert und Würde der Individualität. Zugleich begegnet sie der Gefahr der Entfaltung einer egozentrischen Lebenshaltung in der psychologischen Atmosphäre. Wird die Selbstreflexion als psychologische Betrachtung zur Lebensatmosphäre, fällt der Mensch in eine Bodenlosigkeit; der Mensch soll sich um die Sachen kümmern und nicht um sich selbst oder um sich selbst nur als Weg.

Die Grundhaltung des Psychiaters und Psychotherapeuten gegenüber seinen Patienten bilden Respekt und Staunen vor den unendlichen Möglichkeiten des einzelnen, nie im ganzen definitiv erkennbaren Menschen, Liebe und, als höchstes Ziel der Psychotherapie, der Appell an die Persönlichkeit und die Bemühung, dem Patienten zu helfen, „sich selbst durchsichtiger zu werden", was psychoanalytische Technik nicht erreichen könne, vielmehr nur in geschichtlicher Kommunikation mit einer anderen Existenz möglich sei. Von hier aus fällt auch Licht auf den Begriff der psychischen Gesundheit. Weil es sehr Verschiedenes ist, was der Patient erreichen möchte und was ihm als Gesundheit gilt, wird die Forderung unabweisbar, daß der Seelenarzt eine Weltanschauung und starke Wertungen haben muß, diese aber dem Patienten nicht aufdrängen darf. Er benötigt vielmehr die „Weite des Horizonts", die Fähigkeit, vorübergehend ganz wertungsfrei, hingebend, wirklich vorurteilslos zu sein. Auch hier zeigt sich der Einfluß des Philosophen Jaspers und daß seine Philosophie nicht nur eine solche der Existenz, sondern auch eine der Kommunikation und zwar im wesentlichen zwischen einzelnen Menschen ist. In der Psychotherapie sind Methoden und Techniken, Kategorien und Klassifizierungen, „all das dürftige Wissen" nur Mittel, „volle menschliche Gegenwärtigkeit" dagegen die Hauptsache (s. Kolle 1953).

2.7 Schlußbetrachtung

Die Psychopathologie in der Richtung von Jaspers, der stets für die grenzenlose Aufgeschlossenheit des Wissenwollens eintrat, bedeutet nicht Abschluß und Kodifizierung, vielmehr Offenheit für alle Möglichkeiten empirischer Untersuchungen in der Psychiatrie. Weil die Jaspersche Psychopathologie offen ist, er nur eine Methodenlehre und nicht eine geschlossene Theorie gibt, ist sie immer verfügbar und anwendbar, wie auch die Theorien sich wandeln mögen. Die Jaspers-Schneidersche Psychopathologie hat noch, wie ich meine, ein weites Arbeitsfeld vor sich. Korrekturen und Ergänzungen, neue Befunde und Konzepte, die durch ihre Weiterentwicklung gewonnen werden, sollten von psychiatrischen Forschern, denen das Unbehagen an tradierten Anschauungen und Vorentscheidungen gemeinsam ist, kritisch gewürdigt werden. Jaspers schuf mit seiner Psychopathologie ein Grundgerüst für die klinische Psychiatrie, das nach wie vor praktisch brauchbar und heuristisch fruchtbar und insofern ein psychopathologisches Konzept der Gegenwart ist (Huber 1982). Die Jaspersche Psychiatrie hört, wie ich meine, nicht zu früh mit dem Verstehen auf, eher tun dies viele seiner Kritiker mit der Phänomenologie in seinem Sinne. Weder die Fortschritte der Somatologie noch die der Tiefenpsychologie aller Art machen die Jaspersche Psychopathologie überflüssig. Keine andere Methode kann die Psychopathologie, die Jaspers als phänomenologische einführte, ersetzen.

Das Jaspersche methodologische Bewußtsein bietet auch Gewähr dafür, daß einzelne Betrachtungsweisen und die durch sie eröffneten Aspekte nicht zu einem allgemein gültigen Erklärungsmodell verabsolutiert werden. Gegen den Irrweg der Verabsolutierung von Partialerkenntnissen kommt es nach Jaspers darauf an, sich aller Methoden und Gesichtspunkte zu bemächtigen und nicht einen gegen den andern auszuspielen, nicht Biologie gegen Geisteswissenschaften oder umgekehrt, nicht Gehirn gegen Seele oder Phänomenologie gegen Nosologie. Doch sollten dabei die Methoden und Gesichtspunkte nicht unklar vermischt, sondern innerhalb ihrer Grenzen rein und planmäßig angewendet werden. Nur so können die mit bestimmten Methoden heraushebbaren Aspekte klar unterschieden und in ihrer Bedeutung sachlich gewürdigt werden. Das Jaspersche methodische Bewußtsein hält uns bereit gegenüber der immer neu zu erfassenden Wirklichkeit und löst alle Seinsdogmatik wieder auf „zugunsten der Erkenntnisbewegung, die nie geradezu und vollendet da ist, aber grenzenloser Erfahrung und Erforschung offen steht".

Literatur

Baeyer W v (1966) Situation, Jetztsein, Psychose. In: Baeyer W v, Griffith RM (Hrsg) Conditio humana. Springer, Berlin Göttingen Heidelberg

Baeyer W v (1969) Karl Jaspers. 23.11.1883-26.02.1969. Arch Psychiatr Nervenkr 212: 225-229

Baeyer W v (1977) Die Rolle der Psychopathologie. In: Vogel Th, Vliegen J (Hrsg) Diagnostische und therapeutische Methoden in der Psychiatrie. Thieme, Stuttgart

Binswanger L (1943) Karl Jaspers und die Psychiatrie. Schweiz Arch Neurol Psychiatr 57: 1-13

Birnbaum K (Hrsg) (1930) Handwörterbuch der medizinischen Psychologie. Thieme, Leipzig

Conrad K (1958) Die beginnende Schizophrenie. Versuch einer Gestaltanalyse des Wahns. Thieme, Stuttgart

Gaupp R (1953) Brief an Karl Jaspers. In: Piper K (Hrsg) Offener Horizont. Festschrift für Karl Jaspers. Piper, München

Glatzel J (1977) Die deskriptiv-phänomenologische Betrachtungsweise. In: Vogel Th, Vliegen J (Hrsg) Diagnostische und therapeutische Methoden in der Psychiatrie. Thieme, Stuttgart

Glatzel J (1978) Allgemeine Psychopathologie. Enke, Stuttgart

Glatzel J (1981) Zum Problem der Krankheitseinheit in der Psychiatrie seit Jaspers. In: Burchard J M (Hrsg) Psychopathologie. Neue Beiträge zu Klinik und Praxis. Schattauer, Stuttgart New York

Gross G, Huber G (1978) Schizophrenie - eine provisorische Konvention. Zur Problematik einer Nosographie der Schizophrenien. Psychiatr Prax 5: 93-105

Gross G, Huber G, Schüttler R, Hasse-Sander I (1971) Uncharakteristische Remissionstypen im Verlauf schizophrener Erkrankungen. In: Huber G (Hrsg) Ätiologie der Schizophrenien. Bestandsaufnahme und Zukunftsperspektiven. Schattauer, Stuttgart New York

Gruhle H W (1947) Referat zu „K. Jaspers: Allgemeine Psychopathologie. 4. Aufl, 1946". Nervenarzt 18: 380-383

Gruhle H W (1953) Psychopathologie und akademischer Unterricht. In: Piper K (Hrsg) Offener Horizont. Festschrift für Karl Jaspers. Piper, München

Häfner H (1963) Prozess und Entwicklung als Grundbegriffe der Psychopathologie. Fortschr Neurol Psychiatr 31: 393-438

Heimann H (1950) Der Einfluß von Karl Jaspers auf die Psychopathologie. Monatschr Psychiatr (Basel) 120: 1-20

Heimann H (1979) Psychopathologie. In: Kisker K P, Meyer J E, Miiller C, Strömgren E (Hrsg) Psychiatrie der Gegenwart. Forschung und Praxis, Bd I/1, 2. Aufl. Springer, Berlin Heidelberg New York

Huber G (1964) Wahn (1954 bis 1963). Fortschr Neuroi Psychiatr 32: 429-489

Huber G (1968) Verlaufsprobleme schizophrener Erkrankungen. Schweiz Arch Neurol Neurochir Psychiatr 101: 346-368

Huber G (1969) Aktuelle Aspekte der Schizophrenieforschung. In: Huber G (Hrsg) Schizophrenie und Zyklothymie. Ergebnisse und Probleme. Thieme, Stuttgart

Huber G (1974) (3. Aufl 1981) Psychiatrie. Systematischer Lehrtext für Studenten und Ärzte. Schattauer, Stuttgart New York

Huber G (1979) Die klinische Psychopathologie von Kurt Schneider. In: Janzarik W (Hrsg) Psychopathologie als Grundlagenwissenschaft. Enke, Stuttgart

Huber G (1982) Möglichkeiten und Grenzen der klassischen Psychopathologie am Beispiel der Wahnforschung. In: Janzarik W (Hrsg) Psychopathologische Konzepte der Gegenwart. Enke, Stuttgart

Huber G (1983) Das Konzept substratnaher Basissymptome und seine Bedeutung für Theorie und Therapie schizophrener Erkrankungen. Nervenarzt 54: 23-32

Huber G, Gross G (1977) Wahn. Eine deskriptiv-phänomenologische Untersuchung schizophrenen Wahns. Enke, Stuttgart

Huber G, Gross G, Schüttler R (1979) Schizophrenie. Eine verlaufs- und sozialpsychiatrische Langzeitstudie. Monographien aus dem Gesamtgebiete der Psychiatrie, Bd 21. Springer, Berlin Heidelberg New York

Janzarik W (1959) Dynamische Grundkonstellationen in endogenen Psychosen. Ein Beitrag zur Differentialtypologie der Wahnphänomene. Springer, Berlin Göttingen Heidelberg

Janzarik W (1968) Schizophrene Verläufe. Springer, Berlin Heidelberg New York

Janzarik W (1983) Basisstörungen. Eine Revision mit strukturdynamischen Mitteln. Nervenarzt 54: 122-130

Jaspers K (1913) (4. Aufl 1946, 7. Aufl 1959) Allgemeine Psychopathologie. Springer, Berlin

Jaspers K (1931) Die geistige Situation der Zeit. Sammlung Göschen, Bd 1000. De Gruyter, Berlin

Jaspers K (1950) Zur Kritik der Psychoanalyse. Nervenarzt 21: 465-468

Kolle K (1953) Pathologie des sozialen Kontaktes. In: Piper K (Hrsg) Offener Horizont. Festschrift für Karl Jaspers. Piper, München

Kranz H (1955) Das Thema des Wahns im Wandel der Zeit. Fortschr Neurol Psychiatt 23: 58-72

Kunz H (1941) Die anthropologische Betrachtungsweise in der Psychopathologie. Z Ges Neurol Psychiatr 172: 145-180

Lopez-Ibor J (1982) Delusional perception and delusional mood: a phenomenological and existential analysis. In: De Koning A J J, Jenner F A (eds) Phenomenology and Psychiatry. Academic Press, London Toronto Sydney

Matussek P (1952/53) Untersuchungen über die Wahnwahrnehmung. 1. Mitteilung: Arch Psychiatr Z Neurol (1952) 189: 279-319; 2. Mitteilung: Schweiz Arch Neurol Psychiatr (1953) 71: 189-210

Popper K (1969) Logik der Forschung. 3. Aufl. Mohr, Tübingen

Schneider K (1938) 25 Jahre „Allgemeine Psychopathologie“ von Karl Jaspers. Nervenarzt 11: 281-283

Schneider K (1952) Über den Wahn. Thieme, Stuttgart

Schneider K (1980) Klinische Psychopathologie. 12. Aufl. Thieme, Stuttgart

Weitbrecht H J (1973) Psychiatrie im Grundriß. 3. Aufl. Springer, Berlin Heidelberg New York

Wyrsch J (1963) Psychopathologie I: Bedeutung und Aufgabe. Ich und Person. Bewußtsein, Antrieb und Gefühl. In: Gruhle H W, Jung R, Mayer-Gross W, Müller M (Hrsg) Psychiatrie der Gegenwart. Forschung und Praxis. Bd I/2. Springer, Berlin Göttingen Heidelberg

3 Jaspers, Kurt Schneider und die Heidelberger Psychopathologie

Werner Janzarik

Im Jahre 1913 erscheint die Allgemeine Psychopathologie von Karl Jaspers. Der junge Autor, der schon beim Wechsel vom Jurastudium zur Medizin an Psychiatrie und Psychologie in akademischer Tätigkeit und an Kraepelin in Heidelberg als Vorbild gedacht hatte (Jaspers 1977), war im Januar 1908 nach seinem Medizinischen Staatsexamen als Medizinalpraktikant in die Heidelberger Psychiatrische Klinik eingetreten. Bei Franz Nissl, dem bedeutenden und von Jaspers auch wegen seiner Liberalität und Menschlichkeit verehrten Hirnforscher, Schüler Kraepelins und nach einem kurzen Zwischenspiel Bonhoeffers seit 1904 Kraepelins Nachfolger auf dem Heidelberger Lehrstuhl, schreibt er seine Dissertation „Heimweh und Verbrechen" (Jaspers 1963). Sie erscheint als selbständige forensisch-psychiatrische Abhandlung und bestimmt Nissl, den jungen Jaspers, der sich auf ein wohlhabendes Elternhaus stützen kann, als unbezahlten Volontärassistenten einzustellen. In seinem Einstellungsantrag vom Juli 1909, der damals noch an das Ministerium gerichtet werden musste, schreibt Nissl, Jaspers sei *„ein außergewöhnlich begabter und für die Wissenschaft begeisterter junger Arzt, der leider in Folge seiner schwachen Brustorgane gezwungen ist, sich möglichst zu schonen."* Die Klinik könne ihn daher nicht zum Abteilungsdienst, wohl aber bei wissenschaftlichen Arbeiten, speziell im psychologischen Laboratorium, als eine außerordentlich brauchbare Kraft verwenden, ohne dass Geldmittel in Anspruch genommen würden. Jaspers lege Wert darauf, dass er auch in den amtlichen Verzeichnissen als Assistent der Klinik geführt werde. Wenn er nicht ankomme, werde er nach München oder sonstwohin gehen. *„Mit Prof. Kraepelin"*, so Nissl, *„habe ich persönlich über Jaspers* *gesprochen und Kraepelin hat mir erklärt, daß er denselben sofort als Assistenten nehmen würde"* (Janzarik 1978).

Aus der philosophischen Autobiographie (Jaspers 1977) wissen wir, wie sehr die Heidelberger Klinik Jaspers beeindruckt hat. *„Es war ein merkwürdiges Leben allseitiger Spontaneität, mit dem alle vereinigenden Bewußtsein, eine großartige Erkenntniswelt zu fördern, mit allem Übermut des Zuvielwissens, aber auch mit der radikalen Kritik, die jede Position zersetzte."* Zur Klinik gehörte als Oberarzt Wilmanns, der später Nissl im Amt folgte und Jaspers anregte, die Allgemeine Psychopathologie zu schreiben. Auch der Grundgedanke: „Entwicklung einer Persönlichkeit oder Process?" stammte von ihm. Zur Klinik gehörten Homburger, Mayer-Gross, Wetzel und als die zentrale Gestalt über drei Jahrzehnte hinweg H.W. Gruhle, *„unersetzlich"*, wie Jaspers sich am 18.6.1938 in einem Brief an K. Schneider erinnert, *„durch die täglichen kritischen Prügel, die ich wie alle anderen von ihm bezog, und die mir ungemein fruchtbar waren vor allem auch durch die Wut, in die sie mich versetzten."* *„Diese Klinik"*, so heißt es in jenem Brief, *„war eine wirkliche, produktiv discutierende Gemeinschaft mit einem Enthusiasmus und mit wissenschaftlichen Hoffnungen, die jeden, der dahin kam, wenn er nur einen Funken in sich hatte, in Gang bringen mußten. Ohne diese Klinik und diese Männer wäre meine Psychopathologie nie entstanden."*[30] Zeitlich schließen sich hier an die vor einer Reihe von Jahren veröffentlichten Erinnerungen an die Heidelberger Klinik aus der Zeit nach dem 1. Weltkrieg von Bürger-Prinz (1971 und v. Baeyer (1977) sowie ein Rückblick auf 100 Jahre Heidelberger Psychiatrie aus jüngster Zeit (Janzarik 1978). Verwiesen sei auch auf den Dokumentationsband zu einer Ausstellung „Karl Jaspers in seiner Heidelberger Zeit", deren psychiatrischer Teil von Wolfram Schmitt besorgt worden ist (Leonhard 1983).

Entpflichtet von der Alltagsarbeit, doch mit freiem Zugang zu den Patienten, zur Bibliothek und zur wissenschaftlichen Diskussion hat Jaspers (1963) in einer Reihe von Abhandlungen Grundthemen seiner zwischen 1911 und 1913 entstandenen Allgemeinen Psychopathologie entwickelt. Am Beispiel des Eifersuchtswahns wird 1910 die Frage „Entwicklung einer Persönlichkeit" oder „Prozeß"? geprüft. Die Tätigkeit im psychologischen Laboratorium führt zu einem kritischen Referat „Die Methoden der Intelligenzprüfung und der Begriff der Demenz" (1910) als Vorbereitung auf das spätere Kapitel über die „objektive Psychopathologie". Von zentraler Bedeutung sind die beiden Abhandlungen über Trugwahrnehmungen (1911, 1912), der Aufsatz über die phänomenologische Forschungsrichtung in der Psychopathologie (1912) und die Abhandlung über kausale und verständliche Zusammenhänge zwischen Schicksal und Psychose bei der Dementia praecox (1913). Für die Allgemeine Psychopathologie (1913) ergibt sich aus diesen Vorarbeiten, die später in einem stattlichen Band gesammelt worden sind, eine Gliederung in die Phänomenologie, die die subjektiven seelischen Erscheinungen deskriptiv im statischen Verstehen erfasst, und die am Bild des psychischen Reflexbogens orientierte objektive Psychopathologie. Die Zusammenhänge des Seelenlebens werden als verständliche und als kausale Zusammenhänge unterschieden.

[30] Das Zitat und weitere Briefstellen sind dem im Deutschen Literaturarchiv in Marbach aufbewahrten Briefwechsel Jaspers – K. Schneider entnommen.

Sie sind genetisch zu verstehen oder kausal zu erklären. Die Gesamtheit der Leistungsfähigkeiten wird als Intelligenz, das Ganze der verständlichen Zusammenhänge als Persönlichkeit erfasst. Auf diesen Grundlagen wird unter Anlehnung vor allem an Kahlbaum und Kraepelin eine Synthese der Krankheitsbilder entwickelt.

Das Prinzip der Allgemeinen Psychopathologie war nach eigener Bekundung: „*die Erkenntnisse zu entwickeln und zu ordnen am Leitfaden der Methoden, durch die sie gewonnen werden, das Erkennen zu erkennen und dadurch die Sachen zu klären*" (Jaspers 1977). Eine Allgemeine Psychopathologie als Sammlung des psychopathologischen Wissens hatte schon Emminghaus, 1878, vorgelegt. Neu war jetzt, und seither unverlierbar, wenn auch in den späteren Auflagen beschwert durch eine allzu große Materialhäufung, der methodologische Ansatz. Jaspers hat sich gestützt auf Dilthey, Husserl und auf Max Weber, den er, anders als den eher verleugneten Dilthey, als einzigen wiederholt erwähnt und der neben dem eigenen Vater das bestimmende Leitbild für ihn gewesen ist.

Die Allgemeine Psychopathologie hat ihrem Autor, noch im Jahre ihres Erscheinens, zur Habilitation im Fache Psychologie verholfen und ihn damit aus der Klinik herausgeführt, deren Jahresberichte ihn zuletzt im Jahre 1914 als Assistenten erwähnen. Ähnlich hat später ein anderer Hochbegabter, Prinzhorn, und in noch kürzerer Zeit, ein Lebenswerk nach Gewicht und Ausstrahlung in dieser Klinik geschaffen, ehe auch er weiterzog und Neues suchte. Als ein Nachfolger für Nissl gesucht werden muss, fragt man 1916, noch im Vorfeld des Berufungsverfahrens, bei Jaspers an, der sich indessen, entgegen seiner Neigung, „*nach zwei Tagen erregter Überlegung*" die körperliche Belastung nicht glaubt zutrauen zu können.[31] Die große Zeit der Heidelberger Psychopathologie nach dem 1. Weltkrieg bis zu ihrem Untergang im Jahre 1933 fußt auf den von Jaspers erarbeiteten und von Gruhle bewahrten Grundlagen. Der Schizophrenie-Band des Bumkeschen Handbuches von 1932 als eine Gemeinschaftsleistung der Heidelberger Autoren ist denn auch Karl Jaspers gewidmet. Durch Rezensionen, durch die späteren pathographischen Studien und durch die Neubearbeitungen der Allgemeinen Psychopathologie bleibt Jaspers dem Fach, und durch die erst 1933 abreißenden persönlichen Beziehungen auch der Klinik verbunden. Mit Hilfe ihrer Bibliothek gibt er 1941/42 seinem Werk die letzte, seit der 4. Auflage gültige Fassung. Den in das Unheil der Zeit verstrickten Carl Schneider, der an die Stelle des von den Machthabern entlassenen Wilmanns tritt und dessen politische Auffassungen ihm ein Schrecken sein mussten, hat Jaspers als Psychopathologen geschätzt. Er hat sich eingehend mit Carl Schneiders Lehre von den schizophrenen Symptomverbänden, deren spekulativ-biologistischer Ansatz dem Heidelberger Denken fremd war, auseinandergesetzt.

Die von Siebeck ins Gespräch gebrachte Berufung von Kurt Schneider nach Kriegsende ist von Jaspers unterstützt worden. Seine Stellungnahme vom 6. Juli 1945[32] nennt nur zwei Namen: Hans W. Gruhle und Kurt Schneider. Bei der Wür-

[31] Brief Jaspers an K. Schneider vom 24.11.1950
[32] Brief Jaspers an K. H. Bauer aus dem ebenfalls im Deutschen Literaturarchiv aufbewahrten Schriftwechsel

digung Gruhles formuliert er, dass man ihn gelegentlich *„das Gewissen der Psychiatrie“* nenne, von den Arbeiten Kurt Schneiders heißt es, sie seien *„ausgezeichnet durch den Sinn für das Wesentliche und Grundsätzliche“*. Abschließend bekennt Jaspers mit Formulierungen, die für ihn charakteristisch sind, seine Voreingenommenheit: *„Während ich für Gruhle persönlich befangen bin als Heidelberger und aus einer großen gemeinsamen Erinnerung, ferner aus einer Neigung zum noblen, wissenschaftlichen Gegner, bin ich für Kurt Schneider befangen, weil er vor Jahrzehnten selbstlos als mein ‚Schüler‘ in der Psychopathologie öffentlich auftrat, meinen Ansätzen folgte und mir durch alle die Zeit wissenschaftlich und persönlich eine ungewöhnliche Treue bewahrt hat. Würde ich gefragt, wen ich vorziehen würde, so kann ich sachlich keine Entscheidung finden.“* Jaspers hat nach dem Krieg, was auch durch den soeben von De Rosa herausgegebenen Briefwechsel mit K.H. Bauer belegt wird (Jaspers 1983), eine einzigartige Stellung an der Heidelberger Universität besessen, sodass seine Empfehlung in Berufungsfragen ungewöhnliches Gewicht bekamen. Auch noch die Nachfolge K. Schneiders dürfte durch den Rat entschieden worden sein, den er, v. Baeyer und Weitbrecht nennend, im Herbst 1954 von Basel aus gegeben hat.

Anders als Jaspers hat K. Schneider, auch wenn er sich ungern einen „Mediziner“ nennen ließ und seine Wissenschaft als zwischen den Fakultäten stehend empfand, ein ganzes Leben in der Psychiatrie zugebracht. So ist einiges über seinen Weg als Psychiater zu sagen, bevor näher auf seine Beziehungen zu Jaspers und zur Heidelberger Psychopathologie eingegangen werden soll. Die eigene Erinnerung und Gespräche mit Frau H. Schneider können dabei genützt werden. K. Schneider, der Berufsoffizier geworden wäre und nicht Arzt, hätte er sich nicht dem Einspruch des Vaters gefügt, ist über R. Gaupp in Tübingen, einen Lieblingsschüler Kraepelins schon seit der Heidelberger Zeit, zur Psychiatrie gekommen. Er hat 1912 bei ihm promoviert. Gaupp hat ihn damals nicht einstellen können und ihn zu einer Zeit, da die dortige Universität noch nicht wiederbegründet war, an G. Aschaffenburg in Köln empfohlen, auch er einer der namhaften Kraepelin-Schüler aus Heidelberg, hochangesehen als Kriminologe und forensischer Psychiater mit Nachwirkungen bis in die Gesetzgebung unserer Tage. Aschaffenburg wird als liebenswerter Pykniker geschildert, musisch, mit einem offenen Haus für Künstler und Konzerte, geistig sehr beweglich, der Gegentyp zu seinem introvertierten Assistenten, den Kriminologisches, obwohl sein Vater ein hoher Richter gewesen war, so wenig interessierte wie Aschaffenburg Psychopathologisches. Jahrzehnte später ist K. Schneider von den juristischen Vätern eingeholt worden. „Die Beurteilung der Zurechnungsfähigkeit“, 1948 in 1. Auflage erschienen, ist der seit der Strafrechtsreform im deutschen juristischen Schrifttum am meisten zitierte psychiatrische Titel. Als Schüler Aschaffenburgs angesehen zu werden, hat K. Schneider später fast ärgerlich werden lassen. Er meinte dann, etwas gereizt, sein einziger Lehrer sei Jaspers gewesen

Der 1. Weltkrieg unterbrach mit 3 Jahren ärztlicher Tätigkeit bei der Truppe und anschließendem Lazarettdienst die Zeit ii der Kölner Lindenburg, wo K. Schneider eine ganze Reihe später von ihm am liebsten verleugneter Arbeiten publiziert

Jaspers – K. H. Bauer

und auf Geheiß von Aschaffenburg mit der psychiatrischen Untersuchung von Prostituierten begonnen hatte. Die Ergebnisse haben einige Jahre nach dem Krieg zu einer Monographie über Persönlichkeit und Schicksal eingeschriebener Prostituierter und letztlich dann auch zu dem immer wieder aufgelegten Buch über die psychopathischen Persönlichkeiten (1950) geführt. Nach dem Ende des 1. Weltkrieges hatte K. Schneider bereits in Heidelberg vorgesprochen, der Eintritt in die Klinik war vereinbart. Doch da protestierte Aschaffenburg und holte ihn nach Köln zurück, wo er sich 1919 habilitierte und 1921bei Max Scheler, dessen Gefühlslehre er auf die endogene Depression übertrug, auch in der philosophischen Fakultät promovierte. Damals begann der schon erwähnte Briefwechsel mit Jaspers, doch nur von dem Psychopathologen Jaspers hat K. Schneider gelernt, der Philosoph Jaspers sprach ihn nicht an. Hier wurden bestimmend für ihn Max Scheler, in dessen Kölner Kreis er zu Hause war, und Nicolai Hartmann; die großen geistigen Erlebnisse der 20er-Jahre waren für ihn Rilkes Duineser Elegien und Heideggers „Sein und Zeit". Als Dichter hat ihn in jenen Jahren Hermann Hesse besonders angesprochen.

1931 ist K. Schneider zum Direktor der klinischen Abteilung der Deutschen Forschungsanstalt für Psychiatrie in Verbindung mit der Leitung der psychiatrischen Abteilung des Schwabinger Krankenhauses in München ernannt worden, sehr zum Verdruss von Bumke, den Schneider noch Jahrzehnte später zusammen mit Bonhoeffer und Wilmanns zu den „Bonzen" des Faches rechnete, die über jede Neuberufung entschieden. Bumkes Reaktion auf die Probevorlesung des Habilitanden, die 1919 unter dem Titel „Reine Psychiatrie, symptomatische Psychiatrie und Neurologie" in der Zeitschrift für die Gesamte Neurologie und Psychiatrie erschienen ist (Schneider 1919), soll gewesen sein: *„Dieser Mann darf nicht Ordinarius werden."* K. Schneider, der sich auch hier auf Jaspers stützte, hat damals von der *„neurologischen Knechtschaft der Psychiatrie"* gesprochen und gefordert, die Neurologie von der Psychiatrie abzutrennen. Psychiatrie habe vom Psychischen auszugehen. Als reine Psychiatrie befasse sie sich nicht mit Krankheitsprozessen im Sinne der Medizin, sondern mit Abarten, Typen, Reaktionsweisen menschlichen Wesens. Die reine Psychiatrie kenne keine *„Krankheitseinheiten"*. Als symptomatische Psychiatrie erforsche sie die psychischen Störungen, die als Symptome bei körperlichen Krankheiten, insbesondere bei Gehirnkrankheiten, auftreten. Die hier zugrunde liegenden Gehirnprozesse, wie etwa die progressive Paralyse trotz der auch hier gegebenen psychiatrischen Betrachtungsmöglichkeit, könnten nur Gegenstand der Neurologie sein. Bei dem allergrößten Teil der Psychosen sei noch unentschieden, ob sie zur symptomatischen oder zur reinen Psychiatrie gehören. Die Abgrenzung, die vermutlich mit der Zeit die reine Psychiatrie zu Gunsten der symptomatischen verkleinern werde – K. Schneider hat später vom *„Postulat"* der *„Somatose"* bei den endogenen Psychosen gesprochen – sei von neurologischer und psychiatrischer Seite zu versuchen.

Solche Auffassungen zu vertreten, war in den Augen der Neuropsychiater jener Zeit eine Ketzerei. Auf seine Art ist auch Kurt Schneider einer von den aufmüpfigen jungen Männern gewesen, die zu Klassikern werden, wenn sie nur kreativ, ihrer Sache treu und lange genug am Leben bleiben. In den Jahren zwischen 1934 und 1939 hat er Rufe nach Hamburg, Halle und Breslau abgelehnt. Nach dem ersten Ruf musste ihn auch Bumke in München zur Kenntnis nehmen, was für K. Schneider bedeutsam gewesen zu sein scheint, denn die hierzu gehörige Anekdote von einer Begegnung im Speisewagen, bei der Bumke zum erstenmal gleich zu gleich mit ihm verkehrte, hat er oft erzählt. Noch in die Münchener Zeit reichen jene Veröffentlichungen zurück, die den Grundbestand der in vielen Auflagen und vielen Übersetzungen erschienenen Klinischen Psychopathologie (Schneider 1967) ausmachen. Die hier behandelten „Symptome 1. Ranges" sind maßgebend geworden für einen international angestrebten Konsensus über die Schizophrenie-Diagnose.

Im Herbst 1945 erhält K. Schneider den Ruf nach Heidelberg. Mit ihm kehrt der Jaspersche Forschungsansatz nach Heidelberg zurück und behauptet sich hier in der strengen Observanz bis zum Jahre 1955. Bis zum Weggang von Jaspers nach Basel bleiben noch 2 Jahre. Seit der letzten Neubearbeitung der Allgemeinen Psychopathologie ist Jaspers der Psychiatrie endgültig ferngerückt. Der Philosophie von Jaspers war K. Schneider immer fern gestanden. Beide Männer waren durchaus keine geselligen Naturen. So sind sie persönlich auf Distanz geblieben. Umso bemerkenswerter ist der seit 1927 mit Unterbrechungen bis 1955 zwischen ihnen geführte Briefwechsel mit 45 Briefen von Jaspers und 57 Briefen und Karten von K. Schneider aus den Beständen des Marbacher Archivs. Auf diesen Briefwechsel sei näher eingegangen, weil sich in ihm die Leitlinien zum Thema „Jaspers, K. Schneider und die Heidelberger Psychopathologie" verdichten.

Im Januar l92l fragt K. Schneider an, ob er seine unter Max Scheler entstandene philosophische Dissertation *„Pathopsychologische Beiträge zur psychologischen Phänomenologie von Liebe und Mitfühlen"* Karl Jaspers widmen dürfe. Jaspers akzeptiert die Widmung mit sehr persönlichen Worten, die den um 4 Jahre Jüngeren zur Übersendung eines Manuskriptes ermutigen. Zwischen 1922 und 1924 entwickelt sich ein danach für Jahre wieder aussetzender Gedankenaustausch von großer Lebendigkeit. Jaspers, dem zu dieser Zeit beim Schreiben noch nicht die Nachwelt über die Schultern sieht, äußert sich sehr freimütig, und Kurt Schneider bleibt bei allem auch formal bezeugten Respekt, den er dem Neubegründer der Psychiatrie, wie er ihn sieht, entgegenbringt, nicht dahinter zurück.

Schon damals steht die Allgemeine Psychopathologie, deren 3. Auflage im Herbst 1922 vorbereitet wird, im Mittelpunkt. Neu in dieser Auflage, für die Jaspers Anregungen Kurt Schneiders erbittet, ist vor allem ein gesondertes Kapitel über „Ausdruckspsychologie". *„Mir scheint"*, so hatte K. Schneider im Beginn des Jahres 1922 geschrieben *„daß auch Ihre auf das ‚Verständliche' aufgebaute Fassung der Ausdruckspsychologie nicht ganz richtig ist. Wir ‚verstehen' doch eigentlich nicht die Gebärde des Zornigen, sondern nehmen in ihr* dahinter liegendes Verständliches *unmittelbar wahr oder ‚erfassen' es"* (5.1.1922). Wichtig für Jaspers, der schon damals der Psychiatrie ferner gerückt war, mussten vor allem die Literaturhinweise sein, bei denen Autoren wie Binswanger, Kretschmer, Kronfeld, Schilder zur Sprache kommen. Kritische Anmerkungen dazu könnte K. Schneider auch Jahrzehnte später formuliert haben, wie jene aus dem Jahre 1923: *„Mit lauter Feinheiten kritischer und methodologischer Art ist es nicht getan, man muß auch zeigen, daß sie zu etwas gut sind"* (24.2.1923). Ähnlich charakteristisch in ihrer Unverblümtheit sind manche, Hochachtung und Sympathie damals wie später nicht ausschließenden persönlichen Urteile, so wenn K. Schneider bei der Erörterung eines Zeitschriftenplanes auf die Anregung Jaspers', man könne vielleicht Max Scheler fragen, antwortet: *„Scheler ist – in diesen wie in allen anderen Dingen – ein Kind des Augenblicks und völlig unmündig“* (9.3.1923). Jaspers, seit 1922 ordentlicher Professor für Philosophie, äußert sich verbindlicher, hält aber auch den Unmut nicht zurück, als etwa die Philosophische Fakultät der Universität zu Köln 1924 K. Schneider als Zwischenträger für eine inoffizielle Anfrage missbraucht, ob Jaspers, der nach einiger Überlegung für den damaligen Zeitpunkt verneint, einem Ruf nach Köln folgen würde. K. Schneider selbst muss harte Worte einstecken, als er sich nach dem Urteil über sein zuerst als Handbuchbeitrag erschienenes Buch „Die psychopathischen Persönlichkeiten“ erkundigt und Jaspers bekennt, dass er sich gesträubt habe zu schreiben, weil er nicht sehr befriedigt gewesen sei. Es liege an der Aufgabenstellung, an ihm nur insofern, als er die Aufgabe übernommen habe. Das Ganze sei, wenigstens für ihn, *„ohne Rundung, ohne Perspektive, ohne Reiz und Anregung“*. Das wirklich Neue an dem später in vielen Auflagen erschienen Buch, ein auf einen soziologischen Ansatz gegründeter Psychopathie-Begriff, hat Jaspers nicht gesehen.

„Wie richtig!“ hat K. Schneider 24 Jahre später an den Rand des kritischen Briefes geschrieben. Er mag sich seinerzeit über der anschließenden Passage getröstet haben, mit der Jaspers bekenntnishaft auf eigene Probleme eingeht: *„Seit Jahren arbeite ich immer ausschließlicher philosophisch und an meinem Buche, das ich als das Wesentliche ansehe, zu dem das Bisherige Vorarbeiten waren. Was das sein wird, kann ich zur Zeit jedenfalls kurz nicht sagen. Es kann mit gleichem Recht Logik oder Ethik oder Metaphysik heißen... Aber es wird noch lange dauern, bis eine Publikation reif ist. Meine früheren Sachen habe ich alle zu schnell publiziert – die dira necessitas, sich eine Stellung zu erwerben, um leben zu können –, das soll nun nicht mehr passieren“* (4.3.1924).

Die Ursprünglichkeit der frühen handschriftlichen Briefe, deren bei Jaspers zu dieser Zeit noch labiler und nervöser Duktus sich schwer entziffern lässt, ist nach mehrjähriger Pause von den späteren Äußerungen nur noch selten erreicht worden. Umso eindrucksvoller ist ein Brief vom Juni 1938, mit dem Jaspers, begeistert von diesem unerwarteten Geschenk in einer Zeit des Schweigens, auf einen im „Nervenarzt“ erschienenen Aufsatz des Titels: „25 Jahre ‚Allgemeine Psychopathologie‘ von Karl Jaspers“ (Schneider 1938) reagiert: *„Erst von diesem Buch an“*, so hatte K. Schneider geschrieben *„gibt es eine wissenschaftlich befriedigende Psychopathologie“*. Jaspers bedankt sich, *„nicht ohne Ergriffenheit“* und in sehr spontaner Formulierung, mit Erinnerungen an seine Jahre in der Heidelberger Klinik und wünscht sich einen Augenzeugen, der einen Bericht erstatte über die Zeiten eines Kraepelin, Nissl und Wilmanns. *„Es wäre, wie mir scheint, eine Aufmunterung für jede andere Klinik-Gemeinschaft, und es wäre ein Beitrag zur Sociologie und Psychologie des klinischen Betriebes, wie er aussehen kann, wenn Ideen... ihn beseelen unter der Bedingung persönlicher Integrität aller Beteiligten“* (18.6.1938). Kein anderer als K. Schneider konnte in Frage kommen, als Jaspers im Juni 1941 den kundigen und kritischen Berater für eine letzte Neubearbeitung der Allgemeinen Psychopathologie sucht.

Die darüber entstandenen Briefe von beiden Seiten, in denen Jaspers fragt und K. Schneider antwortet und Ratschläge gibt, auf wichtige Autoren hinweist und kritische Einwände macht, würden bei einer wissenschaftlichen Bearbeitung des Briefwechsels im Mittelpunkt zu stehen haben. Es würde sich um eine eigenständige Aufgabe handeln, die nicht durch ein flüchtiges Hinrühren vorbelastet sein sollte. So soll aus den Diskussionen über die Neubearbeitung und aus den späteren Briefen nur jener Aspekt berücksichtigt werden, der über die in den Briefen jetzt viel deutlicher als Jaspers sich mitteilende Person K. Schneider mit der Heidelberger Psychiatrie der Nachkriegszeit verbunden bleibt.

K. Schneider ist noch kritischer und selbstkritischer geworden. *„Mehr und mehr"*, heißt es in dem Brief, der die Unterstützung bei der Vorbereitung der 4. Auflage zusagt, *„habe ich eine Abneigung dagegen, Dinge zu schreiben, die zum großen Teil ‚zusammengeschrieben' sind"* (14.6.1941). Als genau ein Jahr später die das Werk völlig umgestaltende Neubearbeitung abgeschlossen ist, meint er, ihm selber sei das Überwuchern des Philosophischen besonders interessant. Ob es dem Buch in seiner Eigenschaft als Darstellung der Psychopathologie zugute komme, sei eine andere Frage. Der Brief, der die erst im Herbst 1946 erschienene Neuauflage als *„eine Gesamtschau, die sicher so nie wieder kommen kann"*, begrüßt, enthält sich der Kritik. Im persönlichen Gespräch hat K. Schneider seine Meinung nicht zurückgehalten und die Lektüre vor allem der ersten Auflage empfohlen, der klassischen Auflage, die man sich auch als Grundlage der Übersetzungen gewünscht hätte. Eine resignative Stimmung, die schon in den Kriegsbriefen aus Russland angeklungen war, ist jetzt deutlich geworden. *„...wir sind im Täglichen so überflutet vom Negativen dieses Berufes, daß wir den freudigen Atem, diese geistige Begierde, dieses Wichtig-Nehmen nicht mehr aufbringen"* (11.10.1946). Schon 1942 hatte es geheißen: *„Ich bin niemals eigentlich ein hingerissener Forscher gewesen... Nun kam noch dazu, daß die Psychopathologie innerhalb der Psychiatrie doch wohl wieder einmal erschöpft zu sein scheint. Außer kleinen Ausarbeitungen und Nachträgen ist kaum mehr was möglich. Und dann ist eben die Zeit der Humanität vorüber und mit ihr ist unser Beruf und Stand entzwei gegangen"* (30. 6. 1942).

Um die Zeit der Emeritierung im Jahre 1955 kommt die Resignation noch einmal verstärkt zum Vorschein. Psychopathologie, meint K. Schneider in einem der letzten Briefe, spiele nur noch eine ganz bescheidene, in anderen Kliniken durchweg gar keine Rolle. *„Ich verstehe fast nichts von dem, was praktisch und wissenschaftlich in meiner Klinik geschieht. Auch darum ist es Zeit"* (16.10.1955).

Das erste Nachkriegsjahrzehnt, während dessen K. Schneider, ohne sich von einer resignativen Grundstimmung beirren zu lassen, die Heidelberger Klinik leitet, ist nach 12 Jahren des geistigen Niedergangs, der sich gerade in diesem Fach katastrophal auswirkt, ein für die Psychiatrie ungewöhnlich fruchtbares Jahrzehnt gewesen. Im Rückblick kann man sagen, dass das Jahrzehnt von der klinischen Psychopathologie K. Schneiders bestimmt war. Erst im Rückblick glaubt man allerdings auch zu erkennen, dass sich damals eine in ihren Auswirkungen zunächst noch nicht abzuschätzende Neuorientierung angebahnt hat, die zwar die von Jaspers und K. Schneider erarbeiteten psychopathologischen Grundlagen beibehält aber darüber hinaus neue Ansetze entwickelt und weiter verfolgt.

Die zentrale Gestalt des Wandels, der sich von der in der Nachkriegspsychiatrie, und so auch für Jaspers und K. Schneider, immer noch gültigen und von der Assoziationspsychologie der Jahrhundertwende und der Aktpsychologie beherrschten Psychologie der Elemente abwendet und zu einem Denken in ganzheitlichen Zusammenhängen führt, ist K. Conrad. Seine über Kretschmer hinausweisende Monographie „Der Konstitutionstypus als genetisches Problem" war von Jaspers, der ein untrügliches Gespür für Qualität besaß, eingehend gewürdigt worden. Bei seinen hirnpathologischen Studien vereinigt Conrad in origineller Synthese das Gestaltprinzip und die von Sander untersuchte Aktualgenese und den Zerfall von Gestalten mit Gedanken von Jackson, Head, K. Lewin, v. Weizsäcker, H. Ey, um sich dann den initialen Schizophrenien und den symptomatischen Psychosen zuzuwenden. Die 1958, 3 Jahre vor seinem vorzeitigen Tod erschienene Monographie „Die beginnende Schizophrenie. Versuch einer Gestaltanalyse des Wahns" (Conrad 1958) begeistert ungeachtet mancher Kurzschlüssigkeiten die jüngere Generation durch Intuition, Einfallsreichtum und eine neue Sicht der schizophrenen Phänomenzusammenhänge. Conrad war ausgegangen von F. Kruegers Ganzheitspsychologie, hatte dann aber den vor allem für die Analyse des aktuellen psychischen Feldes und der Wahrnehmungsphänomene tauglichen gestaltpsychologischen Ansatz vorgezogen. Mainzer Psychopathologen nehmen die Anregungen Conrads auf, halten sich aber nicht an das Gestaltprinzip, sondern an das von Dilthey eingeführte Strukturprinzip, das geeigneter ist, den personalen Hintergrund und die biographischen Zusammenhänge zu erfassen. Auf dem Umweg über Mainz wird die von Conrad angestoßene Neuorientierung, die von K. Schneider mit Anerkennung, aber nicht ohne Ambivalenz verfolgt worden war, um einiges später auch in Heidelberg zur Kenntnis genommen.

Hier hatte sich unter v. Baeyer in enger Nachbarschaft zu Frankfurt mit Zutt die phänomenologisch-anthropologische Richtung durchgesetzt. Auch sie war auf das Ganze des Menschen gerichtet, auf das Dasein des psychisch Kranken in seiner Welt, auf seine Begegnung mit dem Anderen, freilich vor einem philosophischen und nicht vor einem psychologischen Hintergrund. Ganz so ferne ist K. Schneider dem phänomenologisch-anthropologischen Ansatz nicht gestanden. Es gibt von ihm aus dem Jahre 1950 zum 60. Geburtstag von Martin Heidegger einen in der Kürze einer zweispaltigen Seite meisterhaften Aufsatz mit dem Titel „Die Aufdeckung des Daseins durch die cyclothyme Depression" (Schneider 1950). Die im Jahre 1962 erschienene Festschrift zum 75. Geburtstag K. Schneiders, die H. Kranz (1962) unter dem Titel „Psychopathologie heute" herausgegeben hat, beschließt eine Epoche der deutschen Psychiatrie. Ihr tritt zur Seite eine Karl Jaspers zum 80. Geburtstag gewidmete große Arbeit „Prozeß und Entwicklung als Grundbegriffe der Psychopathologie" von Häfner (1963), die am Leitfaden der von Jaspers entwickelten Begriffe eine Summe der Psychopathologie der letzten Jahrzehnte zieht. Danach tritt die pharmakotherapeutische und sozialpsychiatrische Pragmatik in den Vordergrund, bis schließlich für einige Jahre, und in Heidelberg besonders vehement, ein antipsychiatrischer Aktionismus die Szene beherrscht. Als meine Heidelberger Antrittsvorlesung zu Anfang 1975 die Krise der Psychopathologie konstatiert, gibt es bereits erste Anzeichen für die unterdessen eindeutig gewordene Überwindung der Krise.

Die konsequente Linie der Jaspersschen Psychopathologie, die in der Form, die ihr K. Schneider gegeben hatte, nach 1955 in Heidelberg aufgegeben worden war, wird in Bonn fortgesetzt. Weitbrecht verfolgt sie vor allem auf dem Gebiete der Zyklothymien, G. Huber in der Schizophrenieforschung. Der Kundige registriert ohne Überraschung die Konsistenz der zwar noch nicht von Fürstner, dem ersten Heidelberger Ordinarius, aber von Kraepelin vor nunmehr 9 Jahrzehnten begründeten Heidelberger Schule hinter den Personen. Unter ihnen ist nur Carl Schneider, Psychopathologe allerdings auch er, ein von den Zeitläuften angetriebener Fremdling geblieben. Aschaffenburg, Gaupp, Gruhle, Nissl, Wilmanns waren Kraepelin-Schüler, Jaspers und K. Schneider wachsen unter Kraepelin-Schülern auf. Weitbrecht lernt bei Wetzel und Beringer aus dem Heidelberger Kreis und folgt Gruhle in Bonn. W. v. Baeyer hat seine Psychiatrie in der Heidelberger Klinik gelernt, ehe er sich 1934 unter den Schutz der Wehrmacht flüchten muß. Huber ist Schüler von K. Schneider gewesen und hat sich bei v. Baeyer habilitiert, ehe er von Weitbrecht als Oberarzt nach Bonn geholt wird, wohin er nach einem weiten Umweg als Weitbrechts Nachfolger zurückkehrt. v. Baeyers Nachfolger ist wiederum ein Schüler K. Schneiders. Angesichts der Konsistenz dieser Schule, die mit Kraepelin um die Jahrhundertwende das Grundgerüst der Psychiatrie errichtet hat, kommt es nicht auf die spezielle Arbeitsrichtung an, auch wenn man feststellen muss, dass die Übereinstimmung zwischen Jaspers und K. Schneider über mehr als 40 Jahre das Gesicht der Heidelberger Psychiatrie am stärksten geprägt hat. Entscheidend bleibt die Kontinuität der psychopathologischen Forschung hinter dem Wandel verschiedener Sichtweisen. Sie wurde mit der Allgemeinen Psychopathologie vor genau 70 Jahren begründet. Nur in Heidelberg ist seither die psychopathologische Arbeit ohne Zäsur, wenn auch nicht ohne Gefährdung, weitergeführt worden. In einigen Jahren schon wird sich zeigen, ob angesichts einer gegenwärtig durchaus biologischen Orientierung der Psychiatrie die für Heidelberg kennzeichnende psychopathologische Arbeitsrichtung erhalten bleiben kann.

Literatur

Baeyer W v (1977) In: Pongatz L J (Hrsg) Psychiatrie in Selbstdarstellungen. Huber, Bern Stuttgart Wien

Bürger-Prinz H (1971) Ein Psychiater berichtet. Hoffmann & Campe, Hamburg

Conrad K (1958) Die beginnende Schizophrenie. Thieme, Stuttgart

Häfner H (1963) Prozeß und Entwicklung als Grundbegriffe der Psychopathologie. Fortschr Neurol Psychiatr 31: 393-438

Janzarik W (1978) 100 Jahre Heidelberger Psychiatrie. Heidelberger Jahrbücher 22: 93-113

Jaspers K (1913) Allgemeine Psychopathologie. Springer, Berlin (4. Aufl 1946)

Jaspers K (1963) Gesammelte Schriften zur Psychopathologie. Springer, Berlin Göttingen Heidelberg

Jaspers K (1977) Philosophische Autobiographie. Piper & Co, München

Jaspers K (1983) Briefwechsel 1945-1968 K. Jaspers - K.H. Bauer. Hrsg. u. erl. von R. de Rosa. Springer, Berlin Heidelberg New York

Kranz H (1962) Psychopathologie Heute. Thieme, Stuttgart

Leonhard J-F (1983) Karl Jaspers in seiner Heidelberger Zeit. Heidelberger Verlagsanstalt und Druckerei

Schneider K (1919) Reine Psychiatrie, symptomatische Psychiatrie und Neurologie. Z Gesamte Neurol Psychiatr 49:159-166
Schneider K (1938) 25 Jahre „Allgemeine Psychopathologie" von Karl Jaspers. Nervenarzt 11: 281-283
Schneider K (1950) Die psychopathischen Persönlichkeiten. Deuticke, Wien (9. Aufl)
Schneider K (1950) Die Aufdeckung des Daseins durch die cyclothyme Depression. Nervenarzt 21: 193-194
Schneider K (1967) Klinische Psychopathologie. Thieme, Stuttgart (8. Aufl)

4 Die Psychopathologie Karl Jaspers' in der Kritik

Johann Glatzel

Die kritischen Einwände, die während der sieben Jahrzehnte, in denen die „Allgemeine Psychopathologie" das psychopathologische Denken prägte, von Psychiatern ebenso wie Psychologen vorgebracht wurden, sollen nicht referiert werden. Sie sind jedermann zugänglich in Monographien und einzelnen Aufsätzen, so daß auf die ermüdende Wiederholung des hinlänglich Bekannten verzichtet werden darf. Ich möchte mich statt dessen auf einen Aspekt der Jaspers-Kritik beschränken, von dem ich meine, er betreffe eine der Schwierigkeiten im Umgang mit dessen Werk. Und gerade diese Schwierigkeit ist es, die Zeitgenossen und nachfolgende Generationen in eine Auseinandersetzung mit Jaspers zwang, die ungewöhnlich anregend wirkte auf die Forschung von 1913 bis in die Gegenwart. Gemeint ist das Verhältnis seiner Psychopathologie zur Psychologie.

In der „Allgemeinen Psychopathologie" finden sich neben Elementen einer vorkritischen Assoziationspsychologie Beziehungen zur strukturalen Psychologie Diltheys; letztere prägen deutlicher den allgemeinen, erstere vor allem den speziellen Teil. Die sogenannten psychopathologischen Tatbestände, die als Symptome in eine psychiatrische Krankheitslehre eingehen, sind konzipiert als abnorme und gegebenenfalls krankhafte Varianten normal seelischer Vollzüge und Erlebnisweisen.

Die Schwierigkeiten eines solchen Ansatzes liegen in dem Umstand, daß er zum einen ein verbindliches Ordnungssystem der Psychologie voraussetzt und zum anderen die Überzeugung, die Gegebenheitsweisen abnormen Erlebens und Verhaltens ließen sich aus den Vorgaben einer psychologischen Systematik ableiten. Träfe diese Annahme zu, so wäre die deskriptive Psychopathologie mit der „Klinischen Psychopathologie" K. Schneiders vollendet und zum Abschluß gebracht. Wohl könnte sie verfeinert und um Details bereichert werden; wer sie in Frage stellen wollte, geriete jedoch in die Notwendigkeit, auch die psychologischen Prämissen neu zu formulieren. So bleibt dem Psychopathologen lediglich die Aufgabe, darzustellen, welche normale psychische Funktion in welcher Form ins Abnorme verzerrt begegnet, um diese dann – begrifflich dingfest gemacht – dem allgemeinen Verständnis zugänglich und der klinischen Psychiatrie verfügbar zu machen.

Die psychopathologische Forschung hat sich auf Ziselierarbeiten nicht beschränkt, wenngleich sie durchaus auch diese geleistet hat. Sie entwickelte neue Ansätze, die einem Unbehagen an der Jaspersschen Pathopsychologie erwuchsen. Von dieser soll zunächst die Rede sein.

Die Problemgeschichte einer Wissenschaft kann unter drei bevorzugten Aspekten abgehandelt werden: Dem des Gegenstandes bzw. der angemessenen Begriffe, dem der Theorie und dem der Methode. Bezüglich der Psychologie vertritt Jaspers die Überzeugung, sie sei in seiner Zeit zumindest hinsichtlich des Gegenstandes und einer angemessenen Begriffsbildung zu einem Abschluß gelangt. Dies und die Tatsache, daß er Psychopathologie – insbesondere die spezielle, die angewandte oder klinische Psychopathologie – als Pathopsychologie betreibt, zwingt dazu, noch einmal die Frage nach seinem Psychologieverständnis zu stellen.

In der „Philosophie" behandelt Jaspers Psychologie und Soziologie unter dem Oberbegriff der „empirischen Universalwissenschaften" (1973, 200 ff.). Universal ist die psychologische Wissenschaft nicht in dem Sinne, daß sie mit einem universalen Anspruch auftreten dürfte, mit dem Anspruch also, der von ihr behandelte Gegenstand schließe alle anderen Gebiete wissenschaftlicher Forschung ein. Universalwissenschaft ist die Psychologie insofern, als sie das Universale zu ihrem Gegenstand macht – ein Gleiches tut im Übrigen unter einem allerdings anderen Aspekt auch die Soziologie. Zwar wird in der Psychologie das Ganze menschlichen Daseins zugänglich, es kann aber nicht selbst zum Gegenstand wissenschaftlichen Fragens und Erkennens werden. Dies könnte nur geschehen um den Preis, daß das Ganze im Entwurf einer Theorie in Einzelteile zerfällt und damit entgleitet. Psychologisches Forschen verlangt deswegen Unvoreingenommenheit und Vorurteilslosigkeit, eine gleichsam schwebende offene Aufmerksamkeit und Wachheit, die zwar in der Spannung des existentiellen Interesses bleibt, gleichzeitig aber durch die Haltung einer nicht vom Willen strukturierten Offenheit gekennzeichnet ist. Psychologisches Forschen vermittelt sonach keine partikularen Einsichten und nicht Aspekte des seelischen Wesens in Abhängigkeit vom gewählten Ansatz und von den fundierenden Prämissen – eine solche Abhängigkeit kann es bei konsequentem Einhalten der skizzierten Einstellung nicht geben –, psychologische Forschung erstrebt und ermöglicht im Falle ihres Gelingens „das Wirkliche zu erblicken, wie es faktisch ist" (1973, 201). Psychologie gerät damit notwendig in eine verwandtschaftliche Beziehung zur Philosophie, die sich ihrerseits dagegen zu wehren hat, von einer in dogmatischen Formeln erstarrten Psychologie verdrängt zu werden. Von den Einzelwissenschaften unterscheidet sich die Psychologie dadurch, daß sie nicht eine eigene, von anderen abgetrennte Wirklichkeit zu ihrem Gegenstand macht. Auch die Seele ist insofern ihr eigentliches Forschungsobjekt, als sie eingebunden ist in Biologie, Geistigkeit und andere Wirklichkeiten. Das Universelle, auf das ihr Interesse gerichtet ist, hat in eben diesen Wirklichkeiten seinen „Ankergrund" (1973, 202), wodurch die Psychologie auch eine empirische Wissenschaft wird.

Psychologie lebt von dem Interesse an den Eigenschaften, Möglichkeiten und Unausweichlichkeiten des Daseins und tut diesem Interesse Genüge in empirischer Forschung. Nur in diesem sehr allgemeinen Sinne kann es einen einheitlichen Gegenstand der Psychologie geben; dessen Einengung auf Themen wie Seele, Bewußtsein – Unbewußtsein, Erleben und Verhalten läßt die Intention dieser Wissenschaft verfehlen. Psychologie so verstanden kann nicht in einem Lehrbetrieb organisiert werden. An die einzelne originäre Forscherpersönlichkeit gebunden, gibt es auch keine kontinuierliche Fortentwicklung der psychologischen Wissenschaft in den Arbeiten vieler Einzelner.

Dieses Psychologie-Verständnis findet man bei dem Philosophen Jaspers, der Psychopathologe hatte sich 20 Jahre zuvor durchaus an einer im Lehrbetrieb organisierten Psychologie orientiert. Das wird vor allem deutlich angesichts seines Symptombegriffs.

Zu den Symptomen gelangt Jaspers mit Hilfe eines Verfahrens, das er die phänomenologische Methode nennt. Er will jene seelischen Phänomene isolieren, charakterisieren und begrifflich festlegen, die, in phänomenologischer Vorurteilslosigkeit vergegenwärtigt, auch vom anderen als identisch wiedererkannt werden können, unter der Voraussetzung, daß er sich ihnen in eben dieser Einstellung zuwendet. Einzelne seelische Phänomene gilt es „für uns selbst zu dauerndem Gebrauch und für andere zu vergegenwärtigen und mit einem konstant mit sich identisch zu brauchenden Namen zu versehen" (1963, 320 f). Ein solches Isolieren, das die Identität der wahrgenommenen Phänomene nicht an die einmalige Persönlichkeit des Psychopathologen bindet, gelingt vor allem bei den krankhaften psychopathologischen Phänomenen. Diese treten häufig ohne verständliche Bedingungen auf, „psychologisch angesehen aus dem Nicht" (1963, 321), und sind vielfach – kausal gesehen – durch einen Krankheitsvorgang verursacht. Der Phänomenologie, so Jaspers, gelinge es, aus dem unendlich mannigfaltigen Erleben des Kranken Allgemeines herauszuheben, „das bei dem Erlebnis eines anderen Falles, das wir darum dasselbe nennen, ebenso ist, während jene Unendlichkeit des Individuums immer wechselt" (1963, 323).

Ein so gefaßter Symptombegriff mußte einer Psychiatrie, die sich seit dem ausgehenden 19. Jahrhundert ausdrücklich als Zweig der ärztlichen Heilkunde zu profilieren verstanden hatte, natürlich gelegen kommen, erlaubte er doch die Konzeption einer psychiatrischen Krankheitslehre in Analogie zu den klassischen medizinischen Disziplinen. Im Unterschied zu diesen aber blieb die Rede von einem Symptom angesichts der Unmöglichkeit, die sogenannten krankhaften psychopathologischen Tatbestände durch den kausalen Bezug auf einen objektivierbaren organpathologischen Befund zu identifizieren, ganz auf die phänomenale Deskription verwiesen. Jaspers sah sich genötigt, zwischen qualitativ und quantitativ abnormen seelischen Störungen zu differenzieren, um mit diesem gewagten Konstrukt – im Vorgriff auf einen als sicher erwarteten Wissenszuwachs auf dem Gebiet der Erforschung somato-psychischer Korrelationen – krankhaft abnorme Erlebensweisen von nicht krankhaft abnormen abzugrenzen.

Qualitative Abnormität und damit psychische Krankheit offenbart sich im Unvermögen des Psychopathologen, zwischen Thema bzw. Inhalt des Erlebens auf der einen und deren formaler Gestaltung auf der anderen Seite eine verständliche Beziehung aufzuweisen, das heißt darin, daß in der Sprache K. Schneiders die Sinngesetzlichkeit zerbrochen ist zwischen Thema und Seinsweise.

Dieses Postulat einer absoluten Verstehensgrenze, das Jaspersche Unverständlichkeitstheorem, ist bekanntlich für die klinische Psychiatrie außerordentlich folgenreich gewesen.

Über das Unverständlichkeitstheorem ist viel Kritisches geschrieben worden, ein Umstand, der allerdings die Mehrzahl der Psychiater bis heute nicht daran gehindert hat, es, in einer meist sogar verkürzten Form, als zentrale diagnostische Kategorie zu verwenden. Verkürzt insofern, als weder Jaspers, noch K. Schneider je behauptet haben – wie manche Kritiker und gedankenlose Adepten gleichermaßen unterstellen – das Unvermögen des Psychopathologen, sprachliche und nicht-sprachliche Mitteilungen seines Probanden nachzuvollziehen, beweise die generelle Uneinfühlbarkeit dessen – qualitativ abnormen – Erlebens. Qualitative Abnormität und damit ein krankhaftes psychopathologisches Phänomen liegt für Jaspers viel mehr dann vor, wenn sich der Inhalt des Erlebens formal dergestalt manifestiert, daß dem Beobachter eine einfühlbare Entsprechung zwischen Form und Inhalt, Sosein und Dasein nicht gegeben erscheint: Daß also etwa die Gewißheit, sich schuldig gemacht zu haben, erlebt wird als eine akustische Halluzination, die eben diesen Schuldvorwurf artikuliert.

Bedenken gegenüber dem Unverständlichkeitstheorem resultieren vor allem aus dem Zweifel an der Berechtigung, zwischen Form und Inhalt des Erlebens in dieser Schärfe zu differenzieren. Schließlich besteht sicherlich ein genetischer und somit auch dem Verstehen zugänglicher Zusammenhang zwischen Erlebnisform und Erlebensinhalt, thematische Verschiebungen, Neugewichtungen und Inkompatibilitäten finden notwendig ihren Ausdruck in formalen Eigentümlichkeiten des Erlebens. Häfner (1954) etwa hat das für die schizophrene Halluzination vor vielen Jahren dargetan und Kisker (1955) gelangte aufgrund eigener und der Untersuchungen Häfners zu der Feststellung, „daß das Fehlen einer Sinngesetzlichkeit des Verhältnisses von Thematik und Form ein Indikator für die Prozeßdiagnose weder sein kann noch soll“. Neben der Unterscheidung zwischen Form und Inhalt des Erlebens impliziert das Unverständlichkeitstheorem aber noch eine andere, mindestens ebenso grundsätzliche Feststellung. Sie wird m. E. gelegentlich übersehen. Jaspers sagt, der Psychosekranke sei charakterisiert als ein Mensch, dessen Eigentümlichkeiten des Erlebens und Verhaltens mit Hilfe des statischen Verstehens einer phänomenologischen Methode zur Anschauung zu bringen seien. Von einem anderen Psychopathologen, der sich diesem Menschen in der gleichen Haltung phänomenologischer Vorurteilslosigkeit nähert, können eben diese Eigentümlichkeiten gleichfalls wahrgenommen werden, und es gibt eine große Zahl von Menschen, die Merkmale der nämlichen Art aufweisen, das heißt als identisch wiedererkennbare. Worauf nun bezieht sich diese Feststellung der Identität? Sicherlich nicht auf Ursachen, Lokalisation und Veranlagung, das heißt auf die „gesamte Ursachenlehre" (1965, 382) wie es in der „Allgemeinen Psychopathologie" heißt, eine solche ist beim gegenwärtigen Kenntnisstand nicht zu formulieren. Die Behauptung, es ließen sich interindividuell identische psychopathologische Phänomene beschreiben, ist die unerläßliche Voraussetzung einer psychiatrischen Krankheitslehre. Sie ist darauf angewiesen, daß es gelingt, bei zwei oder mehr Menschen seelische Phänomene als miteinander identisch zur Anschauung zu bringen, obwohl deren Abbildung in der Sprache möglicherweise nicht einmal Ähnlichkeiten erkennen läßt. Von den krankhaften psychopathologischen Phänomenen, deren isolierende Ausgrenzung aus dem „fließenden Chaos wechselnder Phänomene" nach Jaspers am ehesten gelingt, erhält der Beobachter Kenntnis durch den Berichtenden oder anläßlich seines Berichtes. Bei der Frage nach der Identität psychopathologischer Sachverhalte geht es demnach um die inhaltliche Identität zweier Mitteilungen, ob verbaler oder nichtverbaler Natur ist dabei ohne Belang.

Wird von zwei Aussagen behauptet, sie seien miteinander identisch, so bedeutet das, daß das von ihnen in unterschiedlichen Formulierungen Bezeichnete nichts Verschiedenes sei. Wie aber, das heißt bezogen auf welche Kriterien, können zwei Erlebnisberichte als miteinander identisch erwiesen werden?

Zu denken wäre an die sprachliche Darstellung. Hinsichtlich zweier Erlebnisberichte könnte demnach Identität behauptet werden für den Fall, daß die von den Individuen für ihre Wiedergabe benutzten Formulierungen miteinander übereinstimmen. Es muß nicht im Einzelnen dargetan werden, warum die Annahme von Identität nicht allein auf die verbale Übereinstimmung gegründet werden kann. Nur so viel: Der Bedeutungshof keines Wortes ist kontextunabhängig, je nach Situation sind unterschiedliche Konnotationen in unterschiedlicher Gewichtung bestimmend. Auf zwei oder mehr Menschen bezogen wird man auch dann nicht von identischen Bedeutungshöfen eines Wortes sprechen können, wenn diese in gleicher Aufmerksamkeit dem nämlichen Gegenstand zugewandt sind. Das hätte zur Voraussetzung eine intime Kenntnis aller biographisch und durch die Persönlichkeitsstruktur vorgegebenen Determinanten, aus denen sich in *diesem* Augenblick bei *diesem* Menschen *dieser* Bedeutungshof in *dieser* Profilierung herleitet. Bereits im sogenannten Normalpsychologischen ist eine solche Kenntnis niemals zu gewinnen: Angesichts eines Erlebnisses jedoch, in dem sich krankhafte psychopathologische Phänomene abbilden, muß allein ein entsprechender Versuch gerade an dem Jaspersschen Postulat von der qualitativen Abnormität dieser Tatbestände scheitern.

Die Rede von der Identität könnte sich statt dessen auf den Erlebnisinhalt beziehen. Hinsichtlich aller seelischen Phänomene, schreibt Jaspers, sei die Form zu unterscheiden von dem jeweils wechselnden Inhalt. Den Inhalt des Seelenlebens nennt Jaspers das „Gegenständliche im weitesten Sinne" (1965,50), worauf das erlebende Subjekt gerichtet ist. Form meint dagegen „die Art ... , wie das Individuum den Gegenstand vor sich hat" (1965, 50). Die Wahrnehmung, die Vorstellung, der Gedanke sind ebenso Erlebnisformen wie Zwangsidee, Wahnidee und

Gemütszustände. Im Bereich der Psychosen gelten ihm etwa die periodischen Phasen als Formen ebenso wie „gewisse allgemeine Veränderungen des Seelenlebens" (1965, 51), „so z. B. das schizophrene Seelenleben oder das hysterische Seelenleben" (1965,51). Form bezeichnet die Daseinsweise, „in der uns Inhalte gegenwärtig sind" (1965, 50). Für den Phänomenologen sind die Formen von Interesse „die Inhalte erscheinen wie mehr zufällig" (1965, 51). „Bei der Beschreibung des konkreten seelischen Lebens zwar ist uns die Erfassung der bestimmten Inhalte ... unerläßlich, phänomenologisch aber interessieren uns die Formen" (1965, 50).

Die Trennung zwischen Form und Inhalt des Erlebens ist, wie vorhin betont, vor allem für die klinische Psychopathologie bedeutungsvoll geblieben, an ihr orientiert sich die Diskussion um Möglichkeiten und Grenzen des Verstehens fremdseelischen Erlebens, sie ist – ausdrücklich von K. Schneider (z.B. 1953) – zur Voraussetzung einer psychiatrischen Systematik gemacht worden. Die Kritik an diesem Form-Inhalt-Dualismus kam – soweit es die psychiatrische Seite betrifft – von Autoren, die sich mit dem Schneiderschen Begriff der Sinnkontinuität auseinandersetzten als eines Kriteriums, psychotisches von nichtpsychotischem Seelenleben zu unterscheiden. K. Schneider hatte von der Endogenität abnormen Erlebens gesprochen, wenn der Aufweis eines Sinnzusammenhanges zwischen Dasein (Inhalt) und Sosein (Form) nach seinem Dafürhalten nicht gelingen konnte.

Jaspers bindet die Rede von identischen psychopathologischen Phänomenen offenbar an deren Form. Wie eingangs gezeigt, leitet er die krankhaften psychopathologischen Phänomene aus jenen „normalpsychischen" Erlebnisweisen ab, in denen sich das psychisch gesunde Individuum einen Gegenstand vergegenwärtigt. Der Psychopathologe muß also über ein umfangreiches Arsenal normaler Erlebnisformen verfügen, als derer deviante bzw. verzerrte Modifikationen die ihn interessierenden Sachverhalte definiert sind. Die seelischen Vermögen erscheinen bei Jaspers unter der Überschrift „Einzeltatbestände des Seelenlebens" und umfassen etwa die Vorstellung, die Wahrnehmung, den Gedanken, die Idee und die Gemütszustände. In einer solchen Auflistung einzelner Tatbestände des Seelenlebens erkennt man unschwer den Ansatz einer auf Hume zurückgehenden Wundtschen vorkritischen Elementenpsychologie.

Mit anderen Worten: Die Konzeption einer speziellen klinischen Psychopathologie mit dem Ziel, zu Symptomen bzw. Symptomverbänden zu gelangen, zwingt zu der Annahme interindividuell identischer psychopathologischer Tatbestände. In dem Jaspers die Rede von der Identität an die Erlebnisform bindet, sieht er sich zwangsläufig, und mit ihm eine bis heute gültige psychiatrische Krankheitslehre, auf eine Wundtsche Psychologie verwiesen.

Sowohl das Unverständlichkeitstheorem, an das im Bereich der nicht körperlich begründbaren psychischen Abwegigkeiten der Begriff des Pathologischen gebunden wird als auch der Entwurf einer psychiatrischen Krankheitslehre auf dem Boden einer speziellen Psychopathologie bedürfen der Annahme identischer psychopathologischer Phänomene. Das ist ebenso unbestreitbar wie die Vermutung berechtigt ist, die Rede von der Identität dürfe sich nicht auf die sogenannte Erlebnisform beziehen. Damit erwächst einer Kritik an der „Allgemeinen Psychopathologie“ die Aufgabe, eine andere Bezugsgröße zu finden, die es erlaubt, psychopathologische Phänomene als miteinander identisch zu beschreiben.

Das soll unter Verwendung der Begriffe Sinn und Sinnrationalität geschehen, ein Unternehmen, das dem Geist einer Jasperschen Philosophie, in der die Idee der Kommunikation eine so bedeutsame Rolle spielt, nicht notwendig zuwiderlaufen muß.

Subjektiver Sinn im Jasperschen Verständnis zielt auf die Motivation des Handelnden. Den subjektiven Sinn verbalen und nichtverbalen Handelns erfassen heißt, die Intentionen des Handelnden zutreffend zu erkennen. Ohne die Einbeziehung der Intentionalität bleibt der Jaspersche Sinnbegriff gebunden an die einmalige und individuelle Mitteilung der Seele und damit natürlich ungeeignet für den Versuch, für die Rede von der Identität psychopathologischer Phänomene irgendeinen Bezugspunkt zu finden. Zwei an unterschiedlichen Individuen mit Hilfe des statischen Verstehens dargestellte psychopathologische Phänomene wären dann als identisch zu bezeichnen, wenn sie den nämlichen Sachverhalt intendieren bzw. auf den nämlichen Sachverhalt abzielen. In der Psychopathologie handelt es sich bei diesen „Sachverhalten“ um Erlebnisinhalte, um Stimmungen, Gefühle, Einstellungen und Handlungsbereitschaften. Von psychopathologischen Phänomenen, die hinsichtlich ihres Sinngehaltes als miteinander identisch ausgewiesen sind, konnte also nur dann gesprochen werden, wenn die Annahme gerechtfertigt wäre, in ihnen realisierten sich überindividuelle seelische Tatbestände, gleichsam als durchgehende anthropologische Konstrukte. In Anlehnung an Weber und vor allem an Schütz bieten sich die folgenden Überlegungen an: Jedes psychopathologische Phänomen repräsentiert eine bestimmte Wahrnehmungsperspektive, das heißt mit ihm ist etwas darüber ausgesagt, wie der Betroffene die gemeinsame, die konsentierte Jedermannsrealität erlebt, zu welchem Verhalten er sich aufgefordert sieht, das heißt welche Erwartungen hinsichtlich seines eigenen Handelns und Unterlassens er registriert. Jedes psychopathologische Phänomen impliziert eine hinsichtlich Thema und Relevanzbereich festgelegte Situationsdefinition. Es wird aber nicht nur die Wahrnehmung des Gegenwärtigen und, daraus folgend, antezipierend das zukünftig Erwartete strukturirt sondern ebenso das Vergangene, dessen Erscheinung wechselt in Abhängigkeit von den Aspekten, die die aktuelle Wahrnehmungsperspektive in den Vordergrund treten läßt.

Indem die Wahrnehmungsperspektive das individuelle Handeln determiniert, sind in ihr all jene Elemente aufzufinden, die den situationsbezogenen Handlungsentwurf kennzeichnen. Mit anderen Worten: Situationsinterpretation ist Handeln, das entweder virtuelles Handeln bleibt oder vom Individuum in einem konkreten Handlungsvollzug realisiert wird. Aus diesem engen Zusammenhang zwischen Wahrnehmungsperspektive einerseits, Handlungsentwurf bzw. Handlungsvollzug auf der anderen Seite ergibt sich ein Zugang zu den (krankhaften) psychopathologischen Phänomenen anhand des Sinnkriteriums. Handeln dient der Befriedigung oder Deprivation von Bedürfnissen. Bereits außerhalb des Psychopathologischen stößt der Versuch, Handeln durch Motivaufweis zu erklären, auf Schwierigkeiten.

Es kann aber gelingen, eine Handlung durch das Aufzeigen seiner sinnrationalen Begründungsschritte zu erklären. Sinnrational ist eine Handlung nach Schwemmer dann, wenn der Handelnde relativ zu seiner Maximenstruktur handelt. Unter Maxime ist dabei zu verstehen eine generelle, für ein bestimmtes Individuum gültige Aufforderung. Einem jeden Handeln kann und muß Sinnrationalität unterstellt werden, ohne diese voraussetzende Annahme erledigte sich von vornherein der Versuch seiner Deutung. Diese Annahme ist auch geboten hinsichtlich eines Handelns, dessen Entwurf sich aus einer Wahrnehmungsperspektive ableitet, in der sich ein psychotisch abgewandeltes Erleben widerspiegelt. Bestritte man einem solchen Handeln die Sinnrationalität, so bliebe nichts, an dem die Rede von der Identität krankhafter psychopathologischer Phänomene orientiert werden könnte: Spezieller Psychopathologie und psychiatrischer Nosologie wären damit notwendig der Boden entzogen.

Psychopathologische Phänomene dürfen dann als miteinander identisch, besser äquivalent, bezeichnet werden, wenn deren – aus spezifischer Wahrnehmungsperspektive und Neudefinition der konsensuellen Situation resultierenden – Handlungsentwürfen bzw. Handlungsvollzügen Zwecke zugrunde liegen, in denen sich trotz unterschiedlicher Vorgehensweisen und Unterschiede hinsichtlich des angestrebten Sachverhaltes identische besser: äquivalente Maximen bzw. Maximenstrukturen aussprechen.

Einem möglichen Mißverständnis ist vorzubeugen. Maximen sind nicht Motive. Motive sind hypothetische Faktoren individueller Aktivierung und Steuerung von Verhaltensweisen. Sie determinieren das Wollen einer Handlung bzw. deren Nichtwollen. Maximen sind die vom Individuum abgelösten Verwirklichungen seines Wollens bzw. Nichtwollens. Sie manifestieren sich in den Sachverhalten, deren Realisierung der Zweck der Handlung ist.

Zunächst also ist mit den Mitteln des statischen Verstehens das psychopathologische Phänomen darzustellen und zu erfassen. Wird auf dem gleichen Wege bei einem anderen Menschen ein ähnliches psychopathologisches Phänomen darstellbar, so ist die Behauptung, beide seien miteinander identisch, auch dann noch nicht erlaubt, wenn sich beide Menschen zur Wiedergabe ihres Erlebens derselben Worte bedienen. Warum allein aus der Identität des Ausdrucks nicht auf Identität des Ausgedrückten rückgeschlossen werden darf, war begründet worden.

Es ist zu prüfen, welcher Art die besondere Wahrnehmungsperspektive ist, aus der der Betroffene der gemeinsamen konsentierten Realität zugewandt ist. Das kann nur geschehen in der vertieften Exploration, die Anhaltspunkte liefert dafür, wie der Betroffene eine konkrete Situation wahrnimmt, sei es diejenige, in der er zusammen mit dem Beobachter agiert, sei es eine vergangene oder eine als zukünftig antezipierte. Dabei wird deren individuelle Profilierung oder Physiognomierung erkennbar und es werden auch jene Aspekte bzw. Determinanten deutlich, an denen der Betroffene das eigene Verhalten orientiert und aus denen er Verhaltenserwartungen hinsichtlich der Anderen, mit ihm Agierenden ableitet. Schon hier wird sich zeigen, daß sich vermeintlich gleiche psychopathologische Phänomene in ganz unterschiedlichen Auffassungsperspektiven abbilden, und daß ihnen damit auch unterschiedliche Profilierungen bzw. Physiognomierungen der aktuellen Situation entsprechen.

Die hier angedeutete Kritik, die nur einen – nach meinem Dafürhalten allerdings gewichtigen – Punkt Jaspersscher Psychopathologie herausgriff, findet ihre Legitimation natürlich nicht allein im eigenen Nachdenken, auch nicht lediglich in der Argumentation einer Nach-Jaspersschen Psychopathologie. Sie wird gerechtfertigt nicht zuletzt durch Überlegungen, die der Verfasser der „Allgemeinen Psychopathologie" selber in anderem Zusammenhang gelegentlich andeutete, bisweilen auch ausformulierte. Man erkennt hier mögliche Ansätze zu einer Fortentwicklung Jaspersscher Anschauungen, die in verschiedenen Texten, nicht aber in den Neuauflagen der „Allgemeinen Psychopathologie" ihren Niederschlag fanden.

In der „Philosophischen Autobiographie" schreibt Jaspers, er habe es sich beim Abfassen der „Allgemeinen Psychopathologie" zum Ziel gesetzt, keine abstrakt bleibenden logischen Erörterungen vorzutragen, ohne an „einem anschaulichen Erkenntnismaterial" (1963, 38) sogleich ihren Sinn aufzuzeigen. Dennoch kritisierte Birnbaum 1922 in einem offenen Brief an Jaspers das Intuitive, Spekulative und Unanschauliche seiner psychopathologischen Arbeiten. Jaspers antwortete u. a. mit dem Hinweis, es sei ihm nicht darum gegangen, von Tatsachen zu berichten, die einer begrifflichen Feststellung zugänglich seien, er habe den „Ausgangspunkt meines Interesses" (1922, 515) aufzeigen wollen. Man wird die „Allgemeine Psychopathologie" sicherlich nicht als ein Lehrbuch der Psychiatrie mißverstehen dürfen, wohl aber ist die Frage erlaubt, wie sich die darin angestellten Überlegungen in die psychiatrische Praxis übertragen lassen. Eine Antwort auf diese Frage kann zum einen in den frühen, der „Allgemeinen Psychopathologie" vorangehenden Arbeiten gesucht werden, zum anderen in den pathographischen Schriften.

Jaspers nennt Strindberg einen lehrreichen Kranken (1977, 8), lehrreich insofern, als anhand der Lektüre seiner Schriften Beginn und Verlauf einer schizophrenen Psychose aufgewiesen werden könne. Betrachtet man jedoch, worauf Jaspers seine Diagnose stützt, so müssen auch dem sachverständigen Psychopathologen – ihm allein gestattet es Jaspers, in Sachen Pathographie mitzusprechen – Zweifel an dieser Überzeugung kommen.

Bereits in einigen prämorbiden Wesenszügen sieht Jaspers den Weg des Dichters in die Psychose vorgezeichnet, etwa in einem, nicht mit Leiden verbundenen Mangel an Festhalten, Treue und Kontinuität. Die Erkrankung offenbart sich ihm in einer Reihe von abnormen Erlebens- und Verhaltensweisen. Die Eifersucht etwa zeigt keinen verständlichen Zusammenhang mit der Person, die ihn tragenden Verdachtsmomente sind dürftig, der Verdacht selber bleibt unklar und widersprüchlich. Unter dem Eindruck der Eifersucht wird die Vergangenheit umgedeutet, Jaspers meint in der „Beichte des Toren" eine „andersartige Atmosphäre" wahrzunehmen, eine „andersartige Erregtheit" und ein „inkonsequentes Verhalten" (1977, 35). Seine Freunde können sich auf Strindbergs Verhalten keinen Vers machen, die Frau schreibt: „Ich kenne keine Hoffnung, keinen Ausweg für ihn – denn ich verstehe nichts mehr" (1977, 46). Strindberg treibt krude wissenschaftliche Experimente, seine philosophische Einstellung ist nicht philosophisch. Er fühlt elektrischen Strom durch seinen Körper zucken, spricht von Sinnestäuschungen und äußert die Überzeugung, mit einer Mission beauftragt zu sein. Die Psychose bewirkt einen Wandel seiner Weltanschauung, die auch bestimmt ist durch eine wunderliche Art der Selbstdarstellung, der Kritikunfähigkeit und der unkorrigierbaren Fixierung auf belanglose Themen. Seine Sexualität bleibt im Vitalen stecken, es fehlt ihr das spezifisch Geistige, „das auf Totalität und Kontinuität geht" (1977, 103).

Swedenborg hat verworrene Offenbarungserlebnisse, er realisiert in seinem Erleben Inhalte, die „kausal ohne Schizophrenie kaum möglich sind" (1977, 118). Hölderlin gelangt zu Einsichten und Erfahrungen, die „es aber nur in der Schizophrenie gibt" (1977, 138). Nietzsches psychische Krankheit ergibt sich aus dem „Anfallsartigen der überströmenden Gefühle", dem „Vielfachen der nicht verstehbar zusammengehörenden Zustände", „es entsteht ein neuer Ton des Selbstbewußtseins", „die geistige Wandlung (kann) aus dem Früheren nicht auf gleiche Weise verstanden werden", in sein Philosophieren dringt „vielleicht etwas diesem Wesen nicht Zugehörendes hinein, und zwar störend ... " (1974, 105ff). Jaspers nennt als weitere Störungen von psychopathologischer Relevanz: Hemmungslosigkeit, eine Abnahme verläßlichen Takts, Kritiklosigkeit, bedenkenlose Polemik, blind werdendes Schelten, Fremdwerden Nietzsches, vorzeitigen Abbruch des geistigen Ganges durch die lähmende Krankheit. Ähnliche Beobachtungen berichtet er in Bezug auf Hölderlin, van Gogh und den Propheten Ezechiel.

Unabhängig von der Tatsache, daß wir heute geneigt sind, einige der von Jaspers in seinen pathographischen Studien behaupteten Diagnosen zu revidieren, ist die Unverbindlichkeit seiner Darstellungen doch evident. Vor allem wird auch und gerade der an der „Allgemeinen Psychopathologie" geschulte Psychiater keine der Schilderungen als verläßlichen Beleg für eine psychiatrische Erkrankung nehmen wollen. Bei Strindberg, in dessen Werken und Briefen Jaspers ein vermeintlich besonders reichhaltiges Material fand, drängt sich der Zweifel besonders auf. Wer auch nur wenig vom Leben dieses großen Schweden weiß, wird etwa seine Eifersucht in mancherlei gewichtigen Daten der inneren und äußeren Lebensgeschichte begründet sehen, wird seine Berichte von magnetischen und elektrischen Strömen, die ihn quälen, in Beziehung setzen zu seinen abwegigen naturwissenschaftlichen Studien und Überzeugungen, die sich aus der Lektüre der Schriften skurriler pseudowissenschaftlicher Sonderlinge herleiten. Ohne, daß hier eine Analyse der pathographischen Arbeiten Jaspers geleistet werden konnte, drängt sich doch der Eindruck auf, Jaspers gehe mit der Feststellung psychischer Abnormität – insbesondere krankhafter psychischer Abnormität – ungewöhnlich und unstatthaft großzügig um. Man erfährt mehr vom Wertsystem des Forschers, von seiner philosophischen Haltung und seinem Menschenbild als von der vermeintlichen Geisteskrankheit des Künstlers. Das gilt vor allem für die Strindberg-Studie.

Die pathographischen Arbeiten Jaspers zeigen in ihrer Unverbindlichkeit, vielleicht sogar Belanglosigkeit auch eine Schwäche der wesentlich früher verfaßten „Allgemeinen Psychopathologie". Die dort entwickelten Gedanken, Begriffsbestimmungen und diagnostischen Kriterien erweisen sich als zum Teil unbefriedigend in dem Augenblick, in dem es gilt, im konkreten Fall psychische Abnormität dergestalt zu identifizieren, daß sie mit Hilfe der entwickelten Terminologie abgebildet werden kann. Die von Jaspers hervorgehobenen Formulierungen und Verhaltensweisen, aus denen er etwa die Geisteskrankheit Strindbergs ableitet, ließen sich zwanglos als diagnostisch irrelevante Phänomene interpretieren. Ihr charakteristisches Gepräge erhalten sie nur, wenn man jeweils das Beiwort „schizophren" hinzufügt. Das heißt, die Diagnose einer schizophrenen Geisteskrankheit rechtfertigen sie lediglich im Verständnis desjenigen, der bereits primär von der schizophrenen Zerrüttung Strindbergs überzeugt ist. Jaspers selber ist dieser Überzeugung und der Leser muß sich fragen, was eigentlich ihn zu dieser Gewißheit geführt hat.

Nicht einzelne psychopathologische Phänomene – handele es sich im Sinne von Jaspers um qualitativ oder quantitativ abnorme – stützen die Diagnose einer Schizophrenie, auch nicht deren Zusammentreten zum Syndrom. Im Blick auf Nietzsche betont Jaspers den Gesamteindruck, spricht er von der charakteristischen Gesamtkonstitution. Bei Strindberg hebt er mehrfach auf die Gesamtheit und die „andersartige Atmosphäre", die „andersartige Erregtheit" etc. ab. Auch andere Formulierungen machen deutlich, daß ihm das Psychotische, das Geisteskranke im Umgang mit den Werken dieser Autoren als Vorerfahrung gegeben ist, das heißt als eine Erfahrung oder Anmutung, die erst sekundär an den erwähnten psychopathologischen Phänomenen festgemacht wird, die diesen ihr spezifisches, will sagen psychotisches bzw. schizophrenes Gepräge geben. Geisteskrankheit erscheint so als eine Emanation der personalen Struktur, die sich des Werkes des Künstlers als ihres Mediums bedient. Jaspers rechtfertigt gerade in seinen pathographischen Arbeiten die Einwände, die Birnbaum gegen seine Psychopathologie vorgebracht hat. In den Studien über Nietzsche, Strindberg, Hölderlin, van Gogh und Andere verläßt er den Boden jener Psychologie, von dem aus er Psychopathologie als Pathopsychologie hatte darstellen wollen, um jenen Vorsatz wahrzumachen, mit dem er 1913 seine psychologischen Vorlesungen aufgenommen hatte: „Psychologie auf einem Lehrstuhl der Philosophie" zu betreiben. Auch im Umgang mit Psychopathologischem geht es nun nicht mehr allein um die „Erfahrung des Sichverstehens" sondern um jenes Mehr, von dem er in der „Philosophischen Autobiographie" sagt: „Aber ich wollte doch mehr, trotz Eltern und Geschwistern, trotz der Freunde war ich verzehrt von Sehnsucht nach einer Kommunikation, die alles Mißverstehen, alles bloß Vorläufige, jede Grenze des allzu Selbstverständlichen überschritte" (117). Weiter heißt es dort: „Der Mensch kommt nur zu sich mit anderen Menschen, niemals durch das Wissen allein. Wir werden wir selbst nur in dem Maße, als der Andere er selbst wird, werden nur frei, soweit der Andere frei wird" (117).

An verschiedenen Stellen seines umfänglichen Werkes finden sich, lange nachdem er sich von der Beschäftigung mit Fragen der Psychopathologie abgewandt hat, kritische Bemerkungen über Psychologie und Psychopathologie. Ihnen gemeinsam ist die Mahnung, die Erkenntnismöglichkeiten beider Disziplinen nicht zu überschätzen. So heißt es in einem Aufsatz „Von den Grenzen pädagogischen Planens", der Anspruch der Psychologie reiche oft zu weit, mit dem Ergebnis eines „sich im Urteil über den Einzelnen täuschenden Wissens". Vom Arzt verlangt er ausdrücklich, die Haltung des distanziert objektivierenden Betrachters aufzugeben, er will den Arzt anregen, „zum Wahrnehmen der Situation von seiten des Patienten" (194). Nietzsche zitiert er mit dem Satz: Die Wahrheit beginnt zu Zweien.

In den pathographischen Arbeiten geht Jaspers über jenen Verstehensbegriff hinaus, der ihn die „Allgemeine Psychopathologie" aus seiner „verstehenden Psychologie" hatte entwickeln lassen. Das psychologische Verstehen, so schreibt er in der „Psychologie der Weltanschauungen", das Nachfühlen, Begreifen, „objektiviert den Menschen, macht ihn zu einem Gegenstand unter anderen, beraubt ihn seiner absoluten Individualität ... " (127). Denn: „Auch das gesteigerte psychologische Verstehen ist kein liebendes Verstehen" (127). Liebendes Verstehen meint nicht nur das Annehmen des Anderen, das auf ihn Sicheinlassen, es betont auch die Einmaligkeit des Gegenüber, die Unwiederholbarkeit einer Begegnung.

Ich denke, daß sich in den pathographischen Arbeiten Jaspers, in denen er seine psychopathologischen Überzeugungen in die psychiatrische Analyse einzelner Persönlichkeiten einbringt, eine Abkehr von jenem Psychologieverständnis dokumentiert, das Ursache der von den Kritikern angemerkten Schwierigkeiten seines Entwurfes ist, eben jener Schwierigkeiten, die mit dem Schlagwort vom Unverständlichkeitstheorem und der zwar notwendigen, auf den ursprünglichen Ansatz jedoch schlechterdings nicht zu gründenden Rede von der Identität psychopathologischer Phänomene angesprochen wurden. Für den Philosophen Jaspers werden Kommunikation und liebendes Verstehen zu zentralen Begriffen seines Denkens und damit zeigt er nicht nur einen Weg, wie die eigene Psychopathologie weiter gedacht werden könnte, er nimmt sogar imgrunde eine spätere Psychopathologie vorweg, die psychopathologische Phänomene nicht als isolierbare seelische Tatbestände sondern als Weisen der Begegnung begreifen will.

Literatur

Birnbaum K (1922) Von der Geistigkeit der Geisteskranken und ihrer psychiatrischen Erfassung. Offener Brief an Herrn Prof. Jaspers. Z Ges Neurol Psychiat 77, 509-511

Blankenburg W (1972) Anthropologische Probleme des Wahns. In: Schulte W, Tölle R (Hrsg) Wahn. Thieme Stuttgart

Dilthey W (1968) Der Aufbau der geschichtlichen Welt in den Geisteswissenschaften. In: Gesammelte Schriften Bd III, 4. Aufl. Vandenhoeck & Ruprecht Stuttgart Göttingen

Glatzel J (1978) Allgemeine Psychopathologie. Enke Stuttgart

Glatzel J (1981) Spezielle Psychopathologie. Enke Stuttgart

Häfner H (1963) Prozeß und Entwicklung als Grundbegriffe der Psychopathologie. Fortschr Neurol Psychiatr 31, 393-438

Janzarik W (1976) Die Krise der Psychopathologie. Nervenarzt 47, 73-80

Jaspers K (1922) Antwort auf vorstehenden Brief. Z Ges Neurol Psychiat 77, 515-517

Jaspers K (1947) Der Prophet Ezechiel. Eine pathographische Studie. In: Kranz H (Hrsg) Arbeiten zur Psychiatrie, Neurologie und ihren Grenzgebieten. Scherer Heidelberg

Jaspers K (1958) Philosophie und Welt. Reden und Aufsätze. Piper München

Jaspers K (1963) Gesammelte Schriften zur Psychopathologie. Springer Berlin Göttingen Heidelberg New York

Jaspers K (1965) Allgemeine Psychopathologie. 8. unveränderte Auflage. Springer Berlin Heidelberg New York

Jaspers K (1973) Philosophie I. Philosophische Weltorientierung. 4 Aufl. Springer Berlin Heidelberg New York

Jaspers K (1974) Nietzsche. Einführung in das Verständnis seines Philosophierens. 4. unveränderte Aufl. de Gruyter Berlin New York

Jaspers K (1977) Strindberg und van Gogh. Versuch einer vergleichenden pathographischen Analyse. Piper München

Kisker KP (1955) Zur Frage der Sinngesetzlichkeit. Schweiz Arch Neurol Psychiatr 76, 5-22

Schmitt W (1979) Karl Jaspers und die Methodenfrage in der Psychiatrie. In: Janzarik W (Hrsg) Psychopathologie als Grundlagenwissenschaft. Enke Stuttgart

Schmitt W (1980) Die Psychopathologie von Karl Jaspers in der modernen Psychiatrie. In: Die Psychologie des 20. Jahrhunderts. Band IX. Kindler Zürich

Schneider K (1921) Pathopsychologische Beiträge zur psychologischen Phänomenologie von Liebe und Mitfühlen. Z Ges Neurol Psychiat 65, 109-114

Schneider K (1953) Klinische Gedanken über die Sinngesetzlichkeit. Monatsschr Psychiat 125, 666-670

Schneider K (1967) Klinische Psychopathologie. 8. Aufl. Thieme Stuttgart

Schütz A (1974) Der sinnhafte Aufbau der sozialen Welt. Suhrkamp Frankfurt

Schwemmer O (1976) Theorie der rationalen Erklärung. Zu den methodischen Grundlagen der Kulturwissenschaften. CH Beck München

5 Der Wahn in der Sicht von Karl Jaspers im problemgeschichtlichen Kontext

Wolfram Schmitt

5.1 Einleitung

Der im engeren Sinne psychopathologische Diskurs über das Problem des Wahns setzt in der ersten Hälfte des 19. Jahrhunderts ein. In der anthropologischen Psychiatrie jener Jahre leitete man Wahn, der damals auch als „fixe Idee" oder „Phantasma" bezeichnet wurde, aus psychischen und somatischen Voraussetzungen her. Heinroth (1818) verstand die „Phantasmen des Wahnsinns und Irrbegriffe des Wahnwitzes" aus Sünde, Laster und ungezügelter Leidenschaft, wobei organische Bedingungen hinzutreten mussten. Wahn war Ausdruck einer „Krankheit der Person". Seit Griesinger (1845) wird der Wahn auf den psychopathologischen Sachverhalt beschränkt.

5.2 Wilhelm Griesinger (1817–1868) und Emil Kraepelin (1856–1926)

Griesinger, für den psychische Krankheiten Erkrankungen des Gehirns sind, etabliert eine für die Weiterentwicklung der Psychopathologie grundlegende Sicht des Wahns.[33] Wahn gehört zu den „geistigen Elementarstörungen",[34] spezi-

[33] Griesinger 1845, S. 1ff.

ell den „Anomalien des Denkens". „Wahnideen" oder „Delirien" sind Ausdruck eines „falschen Inhalts der Gedanken",[35] also einer inhaltlichen Denkstörung. Dieser „falsche Inhalt" der Gedanken ist mit der Außenwelt und mit den früheren Erlebnissen des Individuums nicht mehr kongruent. Affekte und Halluzinationen führen zu inhaltlichen Modifikationen der Wahnideen.[36] Aus dem krankhaften Prozess primär entstandene Wahnideen nennt Griesinger später „Primordialdelirien" (Griesinger 1867). Die „falschen Vorstellungen und Schlüsse" entwickeln sich weiter zu Erklärungsversuchen, die nach den Kausalitätsgesetzen ohne bewusstes Zutun des Individuums aus der „kranken Seele" heraus entstehen. Durch allmähliche Verknüpfung mit verwandten Vorstellungen des Ich werden sie schließlich vollständig in dasselbe aufgenommen.[37] Wahnideen entstehen auch aus Halluzinationen oder als abrupt auftretende „falsche Ideen". Sie beziehen sich immer auf das Subjekt.[38] Auch für Kraepelin (1899) gehört der Wahn zu den Störungen des Denkens, genauer zu den „Störungen des Urteils und der Schlussbildung".[39] Wie für Griesinger sind Wahnideen für Kraepelin „krankhaft verfälschte Vorstellungen", die jedoch „der Berichtigung durch Beweisgründe nicht zugänglich sind".[40] Diese Tatsache verweist nach Kraepelin nicht auf einen Ursprung der „Wahnideen" aus Erfahrung oder Überlegung, sondern aus dem Glauben. Dessen ungeachtet knüpfen Wahnideen oft an Wahrnehmungen oder Sinnestäuschungen an. Die eigentliche Quelle der Wahnideen liegt indessen in der krankhaften Deutung, die aus der eigenen „Einbildung" hervorgeht.[41] Der Ursprung des Wahns liegt im Ich, die Wahnideen entspringen dem Kern der „Persönlichkeit", dem „Selbstbewusstsein".[42] Deswegen ist die Entstehung von Wahnideen – wie bei Griesinger – mehr oder weniger stark von Gefühlen begleitet. Diese Entstehungsbedingungen der Wahnideen erklären ihre „wichtigste Eigenschaft": „ihre Widerstandsfähigkeit gegen alles, auch die schlagendsten Beweisgründe".[43]Die Resistenz gegen alle Gegenargumentationen und die „unzweifelhafte Gewissheit"[44] als zentrale Charakteristiken des Wahns führen über Griesingers Ansatz hinaus. Zentrale Bedeutung hat bei Kraepelin auch die Bewusstseinsveränderung bis zur „Bewusstseinstrübung" für die Entstehung von Wahnideen, ebenso die „psychische Schwäche".[45] Zugrunde liegt letztlich eine „Unzulänglichkeit der Verstandesleistungen", ein „Versagen unserer Urteilsfähigkeit", noch umfassender eine „allgemeine Störung des psychischen Gesamt-

---

34 ebda., S. 50ff.

35 ebda., S. 58

36 ebda., S. 58f.

37 Griesinger 1845, S. 58

38 ebda., S. 58f.

39 Kraepelin 1899, S. 159

40 ebda., S. 161

41 ebda., S. 161f.

42 ebda., S. 162

43 ebda., S. 162f.

44 ebda., S. 166

45 ebda., S. 164f.

zustandes".[46] Die Grundlage des Wahns ist – wie bei Griesinger – eine „allgemeine krankhafte Veränderung der gesamten Hirnleistung", nicht ein umschriebener krankhafter Hirnvorgang. Die „gesamte psychische Persönlichkeit" ist betroffen,[47] wobei den Affekten immer eine besondere „wahnbildende Kraft" zukommt. Anklänge an Heinroths Auffassung der Seelenkrankheit als „Krankheit der Person" sind unverkennbar.

5.3 Karl Jaspers (1883–1969)

Karl Jaspers baute die Wahnlehre Kraepelins und seiner Vorgänger in Richtung einer subjektiven, verstehenden Psychopathologie aus. Mit ihm vollzieht sich die Wende von der „objektiven" zu einer „erlebnishaften" Psychopathologie des Wahns. Jaspers handelt den Wahn in seiner ‚Allgemeinen Psychopathologie' (1913) ab.[48] Der Wahn wird hier zu den „subjektiven Erscheinungen des kranken Seelenlebens" unter dem Blickwinkel einer – von Jaspers erstmals auf die Psychopathologie angewendeten – deskriptiven Phänomenologie gerechnet. Den Wahn stellt Jaspers zu den „Störungen des Gegenstandsbewusstseins", nicht – wie Kraepelin – zu den „Störungen des Ichbewusstseins".[49]Im „Gegenstandsbewusstsein" sind uns generell Wahrnehmungen, Vorstellungen und Urteile in ihrer Daseinsweise gegenwärtig.[50] Nach Jaspers sind Wahnideen verfälschte Urteile, sofern sie folgende äußere Merkmale „in einem gewissen hohen – nicht scharf begrenzten – Maße haben:

1. die außergewöhnliche Überzeugung, mit der an ihnen festgehalten wird, die unvergleichliche subjektive Gewissheit,
2. die Unbeeinflussbarkeit durch Erfahrung und zwingende Schlüsse,
3. die Unmöglichkeit des Inhalts."[51]

Psychologisch gesehen sind Wahnideen nach Jaspers zwei großen Klassen zuzuordnen: Die einen sind verständlich hervorgegangen aus Affekten, aus anderen Erlebnissen wie Trugwahrnehmungen oder Entfremdungserlebnissen der Wahrnehmungswelt. Die anderen sind psychologisch nicht weiter zurückverfolgbar, sie sind „phänomenologisch etwas Letztes".[52] Die erstere Gruppe bezeichnet Jaspers als „wahnhafte Ideen", die letztere als „echte Wahnideen",[53] die auf Griesingers „Primordialdelirien" zurückweisen. Für „echte" und „unechte" Wahnideen gilt jedoch, dass sie durch die „Jaspers'sche Trias" definiert sind. Die Frage ist stets, was das primäre, durch die Krankheit gegebene Erleben sei und was sekun-

---

[46] ebda., S. 166f.
[47] ebda., S. 168
[48] Jaspers 1913. Ich beziehe mich im Folgenden auf die für Jaspers gültige 2. Aufl age (Jaspers 1920)
[49] Jaspers 1920, S. 57ff.
[50] ebda., S. 34f.
[51] ebda., S. 57
[52] ebda., S. 57
[53] ebda., S. 57

där aus dem primären Erleben verständlich hervorgegangen ist.[54] Bei den „echten Wahnideen“ oder „primären Wahnerlebnissen“ bleibt immer etwas gänzlich „Unbegreifliches, Unanschauliches und Unverständliches“.[55] Es treten jedoch primäre „Lebensgefühle“, „Stimmungen“, „Bewusstheiten“ auf, die nicht genauer zu bezeichnen sind. Dieses Gefühl einer initialen unheimlichen, bedeutungshaften Veränderung bei anscheinend unveränderter sensorischer Wahrnehmung beschreibt Jaspers im Anschluss an Hagen (1870) und Sandberg und nennt es „Wahnstimmung“.[56] Das plötzliche Bewusstwerden eines klaren Erkennens in einer bestimmten „Wahnidee“ kann eine entlastende Wirkung haben. Es gibt aber auch Wahnideen, bei denen der Inhalt sofort in aller Klarheit da ist[57]. Die „primären Wahnerlebnisse“ (Wahnideen) gliedert Jaspers phänomenologisch in

1. „Wahnwahrnehmungen“,
2. „Wahnvorstellungen“ und
3. „Wahnbewusstheiten“.[58]

In der Wahnwahrnehmung[59] wird bei unveränderter sinnlicher Wahrnehmung eine Bedeutung unmittelbar erlebt. Bei unbestimmtem Bedeutungserleben handelt es sich um einen „Bedeutungswahn“; bei bestimmten Bedeutungen, die sich auf die Person des Kranken selbst beziehen, spricht Jaspers von einem „Beziehungswahn“.[60] Unter Wahnvorstellungen versteht er plötzliche Einfälle, in denen Lebenserinnerungen in neuen Bedeutungen erscheinen. Wahnbewusstheiten sind dagegen reine abnorme Bewusstheiten ohne sinnliche Wahrnehmungen. Mit dem Wissen bestimmter Gegenstände verbindet sich ein Erleben von besonderer Realität und Bedeutung.[61] Aus diesen „echten Wahnerlebnissen“ entstehen durch die „Wahnarbeit“ „unsystematische“ und „systematische“ Wahnbildungen. So bildet sich auch ein „Wahnsystem“, das in seinem Zusammenhang durchaus verständlich ist, während die zugrunde liegenden primären Wahnerlebnisse unverständlich sind.[62] Darüber hinaus ist das „absolut starre Festhalten“, die Überzeugung von der Wahrheit der Wahnideen, das Festhalten der Evidenz trotz Reflexion und Kritik für Jaspers nur durch Voraussetzung einer „Veränderung der Persönlichkeit“ zu erklären.[63] Wahnideen, für die eine „Umwandlung der Persönlichkeit“ vorausgesetzt werden muss oder die auf ein „primär pathologisches Erlebnis“ zurückweisen, nennt Jaspers „echte Wahnideen“. Es sind „letzte elementare Symptome subjektiv krankhafter Erscheinungen“, die Symptome einer Krankheitsphase oder eines Prozesses sind. Auch hier scheint, wie bei Kraepelin, im Hintergrund Heinroths „Krankheit der Person“ auf. Hingegen haben Wahn-

[54] ebda., S. 58
[55] ebda., S. 59
[56] ebda., S. 59
[57] ebda., S. 60
[58] ebda., S. 60
[59] ebda., S. 60f.
[60] ebda., S. 61
[61] ebda., S. 63
[62] ebda., S. 63
[63] ebda., S. 63

ideen, die für uns verständlich aus anderen seelischen Vorgängen hervorgegangen und auf Affekte, Triebe, Wünsche und Befürchtungen oder auch auf Trugwahrnehmungen zurückzuführen sind, als „wahnhafte Ideen" zu gelten.[64] Im Hinblick auf ihre Inhalte sind Wahnideen für Jaspers also begrenzt verstehbar, wenn auch nicht hinsichtlich ihrer Entstehung, aber doch in ihren Zusammenhängen mit dem individuellen Leben, mit historischen Bedingungen und mit Weltanschauungen der Zeit. Es bleibt jedoch die grundsätzliche Unmöglichkeit eines genetischen Verstehens zumindest des primären Wahnerlebens, die als die Jaspers'sche Verstehensgrenze oder das Jaspers'sche Unverständlichkeitstheorem in der Folge kontrovers diskutiert worden ist.

In der 4. Auflage 1942[65] ist das Wahnproblem differenzierter und auch unter Gesichtspunkten von Jaspers' Philosophie und des neueren Forschungsstandes dargelegt und den Störungen des „Realitätsbewusstseins" als Teilaspekt des Gegenstandsbewusstseins zugeordnet.[66] An den drei Merkmalen des Wahns hält Jaspers zwar noch fest, relativiert sie aber. Die „Grundfrage der Psychopathologie", was der Wahn sei,

> *„ist nur äußerlich und zudem falsch beantwortet, wenn man Wahn eine verkehrte Vorstellung nennt, die unkorrigierbar festgehalten werde. Wir dürfen nicht hoffen, die Sache mit einer Definition schnell zu erledigen. Der Wahn ist ein Urphänomen ... Das Erleben, innerhalb dessen der Wahn stattfindet, ist die Erfahrung und das Denken der Wirklichkeit."*[67]

Wahn ist insofern eine „Verwandlung in dem umfassenden ... Realitätsbewusstsein". Die Aufgabe ist, die den Wahnideen zugrunde liegenden „primären Wahnerlebnisse" phänomenologisch so klar und anschaulich wie möglich zu vergegenwärtigen.[68] Dieses „phänomenologisch ganz besondere Wahnerleben", das Jaspers als das „eigentliche pathologische Element" zu fassen suchte, grenzt er ab gegen frühere Auffassungen, alle Wahnideen seien verständlich oder resultierten aus Intelligenz- und Kritikschwäche. Hier sieht Jaspers lediglich „wahnhafte Ideen" oder sekundäre Wahnideen.[69] Wahn steht in Jaspers' Sicht nicht nur in Beziehung zur empirischen Realität, sondern auch zur metaphysischen Wirklichkeit. Unter der Perspektive des Realitätsbewusstseins definiert Jaspers den Wahn als „die kranke Erscheinungsform des Wissens und des Irrens, wenn es sich um empirische Realität, des Glaubens und Aberglaubens, wenn es sich um metaphysische Wirklichkeit handelt".[70] Der echte Wahn ist phänomenologisch in seinen Themen und Inhalten erfassbar und beschreibbar, aber nicht in genetisch verständlichen Zusammenhängen verstehbar, da ihm ein dem Gesunden völlig fremdes primäres Erleben zugrunde liegt, das aus einer radikalen Verwandlung

[64] ebda., S. 63f.
[65] Erschienen 1946, 9. unveränderte Aufl age 1973 (Jaspers 1973)
[66] Jaspers 1973, S. 78ff.
[67] ebda., S. 78
[68] ebda., S. 80
[69] ebda., S. 81f.
[70] ebda., S. 90

der Persönlichkeit entspringt.[71] Es kommt also in Jaspers' phänomenologisch-deskriptiver Wahnlehre zu einer Verengung des Wahnbegriffs gegenüber dem bisherigen Diskurs, ausgehend von einer methodischen Begrenzung des Verstehensbegriffs. Die Begrenztheit des Verstehens für den „echten" Wahn wird so zum diagnostischen Kriterium. Verstehbarer Wahn ist kein Wahn, sondern wahnhafte Idee, sofern es sich um die Möglichkeit genetischen Verstehens handelt. Dem phänomenologischen, im Sinne von Jaspers „statischen Verstehen" ist der echte Wahn indessen zugänglich. Insofern ist der Wahn bei Jaspers nicht unverständlich, lediglich seine verstehende Ableitung aus seelischen Zusammenhängen ist begrenzt. Sein auf Dilthey, den frühen Husserl und Max Weber zurückführender Verstehensbegriff musste in seiner Enge mit dem von Freud ausgehenden psychoanalytischen und später dem phänomenologisch-anthropologischen und daseinsanalytischen Wahnverständnis zusammenstoßen. Diese Auseinandersetzung um die Verstehbarkeit des Wahns ist bis heute nicht abgeschlossen. Die Frage nach dem Wesen und der Entstehung des Wahns steht bei Jaspers immer vor dem Hintergrund seiner methodologischen Dichotomie von ‚Verstehen und Erklären'[72] als den Zugängen zu den ‚verständlichen und kausalen Zusammenhängen' des Seelenlebens[73] und der ‚psychopathologischen Grundfrage' nach ‚Entwicklung einer Persönlichkeit oder Prozess'.[74] Jenseits der Verstehensgrenze liegen der methodische Bereich des Erklärens kausaler Zusammenhänge und der vermutete Grund des echten Wahns im Hirnorganischen.[75] Hans W. Gruhle (1880–1958) und Kurt Schneider (1887–1967)

Die Wahnkonzeption Jaspers' wurde in der Heidelberger Schule von Gruhle und Kurt Schneider bis hin zu Huber weiter ausdifferenziert. Vor allem wurde eine weitere Annäherung an die Struktur des in dieser Sicht uneinfühlbaren ‚primären Wahnerlebens' und des ihm zugrunde liegenden pathologischen Erlebens- bzw. Persönlichkeitswandels intendiert.[76] Die Frage des „echten" oder „unechten" Wahns, die mit Jaspers' Unterscheidung von „echten Wahnideen" und „wahnhaften Ideen" aufgeworfen wird und zum Problem der Unverstehbarkeit bzw. der genetischen Verständlichkeit aus anderen seelischen Phänomenen führt, wird weiter diskutiert.

Zunächst hat sich Gruhle (1932) um eine Präzisierung der Jaspers'schen „primären Wahnerlebnisse" und des supponierten Erlebnis- und Persönlichkeitswandels bemüht.[77] Es geht Gruhle um das „Wesen des Wahns", der als „echter Wahn" zu seinen Annahmen keinen Anlass hat, denn „der Kranke weiß primär".[78] Die häufigste Form des Wahns ist nach Gruhle das aus einer Wahrnehmung plötzliche, dem Kranken oft selbst verwunderliche Auftauchen einer „Ichbeziehung". Darin

[71] ebda., S. 165
[72] ebda., S. 251ff.
[73] ebda., S. 261ff., S. 375ff.; vgl. Jaspers 1963b
[74] Jaspers 1973, S. 590ff.; vgl. Jaspers 1963a
[75] Zu den methodologischen Grundpositionen Jaspers' vgl. Schmitt 1980
[76] vgl. Berner 1986, S. 720
[77] Gruhle 1932, S. 170ff.
[78] ebda., S. 170

liegt das „primäre, unableitbare Krankhafte".[79] Gruhle bezieht sich hier auf Hagen (1870), der erstmals darauf aufmerksam gemacht hat, dass der Wahnkranke „das An sich, das Wesen, den Sinn" in die Wahrnehmung hineinlege, dass die Sinneswahrnehmungen eine „besondere Beziehung zum Ich" erhalten und es um das „Tua res agitur" geht.[80] Ebenso verweist Gruhle auf Neisser (1891 u.ö.), der die „krankhaften oder fehlerhaften Eigenbeziehungen" als das „einzige Spezialphänomen des Wahns" betrachtete. Ähnlich hatte Specht (1901) schon formuliert, eine Wahnidee liege nicht vor, wenn „das Ich im Mittelpunkt fehle".[81] Das „Symbolbewusstsein ohne Anlass" ist das „wahnhafte Primärerlebnis".[82] Dabei liegt die Störung nicht in der Wahrnehmung, sondern im „Symbolerlebnis".[83] Der Wahrnehmungsakt als solcher ist ungestört, das Symbolhafte haftet ihm an mit dem Charakter der Ichbeziehung im Sinne des Beziehungswahns, der „Beziehungssetzung ohne Anlass".[84] So liegt für Gruhle das Wesen des Wahns in einer „krankhaften Symbolbeziehung".[85] Gruhle wendet sich gegen Annahmen der älteren Psychiatrie, Wahnideen entsprächen nicht der Wirklichkeit, sie seien krankhaft verfälschte Vorstellungen, Störungen der Intelligenz oder zeichneten sich durch Unkorrigierbarkeit aus. Auch die Annahme eines pathologischen Affektes als Ursprung des Wahns und alle tiefenpsychologischen Verstehensversuche lehnt er ab.[86] Für Gruhle steht der „echte Wahn", in Abgrenzung gegen die an Freud orientierte Tübinger und Züricher Schule, in keinem funktionalen Zusammenhang mit früheren Erlebnissen, mit Charaktereigenschaften, Lebenskonflikten oder Komplexen. Freilich räumt er ein, dass frühere Erlebnisse im Inhalt des Wahns auftauchen.[87] Den „echten Wahn" definiert Gruhle, in wesentlicher Übereinstimmung mit der Heidelberger Schule, als „ein Primärsymptom der Schizophrenie", ein „unableitbares, unverständliches, organisches Syndrom".[88] So ist der „echte Wahn" nur die Jaspers-Schneider'sche „Wahnwahrnehmung". Im Übrigen sind alle aus primärem Wahn, aus Halluzinationen oder Stimmungen u.a. abgeleiteten Wahnformen sekundäre Wahnideen.[89] Gruhles Wahnbegriff ist enger als der von Jaspers und auch als der Schneider'sche.

Kurt Schneider (1950)[90] übernahm die Jaspers'sche Dichotomie von „echten Wahnideen" und „wahnhaften Ideen", bezeichnete aber die „wahnhaften Ideen" als „wahnähnliche", die Jaspers'schen „echten Wahnideen" als „wahnhafte Ideen".[91] Wahn gibt es für Kurt Schneider in zwei Gestalten, als Wahnwahrneh-

---

[79] ebda., S. 172
[80] ebda., S. 177
[81] ebda., S. 172
[82] ebda., S. 172f.
[83] ebda., S. 173
[84] vgl. Blankenburg 1992, S. 652
[85] Gruhle 1932, S. 178
[86] ebda., S. 174f.
[87] ebda., S. 178
[88] ebda., S. 178
[89] ebda., S. 179ff.
[90] Schneider 1971, erstmals erschienen 1950; Schneider 1963
[91] vgl. Berner 1986, S. 720

mung und als „Wahneinfall".[92] Die „Wahnwahrnehmung" erklärt er im Anschluss an Jaspers und Gruhle: Einer Wahrnehmung wird ohne rational oder emotional verständlichen Anlass eine abnorme Bedeutung, meist in der Weise der Eigenbeziehung, beigemessen. Da es sich nicht um eine fassbare Veränderung des Wahrgenommenen, sondern um eine abnorme Deutung handelt, gehören die Wahnwahrnehmungen zu den Denkstörungen. Diese wahnhaften Erlebnisse sind zu trennen von den Eigenbeziehungen mit Anlass, denen eine bestimmte Stimmungslage zugrunde liegt. Es handelt sich hierbei um verständliche paranoide Reaktionen.[93] Der Wahnwahrnehmung kann eine „Wahnstimmung" mit dem Erleben des Unheimlichen oder der Erhebung vorausgehen, ohne dass die Wahnwahrnehmung daraus verstehend ableitbar wäre.[94] Die Wahnwahrnehmung ist zweigliedrig: „Das erste Glied geht vom Wahrnehmenden zum wahrgenommenen Gegenstand, das zweite Glied vom wahrgenommenen Gegenstand zur abnormen Bedeutung."[95] Von der Wahnwahrnehmung ist der „Wahneinfall" zu unterscheiden, der logisch immer eingliedrig ist und mit dem er Jaspers' „Wahnvorstellung" und „Wahnbewusstheit" zusammenfasst.[96] Er ist keine „Beziehungssetzung ohne Anlass", womit „Gruhle früher den ganzen Wahn fassen wollte."[97] Ebenso wenig ist er so bedeutsam für die Schizophrenie-Diagnose wie die Wahnwahrnehmung. Gegen „normale" Einfälle ist eine sichere Abgrenzung nicht möglich. Auch das Jaspers'sche Kriterium des Nicht-Verständlichen, „psychologisch Unableitbaren", „Primären" ist bei Wahneinfällen nicht grundsätzlich anwendbar, da sie „wohl stets der präpsychotischen Gedanken-, Wert- und Triebwelt des Wahnkranken" entspringen.[98] Da der Wahneinfall keine spezifische Struktur wie die Wahnwahrnehmung aufweist, hat er nicht die diagnostische Relevanz wie diese, die Annahme einer Psychose kann auf den Wahneinfall allein nicht gegründet werden. Nur die Wahnwahrnehmung gehört zu den Schneiderschen Symptomen 1. Ranges für die Schizophrenie.[99] Gegenüber der Jaspers'schen Verstehensgrenze ist die Unverständlichkeit des Wahns bei Schneider im wesentlichen auf die Wahnwahrnehmung begrenzt, im übrigen ist auch das „primäre" Wahnerleben eher der Verständlichkeit geöffnet. In der Rede vom „Dasein" und „Sosein" des Wahns ist die Form zwar unverständlich, der Inhalt des Wahns jedoch im Hinblick auf Zusammenhänge mit dem präpsychotischen Leben verständlicher. Der Wahn wird bei Schneider diagnostisch konziser und begrifflich weiter gefasst als bei Jaspers. An die Stelle der „Verstehensgrenze" oder der „Unverständlichkeit" tritt die „Unterbrechung des Sinnzusammenhangs" mit der vorausgehenden Lebensentwicklung.

---

[92] Schneider 1971, S. 106ff.
[93] ebda., S. 108
[94] ebda., S. 110ff.
[95] ebda., S. 112
[96] ebda., S. 111ff.
[97] ebda., S. 114
[98] ebda., S. 116
[99] ebda., S. 135

5.4 Gerd Huber (1921–2012)

Die Heidelberger phänomenologisch-deskriptive Wahnforschung wird in den Arbeiten Hubers (1977) und seiner Schule zum Wahnproblem weiterentwickelt.[100] Seine an Jaspers anschließende Wahndefinition präzisiert er in Übereinstimmung mit Gruhle, Kurt Schneider und der späteren Wahnforschung insofern, als in wahnhaften Erlebnissen keine Störung des Urteilsvermögens, der Wirklichkeitserkenntnis oder der kognitiven Funktionen vorliegt. Eher kann man den Wahn als einen „pathologischen Spezialfall des Glaubens" (was schon Kraepelin gesehen hat) oder ein „unmittelbares Evidenzerlebnis" auffassen.[101] In Fortführung der Schneider'schen Terminologie verwendet Huber für den echten Wahn das Adjektiv „wahnhaft", und „wahnähnlich" für Jaspers' Begriff „wahnhaft".[102] „Wahnhaftes Erleben" meint für Huber „echter Wahn" oder „Primärwahn" im Sinn von Jaspers, wenn psychologische Ableitbarkeit und zureichende Motivierung fehlen. Huber unterscheidet zwischen „unmittelbarer Wahnerfahrung" und dem der gedanklichen Verarbeitung entspringenden Realitätsurteil. Der Gewissheitsgrad des wahnhaften Erlebens kann erheblich schwanken. Huber gelangt in Anlehnung an Kurt Schneider, Conrad und Janzarik zu einer verfeinerten Typologie der Wahnphänomene, die von „reinen Anmutungserlebnissen" (= „Wahnstimmung") über Anmutungserlebnisse mit Eigenbeziehung im Sinne der Wahnwahrnehmung zu reinen, wahrnehmungsunabhängigen Aktualisierungen, dem „Wahneinfall" führen.[103] Der Wahneinfall ist – wie bei Kurt Schneider – weniger pathognomonisch für die Schizophrenie als die zweigliedrige Wahnwahrnehmung. Ebenso sind Wahneinfälle genetisch-verstehend unableitbar und „mit Einschränkungen" als diagnostisches Kriterium für Psychose verwertbar. Die wahnhaften Erlebnisse können durch die „Wahnarbeit" eine Verbindung mit Erlebnis- und Persönlichkeitsfaktoren rational oder emotional-reaktiv eingehen und im Sinne eines „Erklärungswahns" zu einem Wahnsystem ausgebaut werden.[104] Die Tübinger und die Züricher Schule

Das Verstehensproblem beim Wahn und die Verstehensgrenze, die im Gefolge von Jaspers die Heidelberger Schule vertreten hat, führte zu grundsätzlichem Dissens mit der Tübinger Schule (Gaupp, Kretschmer) und der Züricher Schule (Eugen Bleuler, C.G. Jung), die den psychodynamischen Zugang Freuds in ihr Wahnkonzept übernahmen. Jaspers hat Freuds Behandlung des Wahnproblems (Paranoia) als symbolisches Deuten gesehen, das wegen des Zugrundelegens einer psychologischen Theorie methodisch kein Verstehen, sondern eigentlich ein Erklären sei. Daher wirft er Freud ein „Als-ob-Verstehen" außerbewusster Zusammenhänge vor.[105] An der Züricher Schule von Bleuler kritisiert er, das Verständnis von Wahnideen aus Wünschen und Erlebnissen überzogen und in An-

---

[100] Huber u. Gross 1977, bes. S. 3ff.
[101] ebda., S. 10
[102] ebda., S. 9
[103] ebda., S. 13f.
[104] ebda., S. 116f.
[105] Jaspers 1973, S. 299ff., 450ff.

lehnung an Freud symbolisch aufgefasst zu haben, wodurch alle Wahninhalte grenzenlos verstanden wurden.[106] Den „sensitiven Beziehungswahn" des Tübingers Kretschmer hat Jaspers als nicht zu verallgemeinernden Spezialfall des Wahns, gekennzeichnet durch ein „ungewöhnliches Maß sinnvoller Zusammenhänge", gelten lassen.[107] Neben Jaspers' ist Freuds Wahnlehre (1911) für den Wahndiskurs des 20. Jahrhunderts gleichermaßen wegweisend geworden.[108] Im Gegensatz zur primär kognitiv-intellektuellen Störung, als die die zeitgenössische Psychiatrie den Wahn verstanden hat, sieht Freud die Entstehung des Wahns als Folge von Affektstörungen und einer spezifischen seelischen Dynamik. Die ‚Wahnvorstellung' entsteht aus dem Abwehrmechanismus der Projektion und der Bewusstseinsspaltung. Die ‚Paranoia' hat die Absicht, eine dem Ich unerträgliche Vorstellung dadurch abzuwehren, dass deren Tatbestand in die Außenwelt projiziert wird.[109] Das Phänomen der Wahngewissheit erklärt sich daraus, dass die Wahnidee mit derselben Energie gehalten wird, „mit welcher eine andere unerträglich peinliche Idee vom Ich abgewehrt wird".[110] Die Wahnbildung wird so über ihre Schutzfunktion hinaus als „Heilungsversuch" und „Rekonstruktion" verstanden.

Die Freud'sche Psychodynamik wurde von der Tübinger Schule um Gaupp und Kretschmer in ihre Wahnlehre rezipiert. Während es der Heidelberger Schule um Jaspers und Gruhle um das Wesen des Wahns ging, waren die Tübinger um die Wahngenese bemüht. Das Verständnis der Heidelberger setzte am Phänomen an, während die Tübinger Schule die Entstehung des Wahns dynamisch betrachtete.[111] Wo auf der Heidelberger Seite das Postulat der Verstehensgrenze stand, setzte man auf der anderen Seite auf das psychologisch Verständliche. Die Verschiedenheit der phänomenologischen und dynamisch-psychologischen Betrachtungsweise des Wahns wurde vor allem an Gaupps Forschungen über den Fall des Hauptlehrers Wagner (1920)[112] und an Kretschmers „sensitivem Beziehungswahn" (1918)[113] verdeutlicht.[114] Gaupp hat gezeigt, wie Wahn bei der Paranoia aus Persönlichkeitsstruktur, bestimmten Erlebnissen und starken Affekten „in psychologisch durchaus verständlicher Weise herauswächst".[115] Kretschmer legte ähnlich für den „sensitiven Beziehungswahn" dar, wie sich aus der Trias von Charakter, Erlebnis und Milieu die psychogenetisch verständliche Wahnbildung erfassen lässt.[116] Die Züricher Schule unter Eugen Bleuler nahm Freuds psychodynamische Wahnlehre ebenfalls auf und grenzte sich damit von der Jaspers-Schule ab. Nach Bleuler (1911) generieren sich Wahnideen aus gefühlsbetonten

[106] ebda., S. 340ff.
[107] ebda., S. 341
[108] Freud 1973, S. 133ff.
[109] Freud, Brief an W. Fließ 1895, zit. n. Hist. Wb. Philos. 12, 2004, Sp. 31
[110] ebda., Sp. 31f.
[111] Krauß 1972, S. 88
[112] Gaupp 1920
[113] Kretschmer 1918, 1950
[114] Krauß 1972, S. 86f.
[115] ebda., S. 87
[116] vgl. Janzarik 1974, S. 35

Komplexen, die vom Ich abgespalten sind.[117] Der so aus dem Unbewussten auftauchende ‚Grundwahn' oder die ‚primordiale Wahnidee' ist immer egozentrisch und wird sekundär ausgebaut. Wahn entsteht aus Affekten, die den Wahnideen eine bestimmte Richtung geben. Über die traditionelle Lehre vom Wahn als falsche Vorstellung hinaus erscheinen Wahnideen als „unrichtige Vorstellungen, die nicht aus zufälliger Unzulänglichkeit der Logik, sondern aus einem inneren Bedürfnis heraus geschaffen sind". Diese Intentionalität des Wahns nennt Bleuler das ‚Wahnbedürfnis'.[118] Wie bei Kraepelin und Jaspers sind die Wahnideen „der Korrektur durch Erfahrung und Belehrung unzugänglich".[119] Im Wahn stellt sich der Kranke, unbekümmert um Andere, in den Mittelpunkt seiner Überzeugungen, die mit der Erfahrung im Widerspruch stehen.[120] Der die Wahnideen bahnende Affekt kann eine depressive oder manische Stimmung sein oder an bestimmte Ideen, einen „Komplex" anknüpfen.[121] Auch bei C.G. Jung (1907) ist der Einfluss Freuds hinsichtlich der Psychogenese des Wahns offensichtlich. Wie Bleuler sieht er die Bedeutung heftiger Affekte für die Wahnentstehung und darüber hinaus die Manifestation affektbetonter Komplexe im Wahn.[122] Gefühlsgetragene psychische Inhalte verbinden sich assoziativ, werden abgespalten und verselbständigen sich zu einem seelischen Komplex, der als Wahn erscheint. Der Wahn ist zugleich ein metaphorisch abgewandelter Komplex und trägt Wunscherfüllungscharakter.[123] Klaus Conrad (1905–1961)

An die phänomenologisch-deskriptive Psychopathologie der Heidelberger Schule knüpfte Conrad (1959) an, beleuchtete jedoch das Wahnproblem aus gestaltanalytischer Sicht anstelle der Wundt'schen Elementen- und Funktionenpsychologie.[124] Auf der Grundlage der Gestaltanalyse von Lewin und seiner Schule und der phänomenologisch-deskriptiven Methode macht Conrad Erlebnisstruktur und Verlaufsgestalten des Wahns unter einheitlichen Gesichtspunkten begreiflich.[125] Am Beispiel der Wahngenese in der beginnenden Schizophrenie beschreibt Conrad in der ersten Phase oder Prodromalphase der Wahnentwicklung den oft angstvollen Spannungszustand des „Trema", eine Veränderung des psychischen Feldes unter dem Erleben eines unbestimmten „Bevorstehens" oder „Befremdlichen".[126] Das Trema ist erlebnismäßig weiter gefasst als die Jaspers'sche Wahnstimmung. Daraus entsteht infolge eines „Wandels der Erlebnisstruktur" das „abnorme Bedeutungsbewusstsein" Jaspers' bzw. die „Beziehungssetzung ohne Anlass" Gruhles bzw. die „Wahnwahrnehmung" und darüber hinaus wahnhaftes Erleben überhaupt. Conrad nennt diese Wahnphase im Hinblick auf das eintretende Erlebnis der Offenbarung die „Apophänie", bei der sich die Bedeutung und

[117] Bleuler 1911, S. 96ff., 311ff.
[118] Bleuler 1975, S. 49
[119] Bleuler 1975, S. 49ff.
[120] ebda., S. 49
[121] ebda., S. 50
[122] Jung 1972b, S. 81ff.
[123] Jung 1972a, bes. S. 112f., 168f.
[124] Conrad 1958
[125] Conrad 1958, S. 19–21
[126] ebda., S. 41ff., 63ff.

die Wahrnehmungsstruktur verändern.[127] Die Wahrnehmung wird zur Wahrnehmung von Wesenseigenschaften. Der Wechsel des Bezugssystems, der „Überstieg", ist nicht mehr vollziehbar. In der apophänen Phase kommt es zur „Anastrophé", zum Erleben des In-den-Mittelpunktgerücktseins, einer „Gefangenschaft im Ich" und einer „ptolemäischen Wendung", aus der kein „Überstieg" zu einer „kopernikanischen Position" möglich ist.[128] Bei Weiterfortschreiten des Wahnerlebens kommt es zur „apokalyptischen Phase", in der die Sinnkontinuität der Situation zerrissen wird und archetypische Bilder das psychische Feld überfluten.[129] Insgesamt ist für Conrad - ähnlich wie für Kurt Schneider - die Wahnthematik immer, die Wahngenese nie verstehbar.[130] Im Übrigen ist auch für Conrad der Wahn im Letzten hirnorganisch begründet. Er rechnet beim Wahn mit einem „cerebralen Funktionswandel", der zu einem Verlust an Freiheitsgraden und damit zu abnormem Bedeutungsbewusstsein und zur Unfähigkeit zum „Überstieg" führt.[131] Werner Janzarik (*1920)

Im strukturdynamischen Ansatz von Janzarik (1959),[132] der von der Gestalt- und Strukturpsychologie Krügers und Welleks angeregt ist, beruht das Konzept der „dynamischen Grundkonstellationen" ebenfalls auf der Annahme von dem Wahngeschehen zugrunde liegenden Hirnfunktionsstörungen. Struktur bedeutet hier ein dauerhaftes Gefüge personaler Gerichtetheiten, auf das die seelische Dynamik als Antrieb und Emotionalität bezogen ist. Entgleisungen der Dynamik im Sinne einer „Unstetigkeit" und eine damit verbundene Lockerung des strukturellen Erlebenshintergrundes und Wertgefüges führen zu Wahnphänomenen.[133] So kommt es im beginnenden Wahn zu einer „impressiven Entzügelung des Wahrnehmens", erhöhter Sensibilität für Anmutungsqualitäten, Physiognomisierung und intensiverem Bedeutungserleben, die der Schneider'schen Wahnstimmung und dem „Bedeutungswahn" von Jaspers entsprechen. Die Überforderung des strukturellen seelischen Gefüges unter dem „Übermächtigwerden der begegnenden Welt" führt zu zunehmenden „Aktualisierungen" von strukturellen Inhalten und zusammen mit vermehrtem Bedeutungserleben zur Verfassung der „Wahnwahrnehmung". Was sich im psychischen Feld durchsetzt, wird zum „unheimlichen Außen, das bedrohlich herandrängt".[134] Bei wahrnehmungsunabhängigen „reinen Aktualisierungen" kommt es zu „Wahneinfällen" im Sinne Kurt Schneiders.[135] So führt die „Aufladung des Feldes durch psychotische Dynamik" zur Insuffizienz integrierender „Gerichtetheiten" und „überschießender Aktualisierung struktureller Bestände", die sich im Wahnerleben manifestieren.[136] Phänomenologische Anthropologie und Daseinsanalyse

[127] ebda., S. 44f., 88ff.
[128] ebda., S. 137ff., 269ff.
[129] ebda., S. 47, 185ff.
[130] ebda., S. 248
[131] ebda., S. 271ff.
[132] Janzarik 1959; Janzarik 1980; vgl. Berner 1986, S. 731–733
[133] Janzarik 1980, S. 116
[134] ebda., S. 116
[135] Huber u. Gross 1977, S. 6
[136] Janzarik 1980, S. 116f.

In phänomenologisch-anthropologischer und daseinsanalytischer Sicht, vertreten in den 30er- bis 60er-Jahren u.a. von Binswanger, Kunz, Kuhn, Kulenkampff, von Baeyer, Tellenbach, Blankenburg und philosophisch auf Husserl, Heidegger, Scheler, Plessner u.a. gegründet, ist der Wahn eine im Wesen des Menschen begründete Möglichkeit der Daseinsabwandlung.[137] Bereits inhaltlich geht es im Wahn um bestimmte überpersönliche allgemeine Themen des menschlichen Daseins. Strukturell liegt der Wahn im Bereich „realitätssetzender intentionaler Akte", die sich in Urteilen niederschlagen, denen subjektiv die Evidenz objektiver Geltung zukommt.[138] Die Überzeugung im Wahn dient aber nicht der Konstitution einer gemeinsamen Welt, sondern tritt in den Dienst der Selbstkonstitution.[139] So verselbständigt und verabsolutiert sich ein Thema im Wahn. Im Hinblick auf die intersubjektive Konstitution der Lebenswelt bedeutet der Wahn ein Verfehlen der zwischenmenschlichen Wirklichkeit. Die Eigenweltlichkeit (Autismus) war schon seit Bleuler ein Kennzeichen des Wahns.[140] Wahn bedeutet nicht einfach Unwahrheit, sondern nur eine bestimmte Form der Welt- und Selbstverborgenheit.[141] Das Problem einer Verstehensgrenze nach Jaspers oder einer Zerreißung der Sinnkontinuität nach Kurt Schneider wird nicht geleugnet, aber der Wahn primär in einen Sinnzusammenhang und eine Kontinuität mit der gesamten Lebensgeschichte eingeordnet.[142] Wie transzendentale Strukturen des menschlichen Daseins zu ontischer Erlebenswirklichkeit im Wahn werden können, wird besonders in den erlebten magisch-mythischen Wahngehalten evident.[143] Karl Jaspers – Methodologische Position und Wirkung

Jaspers ist der anthropologischen Psychiatrie stets reserviert gegenübergetreten, zumal er phänomenologisch den Schritt zum transzendental-phänomenologischen Verstehen, zur Husserl'schen Wesensschau, nie vollzogen hat. Er kommt jedoch in der Frage der Weltverwandlung im Wahn der anthropologischen Sicht durchaus nahe. Er räumt ein, dass trotz der Verstehensgrenze durch eine „Totalanschauung" der wahnhaft verwandelten Welt Sinnzusammenhänge evident werden, die das Gesamtgebilde des Wahns verständlich machen können, wiewohl es als Ganzes genetisch unverständlich bleibt.[144] Jaspers' Frage nach der „schizophrenen Welt", nach den häufigen Inhalten von Katastrophenwahn, kosmischem Wahn oder Begnadungswahn, nach religiösen und metaphysischen Offenbarungsprozessen im Wahn, der er in seinen pathographischen Schriften am Beispiel van Goghs oder Hölderlins nachgegangen ist, nähert sich der anthropologischen Perspektive der Daseinsabwandlung im Wahn.[145] Jaspers zieht jedoch prinzipiell eine scharfe Grenze zur anthropologischen Psychiatrie: Diese richtet sich auf das Ganze des Menschen, das aber „nicht Gegenstand einer forschenden

---

[137] vgl. Blankenburg 1972, S. 30ff.

[138] Blankenburg 1972, S. 31

[139] ebda., S. 32

[140] ebda., S. 34f.

[141] Blankenburg 2007, S. 75

[142] Blankenburg 2007, S. 81f.

[143] ebda., S. 83f.

[144] Jaspers 1973, S. 235ff.

[145] Jaspers 1973, S. 237ff.; Jaspers 1977; vgl. Schmitt 2006

Erkenntnis" werden kann.[146] Psychopathologie darf daher nicht mit Philosophie vermischt werden, philosophische Gedanken nicht in vermeintlich gegenständliches Wissen von etwas verkehrt werden.[147] Eine methodologisch begründete Abgrenzung hält Jaspers nicht nur gegen die phänomenologisch-anthropologische und die psychoanalytische Sicht vom Wahn, sondern auch gegen die naturwissenschaftlich-hirnorganische Position für erforderlich. Die naturwissenschaftlich orientierte Psychiatrie ist einer erklärenden Psychologie verpflichtet, die ihr Interesse auf kausale Zusammenhänge richtet, die in „außerbewusste Grundlagen des Seelischen" dringen.[148] Diese körperlichen Vorgänge sind im Gehirn zu vermuten. Was im Gehirn kausal erkannt werden kann, ist körperphysiologisch einzuordnen, hieraus ergeben sich keine direkt psychologisch zu bewertenden Befunde. Insofern hat, wie die verstehende Methode, auch die erklärend-naturwissenschaftliche Methode eine Grenze. Beide Methoden sind zur Annäherung an das Seelische notwendig, ergänzen sich und sind aber auch klar voneinander abzugrenzen. Dies gilt auch für die Wahnforschung. Der Wahn ist nicht naturwissenschaftlich aus pathophysiologischen zerebralen Vorgängen zu erklären. Die entsprechenden Versuche seit dem Ende des 19. Jahrhunderts im Gefolge von Meynert und Wernicke verweist Jaspers in das Reich einer „Hirnmythologie".[149] Was Jaspers das „somatische Vorurteil" nennt, setzte damals – wie heute – stillschweigend voraus, dass „die eigentliche Wirklichkeit des Menschen ... ein somatisches Geschehen sei".

Karl Jaspers hat die Lehre vom Wahn seinerzeit phänomenologisch-deskriptiv auf eine neue Basis gestellt und mit dem methodologischen Konzept von Verstehen und Erklären neu begründet. Sie wurde von Gruhle, Kurt Schneider und Huber weiter ausdifferenziert. Die „Heidelberger Schule" hat bis in die Wahnkriterien der diagnostischen Manuale von ICD 10[150] und DSM IV[151] in die Gegenwart fortgewirkt. Wesentliche Bereicherungen traten aus Freuds Psychoanalyse zusammen mit der Tübinger und Züricher Schule hinzu. Ebenso unverzichtbar sind heute die Erweiterungen des Wahnverständnisses durch die gestaltanalytische, strukturdynamische und die phänomenologisch-anthropologische Richtung. Sie tragen in ihrer Gesamtheit, bei wohlverstandener Einhaltung ihrer Grenzen, die psychiatrische Diagnostik und Psychotherapie des Wahns. Für die Gegenwart bleibt die Möglichkeit und Notwendigkeit einer „mehrdimensionalen" Sicht und Therapie des Wahns. Zentral bleibt die Jaspers'sche Verstehens- und Erklärensgrenze als Ausdruck einer methodologischen Reflektiertheit, die Grenzüberschreitungen der verstehend-hermeneutischen Methode auf der einen Seite ebenso wie der naturwissenschaftlich-erklärenden Methode auf der anderen Seite vermeiden muss. Jaspers hat für die Psychiatrie bleibend aufgezeigt, dass

146 Jaspers 1973, S. 453ff.
147 Jaspers 1973, S. 641ff.
148 ebda., S. 380ff.
149 ebda., S. 15f.
150 Internationale Klassifi kation psychischer Störungen 2008, S. 109ff.
151 Diagnostisches und Statistisches Manual Psychischer Störungen 1996, S. 327ff.

kein Methodenmonismus als solcher erkenntnisfördernd sein kann, insbesondere nicht für das Verständnis des Wahns.[152]

Dieser Beitrag erschien zuerst in: Lammel M, Sutarski S, Lau S, Bauer M (Hrsg.) (2011) Wahn und Schizophrenie. MWV Medizinisch Wissenschaftliche Verlagsgesellschaft Berlin.

Literatur

Baeyer W v (1979) Wähnen und Wahn. Enke Stuttgart

Berner P (1980) Psychologie des Wahns. In: Die Psychologie des 20. Jahrhunderts. Bd. 10, 525–548. Kindler Zürich

Berner P (1986) Wahn. In: Müller Ch (Hrsg.) Lexikon der Psychiatrie. 2. Aufl. Springer Berlin Heidelberg New York

Blankenburg W (1966) Die Verselbständigung eines Themas im Wahn. Jb. f. Psychol. Psychother. u. Med. Anthropol. 13, 137–164

Blankenburg W (1972) Anthropologische Probleme des Wahns. In: Schulte W, Tölle R (Hrsg.) Wahn. 30–38. Thieme Stuttgart

Blankenburg W (1992) Wahn. In: Battegay R, Glatzel J, Pöldinger W, Rauchfleisch U (Hrsg.) Handwörterbuch der Psychiatrie. 2. Aufl. 648–661. Enke Stuttgart

Blankenburg W (2007) Die anthropologische und daseinsanalytische Sicht des Wahns. In: Blankenburg W, Psychopathologie des Unscheinbaren. 69–95. Parodos Berlin

Bleuler E (1911) Dementia praecox oder Gruppe der Schizophrenien. Deuticke Leipzig Wien (Nachdruck Edition Diskord Tübingen 1988)

Bleuler E (1975) Lehrbuch der Psychiatrie. 13. Aufl. neu bearb. u. hg. v. M Bleuler. Springer Berlin Heidelberg New York

Conrad K (1958) Die beginnende Schizophrenie. Thieme Stuttgart

Diagnostisches und Statistisches Manual Psychischer Störungen. DSM IV. (1996) Deutsche Bearb. u. Einf. v. Saß H, Wittchen H-U, Zaudig M, Hogrefe Göttingen Bern Toronto Seattle

Eckart WU (2005) Wahn. In: Jagow B v, Steger F (Hrsg.) Literatur und Medizin. Ein Lexikon. 842–852. Vandenhoeck & Ruprecht Göttingen

Freud S (1911) Psychoanalytische Bemerkungen über einen autobiographisch beschriebenen Fall von Paranoia (Dementia praecox). In: Freud S (1973) Studienausgabe. Bd. 7, 133–203. Fischer Frankfurt a.M.

Gaupp R (1920) Der Fall Wagner. Eine Katamnese. Zs. ges. Neurol. Psychiat. 60, 312–327

Glatzel J (1981) Spezielle Psychopathologie. Enke Stuttgart

Glatzel J (1990) Melancholie und Wahnsinn. Beiträge zur Psychopathologie und ihren Grenzgebieten. Wiss. Buchges. Darmstadt

Griesinger W (1867) Die Pathologie und Therapie der psychischen Krankheiten. 3. Aufl. (1. Aufl. 1845) Krabbe Stuttgart

Gruhle HW (1932) Die Psychopathologie. In: Bumke O (Hrsg.) Handbuch der Geisteskrankheiten. Bd. 9, Spez. Teil 5: Die Schizophrenie.135–210. Springer Berlin 1932

Gruhle HW (1951) Über den Wahn. Nervenarzt 22, 125–129

Hofer G (1968) Der Mensch im Wahn. Karger Basel New York

Huber G (1955) Das Wahnproblem. Fortschr Neurol Psychiat 23, 6–58

Huber, G (1964) Wahn. Fortschr Neurol Psychiat 32, 429–489

Huber G, Gross G (1977) Wahn. Enke Stuttgart

Hühn H (2005) Wahn. In: Ritter J, Gründer K, Schwabe GG v (Hrsg.) Historisches Wörterbuch der Philosophie. Bd. 12, 30–35 Schwabe Basel

Internationale Klassifikation psychischer Störungen. ICD 10 (2008) Kapitel V (F). Klinisch-diagnostische Leitlinien. Übers. u. hg. v. Dilling H, Mombour W, Schmidt MH, Schulte-Markwort E, 6. Aufl. Huber Bern

[152] Zum Wahnproblem vgl. ferner: Hühn 2005; Tölle 2008; Schott 2003; Schott u. Tölle 2006, S. 379ff., 390f.; Straus u. Zutt 1963; Mundt u. Spitzer 1999, S. 36–38; Berner 1980; Schmidt 1940; Hofer 1968; Zutt u. Kulenkampff. 1958; Blankenburg 1966; Blankenburg 1992; Matussek 1963; S. 60ff.; Mayer-Gross 1950; Spitzer 1989; Huber 1955; Huber 1964; Gruhle 1951; v. Baeyer 1979; Eckart 2005; Leibbrand u. Wettley 1961; Glatzel 1981, S. 159ff.; Glatzel 1990, S. 60ff.; Schulte u. Tölle 1972; Lenz 1976; Olbrich 1987

Janzarik W (1959) Dynamische Grundkonstellationen in endogenen Psychosen. Springer Berlin Göttingen Heidelberg

Janzarik W (1980) Strukturdynamik. In: Die Psychologie des 20. Jahrhunderts. Bd. 10, 109–124. Kindler Zürich

Janzarik W (1974) Themen und Tendenzen der deutschsprachigen Psychiatrie. Springer Berlin Heidelberg New York

Jaspers K (1913, 1920, 1946, 1973) Allgemeine Psychopathologie. (1. Aufl. 1913, 2. Aufl. 1920, 4. Aufl. 1946, 9. Aufl. 1973) Springer Berlin Heidelberg New York

Jaspers K (1963a) Eifersuchtswahn. Ein Beitrag zur Frage „Entwicklung einer Persönlichkeit" oder „Prozeß". In:

Jaspers K (1963) Gesammelte Schriften zur Psychopathologie. 85–141. Springer Berlin Göttingen Heidelberg

Jaspers K (1963b) Kausale und „verständliche" Zusammenhänge zwischen Schicksal und Psychose bei der Dementia praecox (Schizophrenie). In: Jaspers K (1963) Gesammelte Schriften zur Psychopathologie. 329–412. Springer Berlin Göttingen Heidelberg

Jaspers K (1977) Strindberg und van Gogh. Versuch einer vergleichenden pathographischen Analyse (1. Aufl. 1922, Bircher Leipzig). Piper München

Jung CG (1907, 1972a) Über die Psychologie der Dementia praecox. In: CG Jung (1972) Studienausgabe. Bd. 14, Walter-Verlag Olten

Jung CG (1958, 1972b) Die Schizophrenie. In: CG Jung (1972) Studienausgabe. Bd. 15, 81–98. Walter-Verlag Olten

Kraepelin E (1899) Psychiatrie. Ein Lehrbuch für Studirende und Aerzte. Bd. 1. Allgemeine Psychiatrie. 6. Aufl. Barth Leipzig

Krauß P (1972) Robert Gaupp (1870–1953). Persönlichkeit und wissenschaftliche Leistung. In: Schulte W, Tölle R (Hrsg.) Wahn. 82–94. Thieme Stuttgart

Kretschmer E (1918) Der sensitive Beziehungswahn. 1. Aufl. (3. Aufl. 1950) Springer Berlin

Leibbrand W, Wettley A (1961) Der Wahnsinn. Geschichte der abendländischen Psychopathologie. Karl Alber Freiburg

Lenz H (1976) Wahn-Sinn. Das Irrationale im Wahngeschehen. Herder Wien

Matussek P (1963) Psychopathologie II: Wahrnehmung, Halluzination und Wahn. In: Gruhle HW, Jung R, Mayer-Gross W, Müller M (Hrsg.) Psychiatrie der Gegenwart. Bd. I, 2, 23–76. Springer Berlin Göttingen Heidelberg

Mayer-Gross W (1950) Psychopathology of delusions. History, classification and present state of the problem from the clinical point of view. In: Congrès international de psychiatrie, Bd 1: Psychopathologie des délires. 59–87. Paris

Mundt Ch, Spitzer M (1999) Psychopathologie heute. In: Helmchen H, Henn F, Lauter H, Sartorius N (Hrsg.) Psychiatrie der Gegenwart. 4. Aufl. Bd. 1, 3–44. Springer Berlin Heidelberg New York

Olbrich HM (1987) (Hrsg.) Halluzination und Wahn. Springer Berlin Heidelberg New York

Schmidt G (1940) Der Wahn im deutschsprachigen Schrifttum der letzten 25 Jahre (1914–1939). Zbl. Ges. Neurol. Psychiat. 97, 113–143

Schmitt W (1980) Die Psychopathologie von Karl Jaspers in der modernen Psychiatrie. In: Die Psychologie des 20. Jahrhunderts. Bd. 10, 46–62. Kindler Zürich

Schmitt, W (2006) Jaspers' Pathographik im besonderen Hinblick auf Hölderlins Krankheit und Dichtung. In: Stulz P, Kaegi D, Rudolph E (Hrsg.) Philosophie und Medizin. 111–123. Chronos Zürich

Schneider K (1950) Klinische Psychopathologie. (9. Aufl. 1971) Thieme Stuttgart

Schneider K (1963) Zum Begriff des Wahns. In: Straus E, Zutt J (Hrsg.) Die Wahnwelten (Endogene Psychosen). 108–114. Akadem. Verlagsges. Frankfurt a.M.

Schott H, Tölle R (2006) Geschichte der Psychiatrie. Krankheitslehren, Irrwege, Behandlungsformen. Beck München

Schott H (2003) Der Wahn in psychiatriehistorischer Perspektive – mit einer Bildbetrachtung zum Strahlenmotiv. Fundamenta Psychiatrica 17, 77–88

Schulte W, Tölle R (1972) (Hrsg.) Wahn. Thieme Stuttgart

Spitzer M (1989) Was ist Wahn? Springer Berlin Heidelberg New York

Straus E, Zutt J (1963) Die Wahnwelten (Endogene Psychosen). Akadem. Verlagsges. Frankfurt a.M.

Tölle R (2008) Wahn. Krankheit, Geschichte, Literatur. Schattauer Stuttgart New York

Zutt J, Kulenkampff C (1958) (Hrsg.) Das paranoide Syndrom in anthropologischer Sicht. Springer Berlin Göttingen Heidelberg

V Rezensionen und Würdigungen

1 25 Jahre „Allgemeine Psychopathologie" von Karl Jaspers

Kurt Schneider

Es ist wohl ungewöhnlich, an den 25. Geburtstag eines Buches zu erinnern. Aber es handelt sich bei der *Allgemeinen Psychopathologie* von Jaspers eben auch um ein ganz ungewöhnliches Buch, dem ich aus der uns noch lebendigen psychiatrischen Wissenschaft nichts Vergleichbares zur Seite zu stellen wüßte. Ich möchte behaupten: *Erst von diesem Buch an gibt es eine wissenschaftlich befriedigende Psychopathologie*, erst durch dieses Buch fanden auch die mannigfachen früheren Erfahrungen und Tatsachen ihre klare Einordnung, ihren „gehörigen Ort", wie es im Vorwort zur 1. Auflage heißt.

Ein Hauptwert des Buches liegt in seiner klaren *Sonderung der innerhalb der psychiatrischen Wissenschaft anwendbaren Methoden*. Während die Psychiater vor Jaspers meist eine Sprache redeten, die anatomische, physiologische und psychologische Begriffe durcheinandermengte, hat dem Jaspers für jeden Denkenden ein Ende gemacht. Die psychologische Sprache der Psychiatrie vor Jaspers war teils anatomisch oder physiologisch verunreinigt, teils stammte sie von einer theoretisierenden Psychologie, teils war sie ein begrifflich verschwommener vulgärer Dilettantismus – man sang „wie der Vogel singt, der in den Zweigen wohnet". Dagegen hat Jaspers uns die schlichte Selbstverständlichkeit gelehrt, *daß die Psychopa-*

thologie die Sprache der Normalpsychologie zu reden hat. (Was würde man sagen, wenn ein Pathophysiologe sich nicht um das kümmern würde, was die Normalphysiologie erarbeitet hat?) Es würde zu weit führen, hier zu erörtern, inwieweit die geistesgeschichtliche Lage der Psychologie dem Unternehmen von Jaspers günstig war. Tatsächlich hatte sie ja noch nicht so sehr lange vor ihm das „höhere" Seelenleben in Angriff genommen und damit erst, die Gebiete gewonnen, ohne die eine pathologische Psychologie eine belanglose Sache wäre.

Wenn wir nun herausstellen wollen, was uns der *unverlierbare Besitz dieses Buches* zu sein scheint, so sehen wir davon ab, daß Jaspers, gewissermaßen als Vorarbeiten, schon vor ihm gerade seine wichtigsten Kernstücke in Zeitschriften behandelt hat. Wir beginnen mit von Innen beschreibenden, *„phänomenologischen"* Untersuchungen, eine Methode, die von Jaspers als eine eigene und ausdrückliche eingeführt wurde. Seine zum Teil an Kandinsky angelehnte Lehre von den *Trugwahrnehmungen* ist trotz einer gewissen Schematisierung noch heute der Ausgangspunkt jeder Erörterung dieses Problems. Die Erscheinung der *„leibhaftigen Bewußtheit"*, des nichtanschaulichen Wissens um etwas leibhaftig Gegenwärtiges, ist von ihm zum erstenmal beschrieben worden. Seine Lehre vom *Wahn* hatte in Hagen und C. Neisser Vorläufer, doch ist erst durch ihn der Unterschied von primären, unableitbaren Wahnerlebnissen, insbesondere Wahnwahrnehmungen und den (vor allem aus Gefühlszuständen) sekundär ableitbaren „wahnhaften" Ideen Besitz der Psychiatrie geworden. Das gleiche gilt von jener fundamentalen *Unterscheidung zwischen verständlichen und kausalen Zusammenhängen*, die das ganze Buch durchzieht und es methodisch ordnet. Diesen Unterschied hatte schon W. Dilthey 1894 in seinen „Ideen über eine beschreibende und zergliedernde Psychologie" gemacht, wobei er sich auf Ch. Wolf und Th. Waitz bezog, doch hat diese Mitteilung die Psychiatrie nicht erreicht, hätte ihr auch in ihrem damaligen Zustand nichts bedeuten können. Im engen Zusammenhang mit der Herausarbeitung der verständlichen Zusammenhänge hat Jaspers den Begriff der *Reaktion*, der Erlebnisreaktion, auch für klinische Zwecke höchst fruchtbar umrissen. Auch die so wichtige Unterscheidung von *Entwicklung einer Persönlichkeit und Prozeß* steht in engstem Zusammenhang mit dem methodischen Grundgedanken: Verstehen und Erklären. Von seinen klinischen Anschauungen ist die (wie ich glaube nicht ganz zu Ende gedachte) Auffassung zu erwähnen, daß es *Diagnostik im strengen Sinne nur unter den organischen* (exogenen, symptomatischen) *Psychosen* gibt, daß man *aber innerhalb der anderen psychischen Abnormitäten nur Typen* unterscheiden kann. (Daß Jaspers trotzdem die „Idee" der Krankheitseinheit festgehalten wissen wollte, ist nur auf dem Umwege über die Ideenlehre Kants zu verstehen.) In diesem Zusammenhang hat Jaspers auch in klassischer Formulierung Krankheitsgattung und Krankheitstypus einander gegenübergestellt.

Ich sehe von manchen Einzelheiten, wie etwa der treffsicheren Erfassung des „hysterischen" Charakters ab. Was ich erwähnte, sind nur die wichtigsten Grundzüge des Buches. *Überall führte die methodische Besinnung*, die letzten Endes der klinischen Anschauung entsprang, *zu konkret brauchbaren klinischen Ergebnissen.* Darüber ist nicht zu übersehen, daß uns heute auch manches unzulänglich, manches sogar methodisch schief anmutet. Ich denke insbesondere an die Gegenüberstellung der subjektiven Erscheinungen des kranken Seelenlebens (Phänomenologie) und der objektiven Leistungen und Symptome des Seelenlebens (objektive Psychopathologie). Diese beiden Gruppen werden nämlich weitgehend nach *Gegenständen* getrennt. So finden sich etwa die Störungen der Gefühle in der ersten Gruppe, die des Gedächtnisses in der zweiten. Wenn man nun aber auch gewiß zugeben wird, daß bei manchen Störungen die subjektive (phänomenologische), bei anderen die objektive Betrachtung ergiebiger ist, so muß man doch sagen, daß grundsätzlich *jede* seelische Störung (soweit nicht das Bewußtsein erloschen ist) von der subjektiven Erlebnisseite her *und* objektiv betrachtet werden kann. Das gilt bis hinein in die Aphasielehre.

Die Abwandlungen, die das auch ins Französische übersetzte Buch in seiner 2. Auflage (1920) und in seiner 3. Auflage (1923) erfahren hat, können hier nicht weiter beschäftigen. Vielfach handelt es sich um weitere Ausarbeitung von Einzelheiten, um Berücksichtigung neuen Schrifttums, um Auseinandersetzung mit neuen Strömungen. In der 3. Auflage ist die *Ausdruckspsychologie*, die früher innerhalb der objektiven Psychopathologie neben der Leistungspsychologie und der „symptomatischen Psychologie" (ein unglücklicher Ausdruck) stand, selbständig geworden. Sie befriedigt wohl am wenigsten, insbesondere deshalb, weil hier mit dem „Verstehen" des Ausdrucks doch sichtlich wieder ein neues Verstehen auftritt, das von den anderen Arten des Verstehens nicht genug abgehoben wird.

Das Buch von Jaspers hat zweifellos *auf die zeitgenössische Psychiatrie nicht in dem Maße gewirkt*, wie es hätte wirken *müssen*. Die Gründe sind mancherlei. Bald nach der 1. Auflage war Krieg mit seinen praktischen Aufgaben, und nach dem Krieg kamen rasch Strömungen auf, die im äußersten Gegensatz zu Jaspers stehen. Man begann das Verstehen weit zu überdehnen und bis tief in die Psychosen hinein nach Motiven zu suchen. Wo das unmittelbare Verstehen nicht ausreichte, arbeitete man mit konstruktiven Deutungen, teils im Sinne der dogmatischen Psychoanalyse, teils im Sinne der *Tübinger* Schule, deren Verstehen vor allem des Wahnes, nicht etwa nur seiner Inhalte, sondern seines Daseins, kaum Grenzen kannte. Andere Richtungen suchten Erfahrungen eines Einzelfalles konstruktiv für ganze Krankheitsgruppen gelten zu lassen, wobei eine Weile das Zeiterleben eine besondere Rolle spielte. Und endlich mißverstand man die Daseinsanalytik und Existenzphilosophie als Psychologie und suchte mit solchen Mitteln Psychopathologie zu treiben, was auch nur dann ging, wenn man den Boden schlichter Beobachtung und Beschreibung verließ. Und in den letzten Jahren waren es wieder vorwiegend praktische Fragen, hinter denen die Psychopathologie überhaupt zurücktrat – obschon eine gute Psychopathologie dazu höchst nötig ist. Eine weitere Erschwernis der Wirkung des Buches ist auch die Tatsache, daß es eingehend studiert sein will. Sauberes methodisches Denken und die Mühe des Begriffes ist selten Sache des Mediziners. Er wittert dahinter gleich „Philosophie" – als ob irgendeine Wissenschaft ohne eine *solche* „Philosophie" sein könnte. Daß manche von Jaspers zunächst ausgehende Autoren in ein leeres methodisches Gerassel verfielen, hat auch geschadet. Jaspers *selbst hat niemals leere Methodologie getrieben.* Er hat niemals, um mit Hegel zu reden, am Ufer „Vorträge über das Schwimmen" gehalten, sondern er hat stets gleichzeitig gezeigt, zu was die Methode gut ist.

Endlich ist nicht zu verschweigen, daß die 2. und 3. Auflage des Buches durch die Haltung eisig überlegener Ablehnung gegenüber anderen neueren Richtungen vielfach nachhaltig verstimmte. Durch alle diese Umstände ist es gekommen, daß z.B. die führenden Lehrbücher der Psychiatrie von Jaspers kaum, jedenfalls ganz ungenügend Gebrauch gemacht haben, und daß die Psychiater von seiner methodologischen Zucht und Besinnung im ganzen leider nicht viel gelernt haben. Sehe ich von einzelnen hie und da aufgetauchten Arbeiten ab und blicke ich auf die wissenschaftlichen Institute, in denen Jaspers wirklich *„Schule"* gemacht hat, so weiß ich außer der alten Heidelberger Klinik, die ihm ihren schönen Schizophrenieband mit vollem Recht zugeeignet hat, nur meine eigene zu nennen.

Wir lenken zum Schluß noch einmal den Blick auf *die geschichtliche Stellung von Karl Jaspers in der deutschen Psychiatrie*, auf seine psychiatrische Sendung. Ein sehr junger Volontärarzt ohne große klinische Erfahrung, aber mit sehr tiefem klinischem Blick, hat vor 25 Jahren den unverlierbaren Grund für eine methodisch saubere, zum erstenmal wirklich wissenschaftliche Psychopathologie gelegt. *Nachdem er uns die Dinge gewissermaßen zurechtgerückt hat, verließ er unser Fach, um sich anderen Aufgaben seiner inneren Berufung zuzuwenden.*

2 Karl Jaspers: Allgemeine Psychopathologie. 4. Aufl. 1946

Hans W. Gruhle

1913 erschien die erste Auflage. Sie war die erste methodologische Besinnung, die die Psychiatrie Karl Jaspers verdankte. Damals stand er zeitlich noch seiner psychiatrischen Tätigkeit nahe. Inzwischen hat er mehr als ein Menschenalter in umfangreichen Arbeiten und Vorlesungen der Philosophie gewidmet. Es ist nunmehr für die Psychiatrie von größtem Interesse, zu erfahren, wie sich dieser Zeitraum psychiatrischer Forschung, der sich über ein Drittel Jahrhundert erstreckt, jetzt im Spiegel des Philosophen ausnimmt. Es ist nun einmal so, daß der Psychiater, in der Fülle der Erfahrung stehend und schaffend, die Probleme aufgreift, wie sie ihm zuwachsen, und gleichsam darauflos arbeitet, wie andere Naturwissenschaftler und Ärzte auch. So ist es ein besonderes Glück für diese Wissenschaft, wenn ihr der Spiegel der Selbsterkenntnis, zu dem sie kaum greift, einmal von einem anderen Kundigen vorgehalten wird. Schon die erste Auflage war für die psychiatrische Forschung sehr wichtig, und es gab wohl kaum einen Fachmann, der nicht die Bedeutung des Buches anerkannt hätte. Aber der Respekt vor der Leistung hielt leider allzu viele vom Lesen und also auch von der Anwendung in der Erkenntnis ab. Es war wohl nur Kurt Schneider, der treu in immer wiederholten Hinweisen zu dem Buche stand. Ich möchte seine Mahnungen an die Fachgenossen aufgreifen: jeder, der es mit seinem Fache ernst nimmt und es nicht nur als Broterwerb betrachtet, sollte sich in langsamer ruhiger Lektüre mit dem großen Werke befassen. Es wird jeden befriedigen, klar erkennen zu lernen, welche Kategorien und Methoden er bei seinem Geschäft verwendet, und wie sich eins zum andern fügt.

Jaspers gliedert seinen großen Stoff in folgende Teile: 44 Seiten *Grundbegriffe und Methoden*; 207 Seiten *Einzeltatbestände* (Phänomenologie, Leistungspsychologie, Somatopsychologie, Ausdruck, Welt, Werk); 125 Seiten *Verstehende Psychologie*; 90 Seiten *Erklärende Psychologie*; 129 Seiten *Die Auffassung der Gesamtheit des Seelenlebens* (Nosologie, Eidologie, Biographik); 30 Seiten *Die abnorme Seele in Gesellschaft und Geschichte*; 63 Seiten *Das Ganze des Menschseins* und ein kurzer *Anhang* über Untersuchung, Therapie, Prognose und Historie. Ich bemühe mich, aus den einzelnen Abschnitten das mir am wichtigsten Erscheinende kurz wiederzugeben.

Bei den *Grundbegriffen* zeigt Jaspers seine Unzufriedenheit mit den bisherigen Versuchen von Psychopathologie. Begreiflicherweise, denn sonst hätte er ja nicht selbst 1913 die erste Auflage seines Buches geschrieben. Er wählt zur Darstellung seines Gegenstandes die methodologische Ordnung. Er geht also von einer Methode aus und sieht, was er damit am Gegenstand erfaßt. Er erfaßt ihn damit keineswegs ganz, sondern bringt dann neue Methoden an ihn heran.

So beginnt Jaspers mit der Lehre von den Erlebnissen. Darin interessiert vielleicht seine *Stellung zum Wahn*. Die Wahnideen werden auf das Realitätsbewußtsein (in nicht recht einleuchtender Weise) bezogen. Eine neue Definition wird nicht gefunden. Einige Formulierungen seien genannt: Wahnideen seien pathologisch verfälschte Urteile. Das primäre Wahnerlebnis sei das unmittelbar sich aufzwingende Wissen von den Bedeutungen. Es gebe keine eingliedrigen Wahneinfälle. Der echte Wahn sei unkorrigierbar infolge einer Veränderung der Persönlichkeit. Es herrsche ein verändertes Realitätswissen. Der Sinn der Wirklichkeit sei verschieden. Eine Wahnidee habe ihre Quelle im primären, der allgemeinen Erfahrung fremden Erleben, nicht in Begründungen.

Beim *Gefühl* unterscheidet Jaspers leider nicht klar zwischen sinnlichen Empfindungen und Gefühlen; er zählt zwar eine 7fache Möglichkeit der Einteilung der Gefühle auf, nimmt aber selbst nicht präzis Stellung. Das Erlebnis des Klarsehens, der ungeheuersten Offenbarungen „waren eben nur Gefühle". Diese Formulierung beweist die Unklarheit des hier verwendeten Gefühlsbegriffes.

Im *Bewußtseinskapitel* nennt Jaspers drei Bedeutungen dieses Begriffs: 1. die reale Innerlichkeit des Erlebens, 2. die Subjekt-Objektspaltung, 3. das Wissen des Bewußtseins von sich selbst. Die Aufmerksamkeit trennt er nicht eindeutig vom Bewußtsein; auch an ihr unterscheidet er wieder drei begriffliche Fassungen.

In der *Somatopsychologie* schreibt Jaspers die für ihn und sein Buch kennzeichnenden Sätze, als er vom Zusammenhang von Leib und. Seele spricht:

> *„Die eine Verabsolutierung zu dem substantiellen Sein der Leib-Seele-Einheit wendet sich gegen die andere von zwei absoluten Seinsarten, Seele und Leib. Für uns ist der Anschauungstypus des Thomas so gut wie der des Descartes zu verwerfen. Es kommt in Wahrheit darauf an, alle Verabsolutierungen aufzuheben zugunsten der, wenn bestimmten, auch immer partikularen Erkenntnis, welche schrittweise vorangeht, aber nie das Ganze hat. Denn das Ganze schlechthin ist aus dem Wesen der Erkenntnis, die der Mensch in der Zeit vollzieht, für diese unmöglich."*

Ungewöhnlich ist der Ausdruck *Weltpsychologie*. Jaspers unterscheidet sie von der *Ausdruckspsychologie*. Im Ausdruck erscheint das Wesen des Menschen, ohne daß er es beabsichtigt, in der Weltpsychologie studiert man alle sinnhaften Objektivierungen, also alles Tun in der Welt, alles geistige Werk: z.B. Benehmen, Umweltgestaltung, Lebensführung, Weltumwandlung, Kunstwerk, Weltanschauung.

Mit besonderem Interesse wendet man sich dem Abschnitt der *verstehenden Psychologie* zu. War es doch gerade das Verdienst der ersten Auflage des Jaspers'schen Buches dieses von jeher geübte Verfahren des Verstehens dem Psychiater in das Blickfeld zu rücken, ihm in Anlehnung an geisteswissenschaftliche – ihm unbekannt gebliebene – Überlieferung zu zeigen, was er da eigentlich treibe. Jaspers unterscheidet das geistige (rationale), das existentielle und das metaphysische Verstehen. Das erste ist ohne weiteres klar. Über das zweite will ich einige Worte des Autors hersetzen, weil nur demjenigen, der in der modernen Philosophie zu Hause ist, dieser Terminus etwas bringt, und um zugleich die Schreibweise von Jaspers und die Ansprüche, die er an den Leser stellt, zu veranschaulichen:

> *„Im Verstehen der Zusammenhänge stoßen wir an die Grenzen des Unverständlichen. Dieses ist als der Ursprung des Verstehbaren mehr als verstehbar, ist das sich erhellende, verstehbar Werdende, wenn es aus dem Unbedingten der Existenz ergriffen wird. Das psychologische Verstehen wird daher, wenn es bezogen ist auf die Erscheinung möglicher Existenz, zur philosophischen Existenzerhellung. Diese appelliert durch Möglichkeiten an den Menschen selbst. Ohne das Unverständliche hätte das Verstehbare keinen Gehalt (Selbstsein der Existenz). Dieses Unverständliche ist nach der Seite der Existenz die Freiheit, welche sich zeigt im unbedingten Entschluß, im Ergreifen des absoluten Sinns und sich zeigt in der Grunderfahrung, wenn aus der empirischen Situation die Grenzsituation wird, welche das Dasein erweckt zum Selbstsein. Das metaphysische Verstehen geht auf einen Sinn, der über alles von uns Erlebte und aus Freiheit getane hinausgeht."*

Im Verfolge dieser Gedankengänge bringt Jaspers eine *Trieblehre* (erlebte Instinkte, aus einem Drang ohne Inhalt und Ziel). Das Verstehen der Triebe und ihrer Entfaltung ist ein Erhellen dessen, was an sich ein Prozeß ständiger Selbsterhellung ist. Jaspers unterscheidet somatisch-sinnliche (Sexus, Hunger, Durst, Schlaf, Bewegung), vitale (Wille zur Macht, Selbstbehauptung, Eigenwille, Mut, Geltung, Liebe und jeweils das Gegenteil), vital-seelische (Neugier, Fürsorge, Wandern, Ruhe, Besitz), vitale Schaffenstriebe (Ausdruck, Darstellung, Arbeit), geistige Triebe (Hingabe an geistige Werte). Hier verläßt Jaspers schon weithin das Gebiet der Psychologie, um in die Philosophie einzudringen, er spricht auch von höheren und niederen Trieben, Schichten der Triebe und dergleichen. Er geht zur Stellung des einzelnen in der Welt über und bespricht dabei auch die Deutungen der Neurose.

Im Abschnitt der *Symbole*, als des wichtigsten Bestandteils des Grundwissens, handelt Jaspers von dem Begriff des Symbols und seiner Bedeutung in der Lebenswirklichkeit, von der Möglichkeit des Symbolverstehens.

> *„Die Deutung der Symbole ist unendlich, man kann nicht fertig werden, die Sinnverzweigungen hören nicht auf."*

Im Symbol habe ich etwas gegenüber, worin ich doch selber bin.

> *„Ist das Selbstwerden die Erhellung des Selbst im Symbolverstehen als dem Verstehen eigentlicher Wahrheit? Oder ist im Umgang mit dem Symbol ein Kampf mit dem eigenen Schatten und ist das Selbstwerden gerade im Verstehen des Scheins begründet?"*

Unter der Überschrift *„Grundformen der Verstehbarkeit"* erörtert Jaspers das Vorhandensein von Gegensätzen im Seelenleben: Vorstellungen und Gegenvorstellungen, Tendenzen und Gegentendenzen, Lust und Unlust, Hingabe und Behauptung usw.

> *„Gegensätze bewegen durch sich alles Sein"*,

in der Zeitfolge, im Kampf miteinander, in der Entscheidung.

> *„Im Umschlagen findet ein Geschehen statt, ein Kämpfen ein inneres Handeln, in der Entscheidung der Entschluß."*

Auf den Wegen der Synthesis und der Wahl findet die Seele eigentümliche Gefahren. Wo sie auf das Ganze will, kann sie in die Bodenlosigkeit sinken, charakterlos werden. Wo sie den Boden des Entschlusses sucht, kann sie gewaltsam werden, den Weg der Verarmung beschreiten; beide Male eine spezifische Unwahrhaftigkeit.

Ich fahre nicht fort. Die Beispiele genügen, um die Art der Jaspers'schen Denk- und Schreibweise zu kennzeichnen. Man kann sehr schwer folgen. Aus der Psychologie scheint die Begriffsbildung ganz herauszutreten. Wer ist in den Sätzen Subjekt? Die *Gegensätze* kämpfen, aber *ich* entscheide zwischen den Gegensätzen. Ein Entschluß findet statt. Die Gegensätze gehen eine Spannung ein. Die Lösung geht den Weg des Aufbaues im Zusammenhalten gespannter Gegensätze. Die Seele kann sinken, in eine Totalität entgleiten, leblos werden, der Wirkung des Ausgeschlossenen erliegen usw. Man glaubt dem Autor natürlich die für ihn tiefe Bedeutung seiner sprachlichen Konstruktionen, aber für den Leser scheint es fast eine Kunstsprache zu sein, zu deren Sinnverständnis wohl eine tiefere Versenkung in die Philosophie nötig wäre. Das gilt auch von dem nächsten kurzen Abschnitt, der *„Verstehbarkeit in Kreisen"* und von dem Kapitel der *Selbstreflexion*. Ich hebe nur den Satz heraus, daß der Mensch als Mensch selber schon ein Verstehen seines Verstehens vollzieht, während wir verstehende Psychologen dann jenes Verhalten verstehen. In vertrautere Denkbahnen kommt man im Kapitel des Traumes.

Zur *Verstehbarkeit der Trauminhalte* äußert sich Jaspers etwa unbestimmt in dem Sinne, daß wohl beide Extreme falsch sind: Der reine Zufall und die vollständige Determiniertheit. *Jede* Deutung lasse sich plausibel machen. Welche man bevorzuge, hänge schließlich von der subjektiven Evidenz des Träumers ab. Eine wirkliche Verifikation sei nicht möglich. Dagegen sei die Traumdeutung vielleicht eine weltanschaulich beeinflussende Kommunikation, eine indirekte Erziehung des Träumers zum Guten oder Bösen. Die wissenschaftliche Bedeutung der Traumdeutung sei nicht groß.

Bei den *Erlebnisreaktionen* weist Jaspers darauf hin, daß man sie in dreifacher Richtung verstehen könne: 1. das Maß einer Erschütterung als adäquat einem Grund, 2. den Zwecksinn der Reaktion, 3. die Inhalte der reaktiven Veränderung.

Beim *Charakter* trifft Jaspers folgende Abgrenzungen: Persönlichkeit sei das Ganze der verständlichen Zusammenhänge, aber wir rechnen nicht alles Verstandene zur Persönlichkeit. Wir verlangen von dieser, daß sie ein Gefühl ihrer selbst, ein individuelles Ichgefühl habe. Wir rechnen nicht zur Persönlichkeit die individuellen Variationen des psychophysischen Apparates, nicht die Werkzeuge, als da sind Gedächtnis, Ermüdbarkeit, Intelligenz usw. Jaspers grenzt den Charakter nicht von der Persönlichkeit ab. Sie ist nicht ein Sein, wie es nun einmal ist, sondern auch ein Werden und Gewordensein, ein sich Hervorbringen des Menschen in der Zeit. In der – an sich unverständlichen – Anlage meinen wir die Disposition zum Charakter.

> *„Das die Persönlichkeit Begründende, das wir ihre Freiheit nennen, ist kein Gegenstand, sondern eine Grenze der Forschung."*

Der Charakter weist einerseits hin auf das Unverständliche, aus dem er kommt, die Konstitution, und andererseits auf das Unverständliche, das ewige Ziel des Menschen, die Existenz. Jaspers hält die Charakterologie von Klages für „schlechtweg überragend" unter den bisherigen Versuchen. Abnorm kann ein Charakter sein, je zerstreuter, je uneinheitlicher er erscheint, oder je disharmonischer und gleichgewichtsloser er ist, oder je einseitiger sich seine Ausprägung darstellt. Diese Abweichungen sind also Variationen der charakterologischen Grundverfassungen, der biologischen seelischen Kraft, der Selbstreflexion. Zu den letzteren rechnet Jaspers die Hysteriker, Hypochonder, Selbstunsicheren. Den Variationen stehen die Zerstörungen durch Krankheitsprozesse gegenüber.

Aus den Kapiteln der kausalen Zusammenhänge, des Sinns und Werts der Theorien, der Nosologie bringe ich keine Proben. Dagegen merkt man auf beim Kapitel der *Eidologie*. Mit dem Begriff des Eidos faßt Jaspers Geschlecht, Konstitution und Rasse. Es sei ein Irrtum, daß die Analyse in elementare Faktoren ihren Gegenstand erschöpfe, und es sei

> *„ein Irrtum, das Ganze der Idee sei selber ein Faktor, den man als solchen erkennen und beherrschen könne".*

Indem wir das Ganze suchen, erfassen wir es immer nur durch Einzelnes. Das Ganze weicht vor der Kausalanalyse zurück, es bleibt Idee, die uns führt. Das durch die Idee des Ganzen Gesuchte sei das Eidos des Menschen. Geschlecht sei eine Grundpolarität alles Lebendigen, Konstitution sei die Ausprägung der Art nach einigen allgemein menschlichen Grundrichtungen, Rasse sei eine jeweilige Ausprägung der Wesensartung in einer lebensgeschichtlichen Individualisierung des Menschseins. Freiheit sind Wesenszüge des Geschlechts zuweilen zugleich Konstitutionszüge. Diese scheinen mit Rassenzügen zusammenzutreffen. Geschlecht und Rasse sind gleichsam Weisen der Konstitution. Wir meinen in der Eidologie eigentlich Entitäten, aber wir gewinnen immer nur Typen. Daneben besteht das Verfahren der Korrelationen.

> *„Typologien können bezwingen durch die Anschaulichkeit, aber enttäuschen durch Irrealität. Korrelationen bezwingen durch reale Beweiskraft, aber enttäuschen oft durch Leerheit."*

Ich bedauere Jaspers' Stellung zur modernen Typenlehre, insbesondere zu der Conrad'schen Abwandlung Kretschmer'scher Theorien nicht näher darlegen zu können, sie ist sehr interessant und wichtig, aber die verwickelten methodologischen Ausführungen würden zu viel Platz beanspruchen.

Ich übergehe die Kapitel der Biographik, der Soziologie und Historie der Psychosen und Psychopathien und wende mich noch dem letzten großen Abschnitt des Buches zu *„Das Ganze des Menschseins"*. Hier ist Jaspers wieder ganz in seinem eigensten Gebiete. Die Frage nach dem Wesen des Menschen wird wiederum in der erwähnten Kunstsprache beantwortet, die dem gewöhnlichen Leser leider nicht zugänglich ist. Aber das Kapitel *Psychiatrie und Philosophie* sei noch kurz referiert. Da in der Psychopathologie das wissenschaftliche Wissen nicht einheitlich ist, sind die Weisen des Wissens zu unterscheiden, die Methoden, der Sinn der Geltung der Aussagen und die Kriterien der Prüfung zu klären. Dies erfordert philosophische Logik. Alle Ordnung des Wissens zu einem Ganzen ist nur unter Führung philosophischer Gedanken möglich. Nur durch Klarheit über das Verhältnis von psychologischem Verstehen (als Mittel empirischer Forschung) und philosophischer Existenzerhellung (als Mittel des Appells an Freiheit und des Beschwörens der Transzendenz) kann eine reine wissenschaftliche Psychopathologie entstehen. Wer meint, die Philosophie ausschalten und sie als belanglos beiseite lassen zu können, wird von ihr in ungeklärter Gestalt überwältigt. So entsteht jene Masse schlechter Philosophie in den psychopathologischen Studien.

Jaspers schließt mit einem Anhang über die Untersuchung der Kranken, therapeutische Aufgaben, Prognose und mit einem kurzen historischen Abriß.

Ich hatte vorgehabt, aus der unendlich ausgebreiteten Fülle des Stoffes dem Leser mehr Proben zu bringen. Besonders bei Fragen aktuellen Interesses wollte ich die Jaspers'sche Antwort mitteilen. Aber das ist kaum möglich. Jaspers fällt selten eine Entscheidung, wenngleich er keineswegs die Kritik meidet. Eine gewisse Ausnahme macht Jaspers bei Freuds *Psychoanalyse*, vor allem in der Kritik von dessen Methoden. Die Psychoanalyse sei ein verwirrendes Durcheinander psychologischer Theorien, der Versuch eines Verstehens, aber nur in naturwissenschaftlicher Weise. Freud glaube kausal zu erklären, bediene sich aber des Verstehens. Verstehen kann nie zu Theorien führen. Aber sein Verstehen sei ein „als-ob-Verstehen außerbewußter Zusammenhänge". Eine zunehmende Simplizität der Deutung enge die Möglichkeiten des Verstehens unerträglich ein. Freuds Psychologie sei Popularpsychologie, sie sei mitschuldig an der geistigen Niveausenkung der gesamten Psychopathologie. Zwar sei das Achten auf das Kleinste, Unbedeutendste zu loben, aber die entlarvende negierende Grundstimmung der Deutung sei zu bedauern. Freud habe schließlich, Mythen deutend, selbst einen rationalistisch-psychologischen Mythus hervorgebracht.

Natürlich setzt sich Jaspers in seiner methodologischen Weise mit den meisten Gebieten und Richtungen der modernen Psychologie auseinander. Ich habe nur Pfänder vermißt, den ich mir trotz mancher Verschrobenheit doch aus der neueren Psychologie nicht wegdenken möchte, und ich habe mich gewundert, daß eine Auseinandersetzung mit der Wertheimer-Köhler'schen Gestalttheorie ganz fehlt. Diese Richtung war doch eigentlich die einzige „Bewegung" in der Psychologie der letzten 30 Jahre. Dort wo Jaspers der Gestalttheorie gedenkt, faßt er sie anders als jener Gelehrtenkreis.

Aus der von Jaspers gewählten Methode der Gliederung nach Methoden entsteht begreiflicherweise der Eindruck eines unendlichen Reichtums und eines unendlichen Relativismus. Ist eine Methode nur sauber und klar durchgeführt, so hat sie recht genau so wie eine andere Methode auch wieder recht hat. Da von allen Seiten her die Methoden die widersprechendsten Ergebnisse haben und doch unangreifbar sind, scheint alles ins Wanken zu geraten. Der Leser, der nicht nur Beschreibungen erwartet, sondern auch bei den Zusammenhängen gern hören würde, wie „es" denn nach der Meinung des Autors „nun eigentlich sei", wird immer enttäuscht. Ich könnte mir denken, daß besonders der naturwissenschaftlich orientierte Leser in große Hilflosigkeit gerät.

> *„Das Verstehen vollzieht sich im hermeneutischen Zirkel. Entgegengesetztes ist gleich verständlich. Das Verstehen ist unabschließbar."*

Es ist Erhellen und Entlarven, aber endlos deutbar.

Bei einem so umfangreichen, so reifen Werke wie diesem überlegt man sich wohl, wem es am besten diene. Ich glaube, daß es dem Geisteswissenschaftler das gesamte Material der abnormen, seelischen Gegebenheiten in einer Weise vermittelt, wie man es sich nicht besser wünschen könnte, und wie es wohl nur Jaspers zu leisten beschieden ist. Der Arzt, der naturwissenschaftlich eingestellte Psychologe wird nur dann, wenn er selbst schon weite, reiche Erfahrung hat, Gewinn aus dem Buche ziehen. Er wird am besten ab und zu einmal ein Kapitel sehr langsam und sorgfältig durchdenken. Dann wird ihm vieles, was ihm bis jetzt klar war, unklar werden. Aber wenn er sich durch die für ihn sehr schwierige Ausdrucksweise nicht abschrecken läßt, wird er wiederum auf einer höheren Stufe Klarheit gewinnen, freilich die Klarheit einer sehr verwickelten, etwas enttäuschenden, allseitigen relativen Bezogenheit.

Der Hochschulpädagoge halte das Jaspers'sche Buch von dem Anfänger fern. Der Anfänger sollte eine wissenschaftliche Arbeit, die er sich wählt, immer mit dem Impetus beginnen: ich bringe es raus. Ihn würde die kühle weise Skepsis des Buches enttäuschen und unsicher machen. lm Oberseminar werden einzelne Kapitel eine hervorragende Grundlage geben, daran die Gedanken zu schärfen, die Gesichtspunkte zu mehren, die Urteilsvorsicht zu entwickeln.

Wenn ich oben Jaspers' Satz zitierte, daß nur durch Klarheit über das Verhältnis von psychologischem Verstehen und philosophischer Existenzerhellung eine rein wissenschaftliche Psychopathologie entstehen könne, so lasse sich der junge psychiatrische Forscher dadurch nicht irre machen. Er soll nicht erst Jahre auf philosophische Studien verwenden, sondern bleibe ruhig im Bereich empirischer Psychologie und deren Terminologie. Man erlebt es heute oft mit Betrübnis, daß eine an sich wenig bedeutende psychologische Arbeit mit Heidegger'schen oder Jasper'schen Ausdrücken aufgeputzt wird. Nichts wäre bedauerlicher, als wenn diese Terminologie, die im Munde ihrer Schöpfer ihre tiefe Bedeutung und Berechtigung hat, sich in halb verstandene Modeworte verwandelte.

Überblickt ·man das ganze gewaltige Buch, so ist man als Fachmann überall bereichert, die eigenen Erfahrungen, Begriffe, Theorien plötzlich eigenartig beleuchtet, in jenem fremden Spiegel zu sehen. lch habe in meinem Referat kaum an einem Punkte Widerspruch geäußert, obwohl man sich oft dazu gedrängt fühlt. Hier kam es nur darauf an, einen Gesamteindruck von dem großen Werke zu geben, auf das - wir dürfen kaum sagen die Psychiatrie - aber unsere Gesamtwissenschaft stolz sein kann.

3 Jubiläum eines Buches: Jaspers' Allgemeine Psychopathologie

Hubertus Tellenbach

Im Jahre 1913, bevor der erste große Krieg die Zukunft verdunkelte und selbst die Welt der Wissenschaft in Lager schied, ging der wissenschaftlichen Psychiatrie ein Stern auf, der in zunehmender Leuchtkraft unserer Lehre und Forschung Richtung wies. War es schon ein mächtiges Beginnen, die ganze Last der Fakten aus dem schon damals reichen Schrifttum zu heben, so bedurfte es der größten Geistesmacht, den kolossalen Rohstoff in so maßgebende Form zu bringen, in eine Gestalt so feiner Differenzierung, dass selbst das kleine Detail an seinem Orte sichtbar und greifbar wurde. Wir sehen Jaspers' vom Geist des Umgreifenden aufgeschlossenen und geformten Geist, ordnend, klärend, bildend, einem universalen Wissenwollen Tore aufstoßen und Wege eröffnen: in der kritischen Abklärung der Vielfalt im Methodischen, durch das wir erst begreifen, was wir sehen – wie auch in der Erschließung des den Tatbeständen angemessenen Reflexionsniveaus; in der unerbittlichen Wacht an den Grenzen des Erkennens und des Erkennbaren – wie auch in der späteren Freilegung der Sicht auf Totalauffassungen des Lebens „als Dasein in der Welt", denen wir Möglichkeiten der Unterscheidung von Grundbeziehungen entnehmen. All dies ist im Kerne unverlierbar. Aber über ihr Eigenständiges hinaus hat Jaspers' *Allgemeine Psychopathologie* ihre besondere Bedeutung darin, dass der forschende Geist im Ausgang von ihrem Denken, dem er so viel Entscheidendes verdankt, in fruchtbares Neuland vordringen konnte, hierbei selbst im nötigen Streit seine Grundintention dialektisch aufgreifend und fördernd. So ist sein werk auch nach einem halben Jahrhundert unumgänglich geblieben. Es ist, wo immer Psychopathologie betrieben wird, als kollaterale oder kontralaterale Thesis mitgegeben. Es verpflichtet jedes eigene Arbeiten zu hohem Anspruch an methodologische Disziplin, an ständiges Intention des Wesentlichen, an Klarheit des Erfassens und – leuchtendes Vorbild auch hier – an angemessene sprachliche Darstellung. – Dass Jaspers' singuläres Werk aus ihr hervorging, wird stets ein Ruhmstitel der Heidelberger Klinik bleiben. Indessen: ein Werk, das in die Welt des Geistes hinaustritt, beginnt sich selbst noch einmal in dem, was es in den Lesenden bewirkt. Diese Wirkungen sind heute unübersehbar geworden. Jaspers' *Allgemeine Psychopathologie* lebt im allgemeinen Bewusstsein der Psychiatrie. Möge von hierher antwortendes Denken und alles Empfangene vergegenwärtigendes Danken der Einzelnen auf den grundlegenden Geist zurückströmen.

Literatur

Jaspers K (1959) Allgemeine Psychopathologie. 7. Aufl. Springer Berlin Göttingen Heidelberg

Tellenbach H (1963) Jubiläum eines Buches: Jaspers Allgemeine Psychopathologie. Nervenarzt 34, 511

4 Karl Jaspers 23.11.1883 – 26.02.1969

Walter von Baeyer

Karl Jaspers starb am 26. Februar 1969 86-jährig in Basel, wo er 1948 den Lehrstuhl für Philosophie übernommen hatte. Vor seiner Übersiedlung nach Basel war er jahrzehntelang mit der Universität Heidelberg verbunden. Aus Oldenburg stammend hatte er sich nach wenigen Semestern Jura dem Studium der Medizin zugewandt, wobei ihn philosophische Interessen von Jugend an beschäftigten. Es war sein Wunsch, sich dem Menschen in praktischer Tätigkeit zuzuwenden. Aber ein körperliches Leiden und seine denkerische Neigung und Befähigung verwiesen ihn in den Bereich der wissenschaftlichen Forschung und Theorie. So entfaltete er schon als junger Volontär an der Heidelberger Psychiatrischen Klinik in grundlegenden psychopathologischen Arbeiten ein staunenswertes Ingenium, das in der „Allgemeinen Psychopathologie" des knapp 30-jährigen (1913) überzeugenden Ausdruck fand. In Heidelberg verließ er Medizin und Psychiatrie, um über die „Psychologie der Weltanschauungen" (1919), ein bereits von ausgesprochen philosophischen Intentionen getragenes Werk, auf seinen weithin bekannten Weg als Existenzphilosoph und Zeitkritiker zu gelangen.

In dieser Zeitschrift ist nur der kurzen, aber wirkungsvollen und folgenreichen Forschungstätigkeit des Verstorbenen als Psychopathologe zu gedenken. Die klinische Arbeitsstätte, in die der junge Mediziner Jaspers in Heidelberg eintrat, bot für seine Interessen und seine Begabung ein günstiges Klima und mancherlei Anregung. Dort wirkte eine Forschergruppe, die von dem Bestreben beseelt war, in das von großen Klinikern erschlossene umfangreiche, aber unübersichtliche Stoffgebiet der Psychopathologie Klarheit und Ordnung zu bringen, ohne dabei den Zusammenhang mit der klinischen Wirklichkeit zu verlieren und sich an unbeweisbare Theorien und Spekulationen auszuliefern. Der bedeutende Hirnforscher Franz Nissl stand der Klinik vor, Karl Wilmanns, Hans Walter Gruhle, Albrecht Wetzel, August Homburger und Willy Mayer-Gross waren produktive, jeweils in ihrer Art selbständige und originelle, aber in der wissenschaftlichen Grundeinstellung vortrefflich aufeinander abgestimmte Mitarbeiter, denen Jaspers zwischen 1909 und 1916 begegnete und mit denen ihn ein reger Gedankenaustausch verband. „Solch geistiges Zusammenwirken habe ich nie wieder erlebt", sagt Jaspers in einem „Selbstporträt" (Jaspers 1967, 34). Nissl, obgleich nicht als psychopathologischer Forscher tätig, erkannte sofort die Bedeutung der „Allgemeinen Psychopathologie". Jaspers selbst erzählt, daß Nissl damals tagelang die Korrekturfahnen der „Allgemeinen Psychopathologie" in der Tasche seines weißen Ärztemantels mit sich herumtrug und sich Wetzel gegenüber äußerte: „Großartig, läßt Kraepelin weit hinter sich!" (Jaspers 1957, 16). Die erste Frucht der psychopathologischen Arbeit von Jaspers war die umfangreiche und gründliche Dissertation über Heimweh und Verbrechen. Es folgten die bekannten Arbeiten, in denen wesentliche Zugänge zum abnormen und kranken Seelenleben unter die alternativen Gesichtspunkte von Entwicklung und Prozeß, Verstehen und Erklären gebracht und die phänomenologische Betrachtungsweise im Sinne des frühen Husserl in die Psychiatrie eingeführt wurde. In diesen Arbeiten zeigte sich schon deutlich die philosophische Bildung und Schulung, die Jaspers sich während seiner Studien- und psychiatrischen Lehrzeit angeeignet hatte. Vor allem die Werke Wilhelm Diltheys, Edmund Husserls und des Soziologen Max Weber haben ihn beeinflußt. In Max Weber hat er zeitlebens das Vorbild für den unbedingten Ernst des universalen, aus der Fülle schöpfenden Forschers gesehen und verehrt, der zwar nicht selbst dem Namen nach Philosoph, aber in seiner Wissenschaft von kritisch-philosophischer Besinnung und von einem nur philosophisch zu erwerbenden Methodenbewußtsein geleitet war. Über seine eigene, konsequent durchgeführte Unterscheidung von Verstehen und Erklären als Grundformen der wissenschaftlichen Erfassung der menschlichen Wirklichkeit, auch der psychopathologisch verformten, hat er später im Rückblick bemerkt, es sei erstaunlich, wie vergessen und unbekannt die geisteswissenschaftliche Überlieferung in der Psychiatrie war, so daß seine Arbeit von 1912 über kausale und verständliche Zusammenhänge zwischen Schicksal und Psychose bei der Dementia praecox wie auch die ein Jahr später erschienene „Allgemeine Psychopathologie" damals als radikal neu wirkten, obgleich er nur die geisteswissenschaftliche Überlieferung mit der psychiatrischen Wirklichkeit in Zusammenhang gebracht habe (Jaspers 1946, Anm. S. 251). Sowohl für das erklärend-naturwissenschaftliche Vorgehen, das sich in der Psychiatrie allzu leicht in Mythologie verlieren kann, wie auch für das Verstehen von Motivzusammenhangen hat Jaspers immer auf die strenge Sonderung des empirischen, allgemein verbindlichen Wissens von aller, die Grenzen des Erweisbaren überschreitenden Spekulation gedrungen. Dem philosophischen Denken entnahm er in seinen ersten Arbeiten und auch in den ersten Auflagen der „Allgemeinen Psychopathologie" vorwiegend methodologische Gesichtspunkte. Später, d.h. in der während des zweiten Weltkrieges entstandenen vierten, völlig neu gestalteten Auflage betont er nachdrücklich, daß alles psychologische Verstehen nicht nur auf der einen Seite an die Grenze der unverständlichen, kausal wirkenden biologischen Mechanismen stößt, sondern auf der anderen Seite auch an die Grenze der philosophischen Existenzerhellung, die ihrerseits durch Möglichkeiten an den Menschen appelliert und die empirisch unbeweisbare Freiheit sowie die ebenfalls nur existentiell erfahrbare Transzendenz voraussetzt. Der ersten Auflage der „Allgemeinen Psychopathologie" hat Jaspers die leitende Idee vorangestellt: „Statt dogmatisch behauptete Resultate darzustellen, möchte es (sc. das Buch) vorwiegend in die Probleme, Fragestellungen, Methoden einführen; anstatt ein System auf Grund einer Theorie möchte es eine Ordnung auf Grund methodologischer Besinnung bringen." Diese Absicht ist in dem Werk unbestreitbar gelungen, so daß es nunmehr mit Recht als die erste, wirklich wissenschaftliche Grundlegung der Psychopathologie angesehen wird. In dieser Beurteilung, wie sie nur selten das Werk eines „Anfängers" beanspruchen darf, stimmen auch die Gegner überein, die von Jaspers selbst schonungslos kritisiert werden. Unter den die heutige Psychopathologie maßgeblich beeinflussenden Richtungen ist es besonders die Freudsche Psychoanalyse, deren Erfahrungsgehalt und Theorien von ihm nur teilweise berücksichtigt und anerkannt wurden. Manches von dem, was Jaspers seinerzeit an der Psychoanalyse kritisiert hat, ist seitdem solider fundiert und durch neue Resultate und Gesichtspunkte ergänzt worden. Doch bleibt die für Jaspers unüberwindliche Skepsis gegen eine tiefenpsychologische Aufdeckung des Unbewußten die sich in schulmäßigen Zirkeln nicht ohne Machtkämpfe vollzieht und ihre dogmatischen Voraussetzungen kaum verleugnen kann. Weiterhin hat Jaspers die auf der Daseinsanalytik Martin Heideggers fußenden Versuche abgelehnt, sich des Ganzen des psychotischen oder abnormen Menschseins durch Rückgriff auf eine fundamental-ontologische Philosophie oder ähnliche philosophisch-anthropologische Positionen zu bemächtigen. Doch kommt philosophisches Denken auch bei dem Psychopathologen Jaspers zunehmend zum Tragen. Während in den ersten Auflagen der „Allgemeinen Psychopathologie" Philosophie noch latent oder nur als methodologisches Bewußtsein gegenwärtig ist, räumt er philosophischen Gedankengängen in der Neubearbeitung einen breiten Raum ein. Obwohl selbst psychotherapeutisch kaum tätig gewesen, interessiert ihn nun das, was er in der ersten Auflage als weltanschauliche und persönliche Seite jeder Psychotherapie mehr andeutend als ausführend beschrieben hat. Auf Grund der eigenen Entwicklung als Existenzphilosoph beschäftigt ihn die existentielle Kommunikation im Verhältnis von Arzt und Kranken, die, wie er sagt, über alle Therapie, d.h. über alles zu Planende und methodisch zu Inszenierende hinausgeht. Er bestreitet nicht, daß auch die Psychotherapie ein Wissen und Können und Geschultsein voraussetzt, betont aber, daß Arzt und Kranker in der Psychotherapie zu Schicksalsgefährten werden, der Arzt weder nur Techniker noch nur Autorität, sondern Existenz für Existenz, vergängliches Menschenwesen mit dem Anderen sei. Es sei unmöglich, in den psychotherapeutischen Verfahren die weltanschaulichen Gründe der Zielsetzung loszuwerden: „Man kann sie verschleiern, man kann sie chaotisch sich wandeln lassen, aber man kann kein reines ärztliches Heilverfahren aus eigenem Recht und eigener Begründung entwickeln." (Jaspers 1946, 672). Was Jaspers über die existentiellen Implikationen und Konsequenzen der Psychotherapie, zumal der analytisch-aufdeckenden, sagt, wirkt keineswegs lebensfremd und veraltet. Auch heute, wo man fast nur noch von psychotherapeutischen „Techniken“ redet und das sog. „sensitivity training“ in der Gruppe als Weg zur Selbst- und Fremderkenntnis empfiehlt, hat die so ganz anders geartete existentielle Kommunikation zwischen Arzt und Patient, wie sie Jaspers vorschwebt, den Wert eines Korrektivs, einer unaufgebbaren Erinnerung an Wert und Würde der Individualität, deren Geheimnis sich auch beim psychisch kranken und abnormen Menschen durch psychologische und soziale Manipulationen nicht auflösen läßt. Noch in einer anderen Beziehung bleibt Jaspers auch als psychiatrischer Philosoph oder philosophischer Psychiater bedeutungsvoll. Er hat sich in der Pathographie über Strindberg und van Gogh (1922) und in den entsprechenden Abschnitten seines Nietzschebuches (1936) tiefgründig mit den Beziehungen zwischen psychischer Krankheit und schöpferischer Leistung beschäftigt. Ihm verdanken wir den erhellenden Hinweis, daß geistige, künstlerische und andere kulturelle Leistungen nicht durch die psychische Krankheit ihrer Vollbringer entwertet werden, daß aber andererseits auch kein bloßes Nebeneinander von Krankheit, und Leistung besteht. Mit großem Respekt und gewissenhafter Behutsamkeit hat er Verbindungen aufgezeigt, die bei einigen großen Künstlern, Schriftstellern und Philosophen zwischen psychischer Krankheit als menschlicher Grenzsituation und bildnerisch-denkerischen Gestaltungen allgemeingültiger Art bestehen.

Das psychopathologische Werk von Karl Jaspers will und darf nicht so verstanden werden, als beanspruche es selbst die dogmatische Endgültigkeit, die es bei anderen kritisch zerstört, und sei dadurch zum Hemmschuh für die weitere Entwicklung des Faches im deutschen Sprachraum geworden. Dieses Mißverständnis ist möglich, weil Jaspers bei aller Beweglichkeit der Argumentation seine Ansichten sehr dezidiert und in einer vorbildlich klaren, gut lesbaren Sprache vorträgt, weil er leicht Verdikte fällt in bezug auf Richtungen, die ihm nicht einleuchten, weil er persönlich an der psychopathologischen Forschung nur bis 1915 aktiv teilnahm und die mächtige Entwicklung der psychiatrischen Therapie, sei es in der Entfaltung der somatischen und psychotherapeutischen Methoden oder im sozialpsychiatrischen Bereich als Psychopathologe und Psychiater nicht mehr miterlebt hat. Doch handelt es sich hier zweifellos um ein Mißverständnis, um ein Nichtverstehen der eigensten Intentionen des großen Psychopathologen und Philosophen, der immer für die grenzenlose Aufgeschlossenheit des Wissenwollens eingetreten ist und der dem Neuartigen in der Erfahrung des Wirklichen, in der Theorie und in der Praxis, nie den Weg versperren wollte. Ein Fundament für die theoretische und praktische Psychiatrie bleiben die Jugendarbeiten von Karl Jaspers allemal und sein kritisches Wort unüberhörbar, wenn heute Wissen und Können in der Psychiatrie fortschreiten, damit aber auch die Gefahr der Grenzüberschreitungen aktueller denn je ist.

Literatur

Baeyer W v (1977) In: Pongatz L J (Hrsg) Psychiatrie in Selbstdarstellungen. Huber Bern Stuttgart Wien

Bürger-Prinz H (1971) Ein Psychiater berichtet. Hoffmann & Campe Hamburg

Conrad K (1958) Die beginnende Schizophrenie. Thieme Stuttgart

Häfner H (1963) Prozeß und Entwicklung als Grundbegriffe der Psychopathologie. Fortschr Neurol Psychiatr 3l, 393-438

Janzarik W (1978) 100 Jahre Heidelberger Psychiatrie. Heidelberger Jahrbücher 22, 93-113

Jaspers K (1913) Allgemeine Psychopathologie. Springer Berlin (4. Aufl 1946)

Jaspers K (1963) Gesammelte Schriften zur Psychopathologie. Springer Berlin Göttingen Heidelberg

Jaspers K (1977) Philosophische Autobiographie. Piper & Co München

Jaspers K (1983) Briefwechsel 1945-1968 K. Jaspers - K.H. Bauer. Hrsg. u. erl. von R. de Rosa. Springer Berlin Heidelberg New York

Kranz H (1962) Psychopathologie Heute. Thieme Stuttgart

Leonhard J-F (1983) Karl Jaspers in seiner Heidelberger Zeit. Heidelberger Verlagsanstalt und Druckerei

Schneider K (1919) Reine Psychiatrie, symptomatische Psychiatrie und Neurologie. Z Gesamte Neurol Psychiatr 49, 159-166

Schneider K (1938) 25 Jahre „Allgemeine Psychopathologie" von Karl Jaspers. Nervenarzt 11, 281-283

Schneider K (1950) Die psychopathischen Persönlichkeiten. Deuticke Wien (9. Aufl)

Schneider K (1950) Die Aufdeckung des Daseins durch die cyclothyme Depression. Nervenarzt 21, 193-194

Schneider K (1967) Klinische Psychopathologie. Thieme Stuttgart (8. Aufl)